U0259508

集人文社科之思　刊专业学术之声

集 刊 名：中医药文化研究
主管单位：四川省中医药管理局
主办单位：四川省中医药科学院
　　　　　四川省中医药文化发展促进会

RESEARCH ON TRADITIONAL CHINESE MEDICINE CULTURE

总第1辑

集刊序列号：PIJ-2024-514

中国集刊网：www.jikan.com.cn/中医药文化研究

集刊投约稿平台：www.iedol.cn

集刊全文数据库（www.jikan.com.cn）收录

2024 年第 1 辑

中醫藥文化研究

（总第 1 辑）

主办：四川省中医药科学院　四川省中医药文化发展促进会

Research on TCM Culture *No.1*

毛嘉陵 / 主编

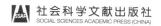

社会科学文献出版社
SOCIAL SCIENCES ACADEMIC PRESS (CHINA)

创刊词

古岐黄论古传古医，新神农创新发新声。为了更好地弘扬中医药文化和传播中医药文明智慧，努力建设中医药文化高地和高端中医药智库，不断增强中医药发展的科学决策能力、中医药文化传播的话语权和中医药参与现代医疗健康市场的竞争力，全国第一部集中医药文化、传播、智库领域学术研究于一体的大型综合性出版物《中医药文化研究》学术集刊应运而生。

《中医药文化研究》学术集刊既是一本专业学术刊物，也是一个能够体现中医药文化高地建设水平的高端学术交流平台。本刊旨在通过加强中医药文化研究，展现文化历史价值，点燃思想火花，传播中医药文明智慧，增强中医药话语权，以造福人类健康事业，让大众从中医药文化中得到更多的健康实惠。

《中医药文化研究》学术集刊通过编发以中医药文化与传播研究为中心的具有文化深度和智库价值的学术论文，交流中医药传播学术研究成果，推广中医药传播实践经验，为中医药行业学术研究的高端人群提供智库成果，为管理领域的各级决策者提供决策依据，为构建中医药文化传播话语体系提供学术支持。

《中医药文化研究》学术集刊的研究领域为中医药文化、教育、传播、哲学、思维、历史、文献、管理、知识产权、品牌、政策咨询、发展战略、未来学等。本刊第一期主要内容集中在事业发展、医学哲学、医史文博、名家流派、新闻传播、养生科普、产业经管等研究方向。

　　《中医药文化研究》学术集刊的发布和出版，可望填补中医药文化、传播和智库领域一体化综合学术研究平台建设的空白，无论是为政府、行业监管机构和企事业单位提供科学合理的决策参考，还是提升行业发展水平，都极具学术性、前瞻性和文化战略意义。

　　在此，我们诚挚地邀请国内外专家学者、研究人员及所有对中医药文化感兴趣的各界人士，积极投稿、参与讨论、提出宝贵意见。让我们共同为中医药文化的传承与发展贡献力量，为人类健康事业作出新的更大的贡献。最后，感谢所有支持和关心《中医药文化研究》学术集刊的同仁们！让我们携手同行，在中医药文化研究的道路上不断前行，取得更加丰硕的成果！

《中医药文化研究》编辑部

创刊题词

岐黄之光
普照苍生

中医药文化研究学
术集刊创刊致贺

甲辰年金秋 佘靖

国家卫生部原副部长、国家中医药管理局原局长佘靖题词

中医学蕴含着丰富的
哲学思想和人文精神，加
强中医药文化研究，是
守正创新的首要任务。

祝中医药文化研究创刊

诸国本

国家中医药管理局原副局长诸国本题词

为中医药文明创伟业。

王永炎 甲辰九月
时年八十六岁

中国工程院院士、中国中医科学院名誉院长、北京中医药大学原校长王永炎题词

贺《中医药文化研究》创刊

唯有深厚的中医文化底蕴，
方能理解中医理论的内涵！

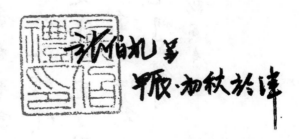

张伯礼
甲辰·初秋于津

人民英雄、中国工程院院士、中国中医科学院名誉院长、
天津中医药大学名誉校长张伯礼题词

中醫文化是人類思維的优质産物

我當為之承傳創新 接力播揚

《中医药文化研究》学术集刊
創刊紀念

九十二岁医翁 刘敏如
于成都甲辰年 冬

国医大师、中国中医科学院学部委员刘敏如题词

杏林文苑綻
新芳史海鈎
沉探奥章
溯革群英興
偉業岐黃妙
術惠芳邦
中醫藥文化研究
創刊誌慶
孫光榮
甲辰孟冬恭賀
於北京

国医大师、中国中医科学院学部委员孙光荣题词

·名家流派·

·新闻传播·

·养生科普·

·产业经管·

事业发展

习近平文化思想指引中医药新质生产力发展

毛嘉陵[*]

摘　要　本文通过对习近平文化思想和新质生产力理论的深入学习，认识到"坚持把马克思主义基本原理同中国具体实际相结合、同中华优秀传统文化相结合"两大论断，将对增强中医药文化的自信自觉自强产生积极的推动作用，并将形成一股强大的文化定力和推力。发展中医药新质生产力，可望为古典中医药理论内核的激活提供新的契机，为中医药学术理论核心、诊疗技术、服务方式与体验带来颠覆性的革命，为推动中医药行业的现代化转型创造变革的机会，给古老的中医药学术发展带来千年未有的"九个新"大变局，必将助力实现中医梦，推动中医药为全人类健康服务。

关键词　习近平文化思想　中医药文化　中医药新质生产力　中医药话语权

中医药学是中国人在五千年来与疾病作斗争的历史中逐渐创立出的一门原创的医药科学技术知识体系，具有独特的医学思想、系统的学术知识体系、可靠的诊疗技术和丰富的临床经验。中医药也是中国古代自然科学中唯一从古延续至今的一个学术领域和社会行业，在我国卫生健康事业中发挥着不可替代的作用。正如国家主席习近平在给 2024 世界传统医药大会的贺信

---

* 毛嘉陵，北京中医药大学研究员，四川省中医药科学院中华中医药文化研究院院长，主要研究方向为中医药文化、传播学、智库建设。

中所强调的："传统医药是人类文明创造的成果，需要代代守护、传承精华，也需要与时俱进、守正创新。中医药作为传统医药的杰出代表，是中华文明的瑰宝。中国始终坚持发展现代医药和传统医药并重，推动中西医药优势互补、协调发展，推进中医药现代化、产业化，走出了一条独具特色的传统医药发展之路。"①

中医药文化历史悠久、博大精深。中医药是中华优秀传统文化的重要组成部分和杰出代表，更是增强我国文化软实力必不可少的重要资源。中医药的发展离不开中医药文化的影响和引领，中医药文化是中医药的灵魂、核心和思想基础，也是中医药学术进步的原动力和中医药发展的指南针。大力弘扬中医药文化，促进中医药新质生产力发展，对推动人类卫生健康共同体的构建、国家文化软实力的提升和中华民族伟大复兴的实现，都具有重大而深远的意义。

"习近平文化思想"是在中共中央于 2023 年 10 月召开的全国宣传思想文化工作会议上首次提出的②，2024 年首次写入政府工作报告，这在党的宣传思想文化事业发展史上具有里程碑的意义，对中医药文化的发展和引领中医药新质生产力的发展具有重要的指导作用。

一　习近平文化思想的深刻内涵和指导价值

（一）习近平文化思想的主要内容

习近平文化思想坚持马克思主义的立场、观点和方法，具有很强的思想性、政治性和指导性，是一个内涵十分丰富、论述系统全面、自成一体的思

---

① 《国家主席习近平向 2024 世界传统医药大会致贺信》，新华网，2024 年 12 月 3 日，https：//h. xinhuaxmt. com/vh512/share/12303158？d = 134db33&channel = weixinp&time = 1733192814257。

② 《习近平对宣传思想文化工作作出重要指示》，新华网，2023 年 10 月 8 日，http：//www. news. cn/2023-10/08/c_1129904890. htm。

想体系，指明了宣传思想文化工作的发展方向，提供了推进社会主义文化强国建设的重要依据。

1. 从连续不断的中华文明历史中获得文化自信

习近平总书记指出："中华文明历经数千年而绵延不绝、迭遭忧患而经久不衰，这是人类文明的奇迹，也是我们自信的底气。"[①] 习近平文化思想全面深刻地阐述了中华文明注重整体性的特征，可概括为连续性、创新性、统一性、包容性、和平性等五大特征。

（1）中华文明具有突出的连续性。中华文明是世界上唯一从古至今都保持国家形态的伟大文明。中华民族所拥有的这种独具悠久历史连续性的伟大文明，必然会别无选择地坚持走符合自己文化价值观的发展道路。

（2）具有突出的创新性。中华文明发展史是一个以创新为支撑的历史进步过程，始终以"苟日新，日日新，又日新"的精神不断创造自己的历史，从根本上决定了中华民族守正不守旧、尊古不复古，从而成为占据很长历史时期的最繁荣最强大的文明体。

（3）具有突出的统一性。大一统是中华文明能够保持一体性延续的体制性保障，使中华民族的多元民族文化融为一体并产生向内的凝聚力，从而保证了历史不断裂和国家不分裂。

（4）具有突出的包容性。中华文明具有极强的包容性，主张多元文化融为一体、汇聚成共同的民族文化，形成多元和谐的格局和开放的胸怀。

（5）具有突出的和平性。中华文明主张构造一个群己合一、共生并进、保合太和的世界，从根本上决定了中国始终是世界和平的建设者。[②]

2. 从"两个结合"中开辟中国特色社会主义的文化道路

（1）"两个结合"的提出。2021年7月1日，习近平总书记在庆祝中国共产党成立100周年大会上提出"坚持把马克思主义基本原理同中国具体实

---

① 习近平：《在文化传承发展座谈会上的讲话》，新华网，2023年6月2日，http：//www.xinhuanet.com/politics/2023-08/31/c_1129837816.htm。

② 习近平：《在文化传承发展座谈会上的讲话》，新华网，2023年6月2日，http：//www.xinhuanet.com/politics/2023-08/31/c_1129837816.htm。

际相结合、同中华优秀传统文化相结合"两个结合重大论断。① 一是马克思主义基本原理同中国的国情和具体实际相结合。恩格斯认为："马克思的整个世界观不是教义，而是方法。它提供的不是现成的教条，而是进一步研究的出发点和供这种研究使用的方法。"② 马克思主义指导中国革命和建设取得的巨大成就证明，马克思主义基本原理必须与不同国家的具体实际相结合，才能有效地发挥对实践的指导作用。因此，必须用马克思主义观察、把握和引领时代，指引中国特色社会主义沿着正确方向发展，同时让马克思主义在实践中持续保持旺盛活力和蓬勃生机。二是马克思主义基本原理同中华优秀传统文化相结合。这是对中华文明发展规律的历史总结和对马克思主义中国化实践的深刻认识，从而激活了中华优秀传统文化的强大基因，有力巩固了中华民族的文化主体性和增强了中国人民的文化自信、文化自觉与文化自强，为实现中华民族伟大复兴固本铸魂。

（2）"两个结合"的意义。中国社会主义现代化发展的历史已充分证明，只有实现马克思主义基本原理同中国具体实际、同中华优秀传统文化两个结合，才能对中国发展中的重大问题进行正确认识、解读和解决。也只有立足中华五千多年文明史，才能理解中国道路的历史必然、文化内涵与独特优势。因此，我们只有将马克思主义基本原理同中国具体实际、同中华优秀传统文化相结合，才能走上建设中国特色社会主义的康庄大道。

一是"结合"必须彼此契合。虽然马克思主义和中华优秀传统文化来源不同，但在价值追求、理想信念、对社会关系的把握等方面彼此存在高度的一致性和契合性。我们既信仰和践行马克思主义，又传承和弘扬中华优秀传统文化。二是"结合"必须互相成就。马克思主义是真理之光，引领着中国走进新时代，推动着中华文明实现现代转型，创造出现代新形态。同

---

① 习近平：《在庆祝中国共产党成立 100 周年大会上的讲话》，新华网，2021 年 7 月 1 日，https：//baijiahao. baidu. com/s？id＝1704064181237550214&wfr＝spider&for＝pc。

② 张占斌：《马克思的整个世界观不是教义而是方法》，人民网，2022 年 8 月 12 日，http：//dangjian. people. com. cn/n1/2022/0812/c117092－32500884. html。

时，中华优秀传统文化丰富了马克思主义的文化内涵，使马克思主义更具中国化时代化新气象。三是"结合"筑牢道路根基。中国文化所具有的朴素的社会主义元素为接受马克思主义奠定了文化基础，中国特色社会主义道路就是从五千多年中华文明史中和在马克思主义指导下走出来的，因此具有坚实的文化根基和更加强劲的发展动力。四是"结合"开辟创新空间。这种"结合"是一种理论和实践上的创新，特别是"第二个结合"更具有中国化意义和文化上的主动积极性，使中国的发展在道路、理论和制度上更具有生命力，能够在未来更广阔的文化空间中，探索社会发展道路和创新社会制度。五是"结合"坚持文化主体性。我们在促进中华优秀传统文化实现创造性转化和创新性发展中，借鉴吸收人类一切优秀文明成果，创立习近平新时代中国特色社会主义思想，具有了引领时代的强大文化力量和国家认同的坚实文化基础，从而更明确和巩固了文化主体性，也更具有文化自信。

3. "九个坚持"是党对新时代宣传思想工作的纲领性要求

2018 年 8 月，习近平总书记在全国宣传思想工作会议上提出了一系列新思想新观点新论断，即"九个坚持"：坚持党对意识形态工作的领导权；坚持思想工作"两个巩固"的根本任务；坚持用习近平新时代中国特色社会主义思想武装全党、教育人民；坚持培育和践行社会主义核心价值观；坚持文化自信是更基础、更广泛、更深厚的自信，是更基本、更深沉、更持久的力量；坚持提高新闻舆论传播力、引导力、影响力、公信力；坚持以人民为中心的创作导向；坚持营造风清气正的网络空间；坚持讲好中国故事、传播好中国声音。①

"九个坚持"对建设新时代中国特色社会主义具有非常重要的意义，具有以下鲜明特性。

（1）时代性。在我国建设中国特色社会主义进入新时代的历史时刻提出来的"九个坚持"，吸纳了党的重大理论创新成果，聚焦信息时代的发展规律，提出了用习近平新时代中国特色社会主义思想武装全党、教育人民，以

---

① 《习近平对宣传思想文化工作作出重要指示》，新华网，2023 年 10 月 8 日，http：//www.news.cn/2023-10/08/c_1129904890.htm。

保证实现党在新时代的历史使命。这些新思想新观点具有鲜明的新时代气息。

（2）理论性。"九个坚持"总结了党的十八大以来宣传思想工作取得的历史性成就和理论成果，体现了党在宣传思想工作认识上的深化，属于习近平新时代中国特色社会主义思想的重要核心理论，对今后的宣传思想工作将起到重要的指导性作用。

（3）实践性。"九个坚持"体现了新时代宣传思想工作的目标任务、职责使命和实践要求，对解决方向性、根本性、全局性、战略性等重大问题，具有重要的针对性、指导性和可操作性。

4. "十四个强调"是新时代宣传思想文化工作的根本遵循

在 2023 年 6 月 2 日文化传承发展座谈会上，习近平总书记要求在实践中不断深化对文化建设的规律性认识，并总结了党的十八大以来在文化建设中提出的一系列新思想新观点新论断，由此提出了文化建设方面的"十四个强调"：强调坚持和加强党对宣传思想文化工作的全面领导；强调坚持马克思主义在意识形态领域指导地位的根本制度；强调坚持文化自信；强调以社会主义核心价值观引领文化建设；强调加快构建中国特色哲学社会科学；强调推动中华优秀传统文化创造性转化、创新性发展；强调提高新闻舆论传播力引导力影响力公信力；强调坚持以人民为中心的创作导向；强调要像爱惜自己的生命一样保护历史文化遗产；强调中国式现代化是物质文明和精神文明相协调的现代化；强调铸牢中华民族共同体意识；强调过不了互联网这一关就过不了长期执政这一关；强调提升国家文化软实力和中华文化影响力；强调弘扬全人类共同价值。

"十四个强调"是党领导文化建设实践经验的理论总结，是做好新时代宣传思想文化工作的根本遵循，涵盖了党在宣传思想文化工作中的领导地位、文化使命、文化强国、根本制度、文化自信、文化建设、思想道德建设、精神文明建设、中国特色哲学社会科学、中国道路、中国实践、中国理论、传统文化的时代化、新闻舆论传播、主旋律、创作导向、文物文化遗产的保护、网络文明、网络建设管理、国家文化软实力、中华文化影响力、文明交流互鉴、全人类共同价值、全球文明倡议等多个方面，内容十分丰富而全面，体现了对社会主义文化建设的精辟认识和深刻理解。

5. "七个着力"为新时代宣传思想文化工作提供了认识论和方法论

2023 年，习近平总书记对宣传思想文化工作提出"七个着力"的具体要求：着力加强党对宣传思想文化工作的领导；着力建设具有强大凝聚力和引领力的社会主义意识形态；着力培育和践行社会主义核心价值观；着力提升新闻舆论传播力引导力影响力公信力；着力赓续中华文脉、推动中华优秀传统文化创造性转化和创新性发展；着力推动文化事业和文化产业繁荣发展；着力加强国际传播能力建设、促进文明交流互鉴。①

习近平总书记提出的"七个着力"要求，既是搞好新时代宣传思想文化工作的认识论又是方法论，具有时代性、科学性、开放性、实践性的鲜明特质，有助于坚持马克思主义对思想意识形态领域的指导地位和加强党对宣传思想文化工作的领导作用，这也是我国宣传思想文化事业取得历史性成就和形成强大凝聚力的根本保证。

当今正处于中华民族伟大复兴的战略全局和世界百年未有之大变局的历史时期，要做好新时代的宣传思想文化工作，就必须大力培育和勇于践行社会主义核心价值观，只有树立正确的社会是非曲直的价值评判标准，才能推动社会的稳定和持久进步。新闻传播必须具有积极正面的舆论导向，才能强化主流价值观和凝心聚力，不断增强人民群众对国家前途和社会发展的信心。只有不断推动中华优秀传统文化在新时代的创造性转化和创新性发展，才能有效地实现中华文脉的赓续。必须以强烈理性的文化自信和主动的文化自觉，开辟新时代宣传思想文化工作的新局面，展示中华文化独特魅力，繁荣文化事业和文化产业，创造人类文明新形态，加强国际传播能力和提升话语权，不断促进中华文化走向世界和推动不同文化文明之间的交流互鉴。

---

① 《习近平对宣传思想文化工作作出重要指示》，新华网，2023 年 10 月 8 日，http://www.news.cn/2023-10/08/c_1129904890.htm。

6. 新时代要更好地担负起新的文化使命

党的十八大以来，党中央将文化建设摆在全局工作的重要位置，要在新时代推动文化繁荣、建设文化强国、建设中华民族现代文明。

（1）坚定文化自信。坚定文化自信，就是要坚持走自己的路，不被各种噪声所干扰。将文化自信融入我们的精神气质与文化品格中，养成一种积极向上的精神风貌和坦然平和的心态。有了文化自信才可能实现文化自强。

（2）秉持开放包容。开放包容是文化自信的体现，也是文明发展的活力。中华文化主张融通中外、贯通古今，以开放的姿态和包容的胸怀，善于将外来文化本土化，主动积极地学习借鉴人类文明成果并化为自身的智识。

（3）坚持守正创新。守正是不迷失方向和不迷失自我的根本保障，我们守的是马克思主义在意识形态领域的指导地位、中国共产党的文化领导权和中华民族的文化主体性。创新是社会发展进步的动力和目标，要努力实现古为今用、洋为中用、辩证取舍、推陈出新，用新思路、新话语、新机制、新形式来推动社会的发展，以赓续历史文脉、谱写当代华章。

（二）中医药发展与习近平文化思想的指引

1. 中医药文化伴随着中华传统文化的发展而发展

习近平总书记指出："中华文明探源工程等重大工程的研究成果，实证了我国百万年的人类史、一万年的文化史、五千多年的文明史"。[①] 中医药文化源于中华传统文化，是中华传统文化的重要组成部分。中医药文化的昌盛兴旺又丰富了中华传统文化。中医药文化历史悠久、源远流长，从未中断，在漫长的发展和积累中逐渐走向成熟。

（1）中医药具有连续性。习近平总书记指出："中华文明具有突出的连续性，从根本上决定了中华民族必然走自己的路。"[②] 中华民族历史悠久，

---

① 习近平：《在文化传承发展座谈会上的讲话》，新华网，2023 年 6 月 2 日，http：//www. xinhuanet. com/politics/2023-08/31/c_1129837816. htm。

② 习近平：《在文化传承发展座谈会上的讲话》，新华网，2023 年 6 月 2 日，http：//www. xinhuanet. com/politics/2023-08/31/c_1129837816. htm。

文化灿烂辉煌。中华文明从远古五帝时代的部族，到夏商周时期的王朝，再到秦统一后建立中央集权，历经朝代更迭、疆域变迁，延续至今，一直以国家形态生存发展，是世界上唯一绵延不断的国家文明。

中医药文化博大精深，从远古以来，夏商周、春秋战国、秦汉、魏蜀吴晋、南北朝、隋唐五代、宋元明清，炎帝、黄帝、扁鹊、华佗、张仲景、孙思邈、李时珍等历代名家辈出，《神农本草经》《黄帝内经》《伤寒论》《本草纲目》等医籍汗牛充栋。医家们的临床经验丰富，学术传承不断，历史脉络清晰，共同构成了绵延数千年、气势宏大的中医药文明史。

（2）中医药具有创新性。习近平总书记指出：“中华文明具有突出的创新性，从根本上决定了中华民族守正不守旧、尊古不复古的进取精神，决定了中华民族不惧新挑战、勇于接受新事物的无畏品格。”[①] 在数千年的发展中，历代医家通过对中医药理论学习的融会贯通、原创性思维方式的训练，并结合临床经验和所在地域的生活环境特点，创造了特色鲜明的中医药理论学说知识体系和诊疗技术体系，再经过学术的代代传承和创新，形成了东汉时期的伤寒学派，宋元时期的河间学派、易水学派、攻邪学派和丹溪学派，明朝的温补学派，清朝的温病学派，清末民初的汇通学派等极具创新性的主要学术流派。这些创新要么弥补了之前理论和治疗技术之不足，要么是在出现新的疾病问题而没有现存的解决办法时所创造。

（3）中医药具有统一性。习近平总书记指出：“中华文明长期的大一统传统，形成了多元一体、团结集中的统一性。”[②] 在几千年的历史发展中，中华民族始终追求国家统一、民族团结、文明延续，各地区、各民族的文化在相互交流、碰撞、融合中，逐渐升华，成为一个多元文化一体、团结互联互助的有机整体。

“天人合一”整体观思想，代表着中国传统文化的总体观念，强调人与

---

① 习近平：《在文化传承发展座谈会上的讲话》，新华网，2023 年 6 月 2 日，http：//www. xinhuanet. com/politics/2023-08/31/c_1129837816. htm。

② 习近平：《在文化传承发展座谈会上的讲话》，新华网，2023 年 6 月 2 日，http：//www. xinhuanet. com/politics/2023-08/31/c_1129837816. htm。

自然不可分且应保持和谐关系，这也成为中医药文化核心价值体系中最重要的思想观念。中医学认为人与大自然不是主客体的对立关系，而是相互包容、相互联系和相互协调的统一整体，宇宙自然相对于人来说是一个大天地，人体内部五脏六腑、经络、气血津液等构成一个小天地。一个人的健康和疾病都不是人类个体孤立存在的，而与其所生存的环境密切相关。人的生命活动受到大自然季节、昼夜、气候变化的影响，如《黄帝内经·灵枢》所说："人与天地相参也，与日月相应也。"因此，人与自然必须保持和谐才能健康。

（4）中医药具有包容性。习近平总书记指出："中华文明的包容性，从根本上决定了中华民族交往交流交融的历史取向，决定了中国各宗教信仰多元并存的和谐格局，决定了中华文化对世界文明兼收并蓄的开放胸怀。"[1]中华民族拥有开放胸怀，主张多元文化并存，各民族文化共同发展，对外来文化也兼收并蓄，美美与共而非独美其美，多元文化汇聚成中华民族的共同文化，从而使中华文明具有很强的包容性。

中医药文化也具有鲜明的包容性，从印度传入中国的佛教，其中的医药知识、对生命伦理的认识，都不同程度融入中医药知识体系之中，从国外传入的乳香、没药、番泻叶、西红花、安息香、血竭、沉香、苏合香、檀香、苏木、丁香、荜茇、橄榄、胡黄连、芦荟、砂仁、白豆蔻、肉豆蔻、西洋参等药材，则在中医药理论的指导下完全变成了中药材。

（5）中医药具有和平性。习近平总书记指出："中华文明的和平性，从根本上决定了中国始终是世界和平的建设者、全球发展的贡献者、国际秩序的维护者，决定了中国不断追求文明交流互鉴而不搞文化霸权。"[2]中华文明历来主张"和为贵"，和谐、平衡、和睦、和平、和气生财、家和万事兴是一种非常直观的"和文化"的体现。中医药在诊疗和对疗效的评价中的

---

① 习近平：《在文化传承发展座谈会上的讲话》，新华网，2023 年 6 月 2 日，http：//www. xinhuanet. com/politics/2023-08/31/c_1129837816. htm。

② 习近平：《在文化传承发展座谈会上的讲话》，新华网，2023 年 6 月 2 日，http：//www. xinhuanet. com/politics/2023-08/31/c_1129837816. htm。

"调和致中""以平为期"等，使失去阴阳平衡的疾病状态达到新的动态平衡，这些都充分体现了对"和谐""平衡"的追求。

2. 中医药是打开中华文明宝库的钥匙

2010年6月20日，习近平总书记在出席皇家墨尔本理工大学中医孔子学院授牌仪式时说："中医药学凝聚着深邃的哲学智慧和中华民族几千年的健康养生理念及其实践经验，是中国古代科学的瑰宝，也是打开中华文明宝库的钥匙。深入研究和科学总结中医药学对丰富世界医学事业、推进生命科学研究具有积极意义。"[①] 将中医药比喻为打开中华文明宝库的钥匙，更进一步提升了中医药的历史、文化和科学地位，将中医药的历史地位和现实价值提升到崭新的高度，同时也提示通过中医药了解中国传统文化是一条捷径。2021年7月1日，在庆祝中国共产党成立100周年大会上，习近平总书记提出的"两个结合"之一就是要把马克思主义基本原理同中华优秀传统文化相结合。

中华文明宝库包括中国历代在自然科学、人文社会科学方面所取得的最高成就，代表着中华文明的核心理念和价值观，凝聚着中国哲学智慧和中华文明精华。中医药是中华文明宝库的瑰宝，中医药文化是中华优秀传统文化的重要组成部分，也是中华优秀传统文化的杰出代表，必将在"两个结合"中发挥特殊的重要作用。因此，中医药界必须认真学习和领悟"中医药是打开中华文明宝库的钥匙"这个定位的深刻内涵，不断增强中医药文化自信，让中医药在构建人类卫生健康共同体中作出新的贡献。可见，习近平总书记提出的第二个结合和将中医药誉为"打开中华文明宝库的钥匙"，具有深邃的思考和对未来的清晰洞察。

3. 对中医药科学文化体系的总体评价

（1）中医药独具历史文化价值。中医药历史悠久、博大精深，已在我国医药卫生事业中发挥了几千年的医疗保障作用，为中华民族的繁衍昌盛做

---

① 《习近平出席皇家墨尔本理工大学中医孔子学院授牌仪式》，新华网，2010年6月20日，http：//www.xinhuanet.com/world/2010-06/20/c_12240054.htm。

出了巨大贡献，具有不可磨灭的重要的历史文化价值。

（2）中医药应拥有科学学术地位。中医药是中国古代科学宝库中最珍贵的瑰宝，中医药治病有疗效，这已反证了它的科学性和科学价值，应当拥有科学学术地位。

（3）中医药具有国家战略意义。中医药不仅丰富了患者的就医选择，而且在减少国家和个人医疗费用开支上具有明显的优势，已被列入国家战略，更进一步表明国家发展中医药的决心，将在实现中华传统文化"创造性转化和创新性发展"中发挥关键性作用，具有重要的战略意义。

4. 对中医药科学文化未来发展的新要求

中医药在2003年防治"非典"和2020年抗击新冠疫情中都发挥了重要作用，特别是在2020年临危受命勇敢进入武汉第一线，逐渐深度介入新冠肺炎防控救治的全过程，取得了令人瞩目的疗效，经受住了这场百年难遇的大考和挑战。中医药在抗疫中的表现，不仅让公众重新认识了中医药，而且让国家和社会对中医药有了更高的要求，希望其在未来"丰富世界医学事业、推进生命科学研究"中发挥更强大的作用。

5. 习近平文化思想指导中医药文化工作的开展

习近平文化思想中最重要的一个论断是"坚持把马克思主义基本原理同中华优秀传统文化相结合"。马克思主义基本原理包括马克思主义哲学（由辩证唯物主义和历史唯物主义组成）、政治经济学和科学社会主义，是对自然、社会和人类思维发展的本质及其发展规律的认识、立场、观点和方法。它是在社会实践和科学发展的基础上，不断总结实践经验而形成，因此具有很强的实践性和指导性。①

中医药文化指中国人对生命、健康和疾病所特有的智慧成果和实践活动的概括，是中华优秀传统文化的重要组成部分，被习近平总书记誉为中国古代科学的瑰宝和打开中华文明宝库的钥匙。中医药是在天人合一整体观影响

---

① 《习近平对宣传思想文化工作作出重要指示》，中国政府网，2023年10月8日，https：//www.gov.cn/yaowen/liebiao/202310/content_6907766.htm。

下，从属性及关系角度、以象为主要思维依据进行整体性认知，以体内外自然资源调控和平衡人体生命状态的医学体系。其核心观念是天人合一、和谐共生；核心思维模式是象思维、直觉思维等；核心行为方式是道法自然、以平为期；核心诊疗流程是辨证施治。中医药作为我国独特的卫生资源、潜力巨大的经济资源、具有原创优势的科技资源、优秀的文化资源、重要的生态资源，为中华民族的繁衍昌盛做出过不可磨灭的贡献，深受我国人民的信赖，具有广泛而深厚的群众基础。它不仅是中国人早已普遍接受的一种医疗健康方式，而且是中国人的一种生活方式和价值取向。新中国成立后，在党和国家中医药方针政策指引下，中医药事业蓬勃发展，在具有中国特色的医药卫生事业中发挥着不可替代的重要作用。①

习近平文化思想中强调的要将"马克思主义基本原理同中华优秀传统文化相结合"，理应包括作为中华优秀传统文化杰出代表的中医药文化。将马克思主义基本原理与中医药文化发展相结合，用马克思主义基本原理指导中医药发展，具有以下重要的现实意义。

（1）有助于消除历史虚无主义对中医药发展的影响。毛泽东主席曾说："我们是马克思主义的历史主义者，我们不应当割断历史。"② 他还说，中国应该大量吸收外国的进步文化，但绝不能生吞活剥地毫无批判地吸收。所谓"全盘西化"的主张，乃是一种错误的观点。历史虚无主义指草率盲目地否定人类社会的历史、历史文化、民族文化、民族传统、民族精神、历史观点和传统思想的主张，即使打着学术的旗号，也是一种不负责任的错误行为。20 世纪初的新文化运动，在对德先生和赛先生的呼唤声中，西式文明一跃成为中国的主流，对包括中医药在内的中国传统文化进行了全面否定。中医药是中国文化中最具影响力的一个知识体系，同样难逃被打击的命运。由此，中医被戴上了"落后""不科学""伪科学""反科学"的帽子，新文

---

① 毛嘉陵主编《中医文化入学教育》，中国中医药出版社，2011，第 52 页。
② 《向毛泽东同志学习辩证法》，中纪委网，2024 年 1 月 2 日，https：//www.ccdi.gov.cn/llxx/202401/t20240102_318868.html。

化运动的领军人物中没有不否定中医的，甚至还流行一个观点：西医能说清楚道理，治不好病也是科学；中医不能说清楚道理，治好了病也不是科学。如此对待中医的态度，可谓典型的历史虚无主义。

习近平总书记指出："中国共产党人是马克思主义者，坚持马克思主义的科学学说，坚持和发展中国特色社会主义，但中国共产党人不是历史虚无主义者，也不是文化虚无主义者。"①"我们不是历史虚无主义者，也不是文化虚无主义者，不能数典忘祖、妄自菲薄。"② 习近平文化思想中将"马克思主义基本原理同中华优秀传统文化相结合"摆在了非常突出的地位，这不仅是对中华优秀传统文化的充分肯定和尊重，也是对中医药长期受到历史虚无主义者打压攻击的一次拨乱反正，更是为中医药重获新生扫除障碍。

（2）有助于不断增强中医药文化自信和文化自觉。西学东渐以来，包括西医在内的西方科技文化逐渐进入中国，对中国社会产生了巨大影响，对中医药则产生了强烈冲击和挑战。明末清初时期，西方科学技术开始迅速发展，而中国的整体发展已十分缓慢，大大落后于同时期的欧洲。传教士在传教的同时，带来了大量科学技术，虽然当时接受了一些科技知识，但在思想上并未受到深刻的影响。清末民初时期，特别是鸦片战争以后，西方的哲学、艺术、社会学、政治学、经济学、物理、化学、生物学、天文学等西方文化大量传入中国，对中国的思想、政治、社会、经济、科学研究都产生了巨大的影响。基于西方强大的社会经济影响和军事压力，清政府从 19 世纪 60 年代开始推行洋务运动以求自强自救。19 世纪末以后，西医在现代科技的推动下迅猛发展，在中国的影响越来越大，西医开始在中国办学办医院。

新文化运动以后，西医更是以科学的名义，开始冲击"不科学"的中医，甚至中医还被冠以"封建旧医"的称号，随时面临被取消的厄运。中医在我国独霸医疗市场数千年的主流地位开始动摇，为了求生存和自我保

---

① 《习近平：在纪念孔子诞辰 2565 周年国际学术研讨会上的讲话》，新华网，2014 年 9 月 24 日，http://www.xinhuanet.com/politics/2014-09/24/c_1112612018.htm。

② 张树军：《掌握强大思想武器　反对历史虚无主义》，人民网，2017 年 4 月 15 日，http://theory.people.com.cn/GB/n1/2017/0415/c40531-29213132.html。

护，中医界不仅不敢再自傲而轻视西医、主动学习西医知识，甚至费尽心机地寻找与西医的相似、相同之处，以此来证明中医的合理与正确。由此产生了中西医汇通学派。面对西医挑战的中医药先贤们虽然都希望以新的科学方法整理中国固有的文化，以现代新知识充实中医药，所表现出来的却是一种明显的无奈之举，更是一种文化不自信。

习近平文化思想运用马克思辩证唯物主义和历史唯物主义理论来认知和评价中华优秀传统文化，无疑将大大增强我们发展中医药文化的信心和决心，使中医药从业人员对中医药的文化地位更加清晰，在促进中医药文化实现创造性转化和创新性发展中，既能自信地传承好古代医家的医药智慧和诊疗技术，又能借鉴吸收人类一切优秀文明成果，从而更加明确和巩固中医药文化的主体性，不断提升发展中医药文化的自信、自觉和自强。

（3）有助于加快实现 21 世纪的中医梦。梦是理想，是人们未来的奋斗方向和期望实现的目标。党的十八大以后，习近平总书记清楚地为我们阐述了什么是中国梦：实现中华民族伟大复兴就是中华民族近代以来最伟大的梦想。实现中国梦不是今天一时的心血来潮，而是在 100 多年前鸦片战争后，中华民族就已开始酝酿。

中医药文化的命运与中国传统文化的命运息息相关，与国家的命运荣辱与共。在 20 世纪之前的几千年中，中医作为中国医疗市场上唯一的主流医疗服务体系，为中国人的健康作出过巨大贡献。鸦片战争后，在强势的西方文化冲击下，中医药不仅从主流医学地位上被拉下来，而且在新文化运动后还被贬为"封建糟粕"和"伪科学"。从那时开始，中医开启追梦之旅。

100 多年以来，中医在经历了中西医汇通与中医科学化的"求生存"、希望与西医相结合的"求发展"两次艰难的追梦之旅后，虽然获得了一定的发展，而且在我国宪法中也明确了要"发展现代医药和我国传统医药"，从法律上争取到了与西医同等的地位，在实际的具体管理中却并非那样简单，仍然不得不接受一些不合适的也不利于中医发展的种种教条的框框约束。这就构成了中医在现代生存和发展的最大障碍。

实现中国梦，要让所有人都有尊严地活着。要振兴中医事业，就应当让中医享有应有的学术尊严和学术地位，这已成为当下中医正追寻的第三个梦想——"求地位"。对此，我们必须在承认文化多元化的基础上，承认和实现科学的多元化发展，彻底结束中医科不科学的百年之争，彻底摘下中医头上戴了百年的"科学紧箍咒"，尊重和强化中医作为东方科学的学术地位，为中医发展创造一个更加和谐稳定的环境。只有这样才可能按照中医的发展规律，在中医政策制定和管理上"尊中"、在中医药大学中敢于以中为主并先中后西地"教中"、在中医科研中能够建立起更加符合中医学术特点的科研管理评价体系而进行"研中"、在中医院的医疗服务中能够充分体现"姓中"，从而真正促进中医事业理直气壮地生存和发展。中医药在"求地位"的同时，还需要不断争取话语权。没有话语权就不能真正体现中医药的文化地位和科学地位，也不能在现代医疗市场上取得竞争优势。[1]

二　发展新质生产力对中医药提出了新的挑战

2023 年 7 月以来，习近平总书记在四川、黑龙江、浙江、广西等地考察调研时，提出加快形成新质生产力。2024 年 1 月 31 日，在二十届中共中央政治局第十一次集体学习时，习近平提出："新质生产力是创新起主导作用，摆脱传统经济增长方式、生产力发展路径，具有高科技、高效能、高质量特征，符合新发展理念的先进生产力质态。"并指出，要发展新质生产力就必须大力推进科技创新、以科技创新推动产业创新、着力推进发展方式创新、扎实推进体制机制创新、深化人才工作机制创新。[2]

---

[1] 毛嘉陵：《21 世纪的中医梦》，《中国中医药报》2014 年 1 月 3 日，第 3 版。
[2] 《习近平在中共中央政治局第十一次集体学习时强调　加快发展新质生产力，扎实推进高质量发展》，新华网，2024 年 2 月 1 日，http://www.news.cn/20240201/05d8b78dd69347ff8d0dafcb3372be88/c.html。

（一）什么是新质生产力

新质生产力指一种全新优质的生产力。它是由具有革命性突破的新技术、创新性配置的生产要素、深度转型升级的现代先进生产力等要素组成的，以劳动者、劳动资料、劳动对象及其优化组合为基本内涵，以全要素生产率的大幅提升为核心标志。①

1. 新

新，指具有新技术、新模式、新产业、新业态、新领域、新赛道、新动能、新优势等创新的特点。它包括技术、业态模式、管理和制度等多层面上的创新。

2. 质

质，指具有高效能、高效率、高质量等特点。主要依靠第三次和第四次科技革命与产业革命的创新为基础，以网络化、数字化、信息化、自动化、智能化、绿色化、高效化为关键提升点，具有技术水平更高、效率更高、质量更好、可持续性更强的明显优势。

3. 生产力

生产力，又称为物质生产力、社会生产力，指人类改造自然的能力，是人类社会发展的根本动力，是社会发展中最活跃、最革命的因素。它是由具有劳动能力的人和生产资料构成的改造自然的能力，包括劳动者、劳动资料、劳动对象等主要因素。科学技术是第一生产力，对生产力的量的增加和质的变化起着关键的作用。生产力决定生产关系，生产关系反作用于生产力，推动着生产力的发展。

（二）催生新质生产力的关键因素

从人类社会发展历史的角度看，新质生产力是由新的现代科技革命和产

---

① 习近平：《发展新质生产力是推动高质量发展的内在要求和重要着力点》，新华网，2024年5月31日，http：//www.news.cn/20240531/6b4fbcc7c1174763a5e1f8dfe1933cd2/c.html。

业革命带来革命性突破的新技术、创新性重组的生产要素、深度转型升级而形成的产业。当前新的科技与产业革命以数字技术、网络通信、人工智能为核心技术，以数字化、智能化、绿色化为发展方向，必将引起生产要素的重新配置、产业形态与结构的重新调整、产业组织方式的重新整合，从而产生能带来产业巨变的新的生产力形态。

1. 高新科技时代为发展新质生产力创造了机会

生产力的发展是人类进步和社会发展的动力。自从现代科技创新成为推动生产力发展的主要动因开始，生产力的不断进步为世界开启了一个又一个新的时代。20 世纪七八十年代以来，电脑和自动化技术的突飞猛进，带来了制造业的自动化，从而优化了生产工作流程，大大提高了生产效率和产品质量。进入 21 世纪以后，通信、大数据、互联网、人工智能、机器人等数字化和智能化技术的高速推进，又将人类带入一个新时代，使新质生产力应运而生，发展新质生产力也成为顺应时代的必然选择。

2. 科技创新是推动产生新质生产力的关键

创新不仅是科技和产业的核心竞争力，也是催生和发展新质生产力的原动力，现代科技和产业竞争成败取决于科技创新能力。我国为增强自主创新能力，力争抓住人工智能、量子信息科学、通信网络、精密仪器制造、生物技术等新一轮科技革命和产业革命的发展机遇，已全面实施创新驱动发展战略，通过发挥集中力量办大事的举国体制优势，不断完善科技攻关机制，为发展新质生产力提供强有力的体制保障。

3. 内在需求为催生新质生产力提供了内源性动力

在尚未解决温饱的时代，不可能对生活有高品质的追求。随着我国国民经济实力的不断增强，特别是在进入 21 世纪之后，人们对高品质美好生活的追求，已成为社会发展的新目标。如果没有新需求就不可能有推动社会进步、产业发展和产品品质提高的新动力。这种内在的需求，为新质生产力的产生提供了内在的动力。

（三）发展新质生产力的重要意义

科技创新助力新质生产力的产生，新质生产力的发展则推动社会的进步和人们生活品质的提升，将有效地促进我国全产业链进行数字化和智能化升级，形成完整的高科技链和高价值链，必将大大提升我国品牌的整体实力和国际影响力。

1. 新质生产力对科技创新具有反哺的积极意义

新质生产力的发展，在使社会发展进步的同时，也为科技创新提供更多更好的物质条件。同时，新质生产力带动新的生产关系的变化，还可带来科技体制的变革，更有利于科技创新。促成新质生产力产生的关键因素是科技创新，新质生产力的发展又可反过来支持科技创新，这就构成了一种互相成就、良性互动的互助性关系，对推动社会进步具有积极意义。

2. 新质生产力助力综合国力的快速提升

新质生产力不仅代表着科技的创新和领先，还代表着社会经济、民生福利、绿色产能、生态环保、教育、文化、传播、话语权、军事、国家安全等综合国力的整体提升与增强，必将为建设中国特色社会主义国家和实现中华民族伟大复兴提供坚强保障。

3. 新质生产力带动人类进入更加美好的未来社会

科学技术是第一生产力。科技革命是推动人类迈向充满希望的未来社会的原动力，科技革命不仅带来先进的生产工具、高增长的劳动生产率、优化升级的产业结构，也带来了先进的生产关系、高素质的劳动群体、高品质的生活体验，不断使人类从较落后的社会形态跨入崭新的时代。特别是在以信息化、数字化、网络化和智能化为引擎的新质生产力的大力推动下，人类必将加速实现追求美好生活的目标。

（四）新质生产力推动中医药升级换代

从人类社会已经历的三大发展时期的划界即可看出，中医药学术的起源、发展和兴盛基本上处于农业社会，中医药文化的思想价值观、认知思维模式和行为准则等三大核心的形成，也都不可避免地会被打上鲜明的农业社会烙印。中医药作为农业社会的医药学产物，几乎遗传和继承了农业社会的所有优缺点。在天人合一整体观影响下，中医药是以象信息为主要思维依据，从属性及关系角度进行认知，充分利用人体内外自然资源，调控和平衡人体生命状态的一种医学知识体系。① 这种历史文化背景，既是中医药文化的特色优势之所在，也是其学术长期停滞不前的主要原因。新质生产力为中医药学术突破创造了千年难遇的机会。中医药有望在科学认知、诊疗技术手段、药材生产、生产要素配置、产业深度转型、管理体制等全产业链上产生革命性突破。

1. 对古典中医药理论内核的激活

中医药是中国传统科学文化在自然领域中唯一延续至今仍在发挥作用的医药知识体系，它所运用来认知人的健康、疾病和生命的天人合一观念和象思维方式，具有典型的农业社会宏观整体认知世界的特征。从认知和理念上看，天人合一宏观整体观有其特色和优势，其优点是能够从宏观整体上认识人与大自然的关系，并特别强调人与自然协调共生的重要性。

然而，这种宏观整体的认知，因其对自然认识的局限和微观科学知识的缺乏，不可能深度探索自然，更谈不上改造自然，因此不可避免地带上了个体性、粗放性、无协作性、被动顺从性等负面特征。中医药在坚持宏观的同时，不可避免地存在的最大的认知和治疗局限就是缺乏对微观的认知以及对微观与宏观对应关系的了解，因此对疾病的调控和干预也缺乏精准。虽然最近 100 多年来，中医药随着国家的发展进步，从农业文明时代一跃进入工业文明时代和信息文明时代，但其学术根基和内核仍然未发生本质上的突变，这也为新质生产力激发中医药学术革命提供了新的契机。

---

① 毛嘉陵主编《中国中医药文化文献集（2000-2016）》，社会科学文献出版社，2017，第 75 页。

2. 对中医药行业运行体系的升华

在远古的农业文明时代，由于当时的生产力十分落后，古人还处于自给自足的自然经济生存状态，在面对大自然时，也只能无奈地顺从和无限地崇拜，由此形成了顺应自然、人与自然是一个整体、人与自然必须和谐相处的宏观整体自然观。农业社会时期的价值观，不可避免地被打上小农意识的烙印，很显然这样形成的生产关系和社会体制难以跟上现代社会发展的速度。

也可以这样说，从人类认知这个角度来看，农业社会与工业社会、信息社会，并不存在优劣之分和先进与落后的区别。但从人类社会发展史上看，农业社会的生产力、科技文明程度和社会组织形式，确实比工业社会、信息社会更落后。中医药虽然是我国传统自然科学领域中唯一整体延续下来的学术体系和行业，但其以传统的前店后厂式的小作坊形式很难在现代医疗市场中产生竞争力。而最近几十年按照西医院的模式组建的中医医疗机构，又常常在到底该姓中还是姓西的纠结中失去自我。这也给新质生产力推动中医药行业的现代化转型创造了变革的机会。

三　中医药发展迎来百年未有之大变局的新机遇

2017 年底，习近平总书记提出"中国特色社会主义进入了新时代……放眼世界，我们面对的是百年未有之大变局"。① 百年未有之大变局，指中国和世界正在经历一场改变当下格局的巨大变化，必将给人类社会发展带来深远的影响。在这种背景下，中医药也同样在经历着千年来未曾有过的可能产生新的学术理论核心、诊疗技术、服务方式与体验的大突变。以下为代表着大突变的九个"新"。

---

① 《习近平接见 2017 年度驻外使节工作会议与会使节并发表重要讲话》，新华网，2017 年 12 月 18 日，http://www.xinhuanet.com/politics/leaders/2017-12/28/c_1122181743.htm。

（一）新形势

100 多年以来，中医药在受到来自西方的医药和科学文化的强大冲击下，被折腾得遍体鳞伤，渐渐失去了文化自信。新中国成立后，党和国家高度重视中医药事业的发展，还将发展传统医药写进了宪法，并多次强调在我国医药卫生工作中要体现"中西医并重"。党的十八大以来，党和国家空前重视对以中医药为代表的中华优秀传统文化的传承和弘扬工作，陆续发布了系列促进中医药发展的政策法规：2016 年 2 月 26 日，国务院发布《中医药发展战略规划纲要（2016—2030 年）》；2017 年 7 月 1 日起，正式施行《中华人民共和国中医药法》；2019 年 10 月 20 日，《中共中央、国务院关于促进中医药传承创新发展的意见》发布；2021 年 6 月 29 日，国家中医药管理局、中央宣传部、教育部、国家卫生健康委、国家广电总局印发《中医药文化传播行动实施方案（2021—2025 年）》；2022 年 11 月 9 日，国家中医药局、中央宣传部、教育部、商务部、文化和旅游部、国家卫生健康委、国家广电总局、国家文物局印发《"十四五"中医药文化弘扬工程实施方案》。特别是 2023 年 10 月习近平文化思想正式提出，不仅为中医药文化工作指明了发展方向，而且为中医药行业不断增强中医药文化的自信、自觉和自强坚定了信心。2023 年，习近平总书记首次公开提出发展"新质生产力"，这对中医药学术进步、诊疗技术和行业发展都是一次强势赋能。这就是中医药当前正面对的新形势、必须勇于接受的新挑战和应当珍视的新机遇。

面对这种新形势，我们必须深入学习和实践习近平文化思想，不忘初心，坚持以天人合一整体观为中医药文化的核心价值观，努力增强中医药文化的自信，以不断提高疗效和让广大民众能够从中医药中获得更多的健康实惠为崇高目标，利用现代最新的科技成果助力现代中医药基础理论的创建与完善，创造出有助于提高中医药诊疗技术水平的现代中医医疗设备，大力推动中医药在现代科技文明背景下的学术腾飞。同时，以中医药新质生产力改造传统中医药行业的生产关系、商业模式、产业结构，使现行的医疗卫生和中医药管理体制能够充分体现"中西医并重"，也使中医药拥有必需的话语权，从而使中医药事业和产业都出现翻天覆地的新景象。

（二）新方向

中医药发展的方向，是由中医药文化核心价值体系和认知思维模式起决定性作用的，其具体体现就是中医药学术发展模式。

1. 中医药学术发展模式

中医药学术发展模式是指将中医药发展中所坚持的宏观整体认知世界的基本理念、主要的认知思维与行为准则、学术研究应遵循的原则、知识本体的学术特征、专有技术、评价标准与纠错等综合因素，经过概括提炼出来的一套具有文化价值和倾向性的规范。其具有理论性、学习性、模仿性、指导性和评价性，主要由中医药文化核心价值体系（包括信念、价值观、思维方式等）、理论研究体系（包括规范术语、阐释形式、知识产权等）、实践应用体系（包括信息采集、实验研究、专用设备、诊疗方法等）、组织协调体系（包括组织行为、发展策略、学术传承、文化传播等）和评价与数据体系（包括学术守则、学术标准、临床标准等）等五大体系构成（见图1）。

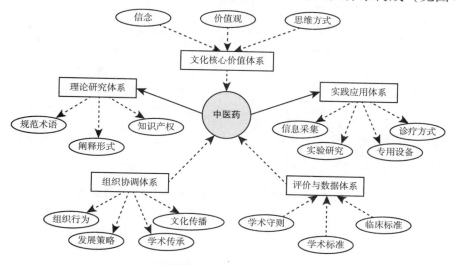

图1　中医药学术发展模式五大体系示意

2. "古典自然整体型"中医药学术发展模式

古代人类所掌握的知识极其有限，只能从宏观整体的角度去认知世界。在医学上也只能通过采集外在的、表面的、整体的信息，以此推测认知判断人体的健康、疾病和生命状态，不可能深入认识人体的微观构成与情况。中医药学术的核心价值观和认知体系形成于古代农业文明时期，其代表性学术著作就是先秦时期诞生的《黄帝内经》。这种学术体系是在天人合一整体观影响下，以天地人为一体、以人与自然互动为认知基础、从整体角度进行医学研究，这就是已运行了数千年的"古典自然整体型"中医药学术发展模式。

"古典自然整体型"中医药学术发展模式具有悠久的历史和超稳态的体系，一方面验证了这种模式的合理性、有效性和科学性，另一方面却反映了这种模式从产生之后就再也没有出现过革命性创新的尴尬，也不可避免地呈现那个时期的种种不足和局限，只能在古老的学术框架范围内进行原地踏步。其待改进点如图 2 所示。

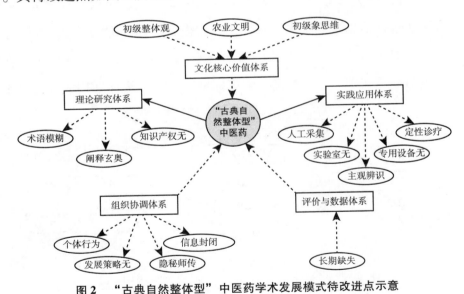

图 2　"古典自然整体型"中医药学术发展模式待改进点示意

3. "现代实证型"中医药学术发展模式

中医药学术理论体系从先秦时期《黄帝内经》时代创立以来，直到 19 世纪中后期西方医药进入中国之前，并无大的改变。后在中西医的激烈碰撞中，中医学术发展模式才发生了一些变化，中医学术领域出现了一个希望以西医和现代科学来改良中医的学术流派，相继出现了强调以中医为主，运用中西医理论相互解释、相互印证、联合施治的中医汇通学派和中医科学化学派。20 世纪 50 年代后，政府支持开展中西医结合研究，以期中医和西医相互合作、取长补短，经过长期的努力，使二者在高层次上实现统一，形成超越中医和西医水平的一种新的医药学。20 世纪 80 年代兴起的一股中医学术新潮，主张以信息论、控制论和系统论等现代多学科来研究中医，促进中医的发展。近 10 余年来，又兴起了运用复杂性科学、量子力学、弦理论、大数据、循证医学、转化医学、精准医学等现代科学理论和方法来研究中医药。以上这些探索的实质就是使中医学术研究在物质实证和微观层次的认识上能够实现科学化和现代化。这就从中医药内部开始对"古典自然整体型"中医药模式产生了强烈的冲击，由此开启了一个新的"现代实证型"中医药学术发展模式。其改进点如图 3 所示。

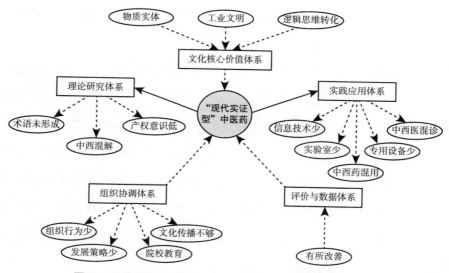

图 3　"现代实证型"中医药学术发展模式待改进点示意

4. 新型"未来自然整体型"中医药学术发展模式

在现代科技文明和发展新质生产力的大背景下，为了促进中医药文化的大发展，我们必须在继承传统和坚持中医药文化核心价值观的基础上，结合当代最新的科学成就，面向未来创造出中医学术发展的新模式——"未来自然整体型"中医药学术发展模式。这也是中医药能否继续生存发展的方向性大问题。

（1）新型模式的设计

"未来自然整体型"中医药学术发展模式是在"古典自然整体型"和"现代实证型"中医药学术发展模式的基础上的升级版。该模式最主要的特征就是必须继续坚持天人合一宏观整体认知，引入大数据、复杂性科学和智能化等现代科学方法，以引发中医药文化核心价值体系实现一次具有划时代意义的飞跃。

①文化核心价值体系：信息文明。未来中医药的发展，将会以更宽大的胸怀，在坚守和坚持中医药文化核心价值体系原则的基础上，利用互联网、大数据、人工智能等信息文明时代的创新成果，以丰富天人合一整体观对人体、生命和疾病的深度认知。

②理论研究体系：清晰合理。中医的认知方式决定了中医的学科性质和技术发展路线。中医药学术因古今语言环境的变化和用语表达习惯的不同，以致长期以来研究的学术主线是围绕着中医经典进行校订、注释、疏证、分类、重编、发挥等文献整理和研究，虽然做的是大量的文字工作，在概念上却并未关注学术术语的一致性表达和进行必要的优化，在学术表述上则更多地采取直接提供结论或思辨性的叙述，缺乏清晰且精确的逻辑推理，这必然使自身长期处于模糊混沌之中。基于以上诸多问题，中医药学术的表达不仅迫切需要建立具有共识性的准确的概念，促使中医药术语概念规范化、阐释说理清晰化、观点结论数据化，而且必须讲"现代话"，这已成为不可回避的必须解决的学术关键问题。

③实践应用体系：严谨灵活。一是运用公认的研究方法。中医药的现代研究必须学习和运用现代的科学研究方法，进行客观地数据分析，利用现代语言和符合逻辑的推理创造出能被现代学术界所承认的学术表达和学术成果。二是树立敏锐的信息意识。中医药的现代研究与临床诊疗都必须

具有信息意识，能够及时地进行信息采集与协同研究、及时进行诊疗方式的优化、临床数据的分析与评价，以不断提高中医药的临床疗效。三是制造新型的诊疗设备。中医药的现代研究要在宏观整体认知的指导下，研发中医医疗检测和治疗设备，最大限度消除信息采集上的模糊性和分析上的主观性。

④组织协调体系：全面接轨。未来的中医学术研究组织形态将在发展上更加强调行业发展战略研究、发展战略规划和对未来发展进行科学预测，同时还将争取在国家战略中获得更加重要的位置；中医药科研将在坚持宏观整体认知人体的科研思维、科研方法和科研评价的前提下进行多学科协同、整合与合理分化；中医药人才教育将在现代高等教育与传统师带徒之间寻找到最佳平衡点，并利用互联网、移动终端、多媒体、人工智能等新信息传播技术，探索出一种最佳的中医思维智能训练方式；中医药科学文化传播将接受现代的传播理念和利用现代传播技术，努力做好跨时代传播、跨地域传播和跨文化传播，在更大范围内和更深层次上造福大众健康。

⑤评价与数据体系：成为常态。美国管理学家哈伯德在《数据化决策》一书中指出："任何事物都可量化……不仅每一个被认为不可量化的事物都有量化手段，而且最难量化的无形之物也往往可以用令人吃惊的简单方法量化。"① 这提示中医学术研究应当进行量化和数据化的探索，其实在《黄帝内经》中就有不少对人体生理病理的量化性的阐述，中医还十分重视准确掌握处方中的药材剂量，这些都体现了中医药具有量化的历史。在现代中医临床研究中，不管是按中医的证进行辨证施治，还是利用独特的诊疗原理和机理，都不能回避对量化、数据和标准等要素的评判，其疗效都应接受合理的甚至数据化的评价。因此，必须制定和推广具有中医特色的证型诊断治愈标准，否则将失去中医在临床上和医疗纠纷与事故处理上的话语权。如果中医治疗的是按照西医病名诊断的患者，则应接受西医临床诊断治愈标准的评

---

① 〔美〕道格拉斯·W. 哈伯德：《数据化决策》，邓洪涛译，中国出版集团，2013。

价，其他则应以"证"为评价核心。"未来自然整体型"中医药学术发展模式及突破点如图4所示。

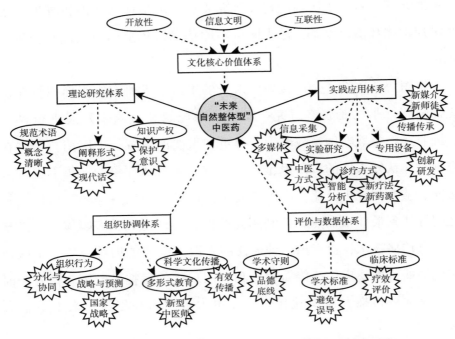

图4　"未来自然整体型"中医药学术发展模式及突破点示意

（2）构建新型模式的战略意义

①促进"古典自然整体型"中医药学术发展模式的升级换代。"古典自然整体型"中医药学术发展模式虽然至今仍闪烁着两千多年前的农业文明的光芒，但其核心价值体系毕竟是在两千多年前形成的，早已散射出渐渐势弱的粗放、模糊之微光，已很难适应工业文明、信息文明、智慧文明时代的需求。因此，极有必要进行升级换代。

②促进中医与现代科技文明的对接。中医药是一门应用型学科，曾经依赖过的中国古代传统科技基本上已衰亡，已不可能靠自身力量来实现再次辉煌。中医药不依据任何工具的宏观整体认知方式，也存在主观性和复制性差的缺陷。因此，极有必要学习利用现代科技成果推动中医药的学术进步和理论创新。

③促进中医在现代社会生存能力的提高。在强调数据和事实的现代法治社会，中医药必须学会采集和利用大量数据与可靠事实来提高学术研究水平，增强市场竞争能力和自我保护的能力。①

（三）新数据

大数据是指通过现代信息和网络技术对巨量资料进行收集、管理和处理，形成一种能够提供洞察分析、流程优化、管理决策的新型信息资产，具有数据量大、数据传输快、数据类型多和价值密度低等主要特征。从《黄帝内经》诞生以来，中医整体观思想的认识水平和实际应用能力，至今仍然停留在古代农业文明时期的水平，除了使用较为粗放的数据以外，受多种因素的影响，总体上缺乏数据的采集和利用，也尚未掌握宏观与微观的联系机理，存在大量的证据空白。

随着大数据时代的来临，大数据已成为社会、生活和学术研究的重要资源，要在现代发展中医药，必须借助一些新思想、新观念、新方法，更新中医药的研究方式。一方面，要促进整体观向着更高的境界提升，以弥补其缺乏数据的历史局限和学术尴尬，使其获得的宏观、整体、粗放的医学认知能够得到大数据的支持。另一方面，则必须弄清楚宏观与微观的关系，通过对中医医疗和中药的大数据挖掘，证实以前宏观认知方式难以解释清楚的相关性、逻辑性。从而实现在宏观整体的基础上，更全面地诠释中医的阴阳学说、五行学说、八卦学说、五运六气学说、元气学说等理论。大数据虽然不是解析中医药治病机理的方法，却可以从数据上对中医药临床事实予以支持，还可能帮助中医得出一些新的认知，甚至创造出建立在大数据采集和分析基础上的"新整体观"和新的学说。

1. 大数据对中医相关性和对应关系的证实

在大数据时代，已不再从小样本中发现因果关系，而是从大数据中寻找

---

① 毛嘉陵主编《中国中医药文化文献集（2000-2016）》，社会科学文献出版社，2017，第47页。

事物之间的相互关系，发现和预知某些情况发生的可能性，将有助于中医药研究中涉及相关性和对应关系的众多问题，获得以证据为基础的客观阐释。利用大数据思维和技术促进中医学术研究的升级换代，已成为中医现代发展的新机会。大数据的介入，有望促进中医学关于天人合一、季节、昼夜、五运六气等人与人体内外环境的相关性和对应关系，获得数据上的支持，甚至是具有一定量化性的清晰表述。

2. 大数据对中医临床诊疗水平的提高

中医学术发展主要靠中医师个人临床经验和主观感悟来积累，并进行学术思想和诊疗技术的转换，但这个过程不仅十分漫长，而且具有相当的主观性和不确定性。随着中医大数据的建立和中医数据云的积累，中医可在更大的数据范围内进行数据分析，形成与大数据信息采集相连接的实时的中医药智能分析系统，获得更加精准的临床诊断和提供更合理的医疗处理方案。这必将加速促进中医学术经验的积累、学术的规范化和诊疗水平的提高。此外，还可通过可佩戴医疗设备终端，结合相关的 App 来采集和传输数据，再通过数据计算云的处理，及时分析患者的健康状况，预测和评估可能发生的病变，并及早进行预防，以最大限度地避免突然发病带来的伤害。

3. 大数据对中医养生治未病学说的预测

借助大数据可以总结出 A 现象出现的概率较大时可导致 B 现象的出现，从而通过对 A 现象的观察分析以掌握 B 现象出现的可能性。因此，大数据在中医养生治未病中将发挥重要作用，可望彻底改变以中医师个人经验、主观感觉或所谓特殊功能对未病状态和演变进行判断的局面。通过设计治未病数据预测模型，引入每个人的健康状况数据，对挖掘出的相关信息进行分析预测，以更有说服力的证据，预知每个人的健康情况和可能的疾病发生，从而获得比目前模糊地认定和调理未病状态更具有科学性和可信性的预测判断。

4. 大数据对中医基础理论创新的启示

中医治病是通过观察人体外在的表现，即"象信息"，以揣测分析其体内的健康状态或病理变化，并将其归于某种证型，然后随证遣方治疗。认知人体健康和疾病主要靠"观物取象""司外揣内""取象比类"的信息采集分析处理方式。这个认知过程主要依据的是藏与象、象与证、证与治等环节之间存在的对应关系，虽然实践早已证明了这种认知方式的可行性和有效性，却不清楚其中的内在机理，也缺乏有力的数据证据而难以被广泛认可。通过在中医药学术研究中对大数据的运用，有望加深对"天人相应""象思维""脏象学说""经络现象"的认识和理解，甚至极有可能从大数据中发现和构建出新的中医理论、中医学说，产生革命性的学术理论创新。①

（四）新思维

中医象思维是中医药文化核心价值体系中的三大核心之一，也是体现整体观的认知方式。它从宏观整体的角度，对人体表现出的"象信息"进行采集和分析，推导出人体"五脏、六腑、经络、气血"的正常生理功能状态（藏象），或具有病理意义的状态（病象）。如果是病象，则对其进行属性或状态的分类，得出具有某种定性性质的"证型"，也即通过辨证施治而辨出来的"证"。这种认识方式反映出人体生理病理变化的"藏象"关系与现象，以及"证型"等证据。它并非直接与人体内的某一具体器官组织实体相对应，而是实体与"象信息"之间的一种间接"对应关系"。这既是中医学最大的学术特点，也是中西医的根本区别之处。

中医学现在所应用的象思维属于古代中医的早期成果，还缺乏深度和精准性。未来，中医学术的创新将调整"现代实证型"中医药学术发展模式的认知方式，不会以简单地寻求物质实体为中心，仍将以象信息为主要依据、以象思维为主要认知方式，但必须进行中医药学术创新模式的升级换代，通过大数据进一步发现认识和深刻解析宏观与微观、"象信息"与物质

---

① 毛嘉陵主编《中国中医药文化文献集（2000-2016）》，社会科学文献出版社，2017，第53页。

实体的对应关系，从而更加精准地认知人体的健康状态和疾病状态。要从现代对人体微观认识的最新成果中，提炼出对"象信息"的新认知，进而发现或创造出与微观紧密对应的新的"证型"。同时发现中医"象信息"与人体正常和病理实体的对应关系、"象认知"与治疗原则的对应关系、中医干预手段及调控效果的对应关系等机理和过程，必将获得更加清晰的认识和阐述，并以此为基础，升华中医药学术理论体系。

对中医药思维的研究是中医药的一项重要的基础研究，特别是中医药思维模型的研究和完成，是中医人工智能必须依托的基础。目前，中医思维的基础研究并未系统开展和有效推进，更没有研发出中医思维模型，在此状况下不可能研发出真正的中医人工智能。现在有些所谓的中医人工智能，其实也仅仅是一个中医数据库。只有在中医思维基础研究取得突破和思维模式建成后，才能证明中医象思维完成了升级。古老的象思维只有在大数据等现代科技成果的推动下升级换代，才能成为具有数据化和关系化基础的现代新型中医象思维。

（五）新智能

智能是对代表意识思维思想的智力与行为能力的综合概括。人类在肌肉强度、体质体能、运动速度等方面都被不同的动物所超越，仅在智能上能够超越其他动物。人具有高级智能，可以发明各种工具，弥补与其他动物相比存在的天然不足，并实现更大地改造自然的能力。一个人的智能总是有限的，特别是随着人类进入大数据时代后，信息量加速膨胀，任何人都难以靠个人的学习和记忆来全面地掌握所有信息。这就需要创造一个在大数据基础上实现的人工智能。所谓的人工智能（AI），就是可以模拟、学习和扩展人的智能的程序，即可以实现类似人的意识、思想、情感、思维、表达、反应和行为，具有比人脑更强大的数据存储能力，能够在大数据基础上进行运算和进行深度学习。当其发展到能够自己创造更高级的人工智能时，然后再无限复制和再造，那时的人工智能将超出当下人类的想象。该研究领域包括语言识别、图像识别、感知觉反应、类生物思维、专家分析、机器人等。

当人类进入智能化时代以后，中医药行业也紧跟其前进的步伐，全国很多中医药和 IT 机构开展了中医药大数据库的建设和对人工智能的研究，它们多从古代医籍、现代文献与临床病历的数据化入手进行研究，但目前尚未形成真正符合现代大数据分析意义的大数据资源库和可广泛推广应用的"人工智能中医"。未来在中医药大数据和人工智能中，将逐渐完成疑难病病案数据、诊疗思路数据、临床经验数据、患者长期跟踪数据、就医选择数据、中医医疗机构满意度监测数据等中医药大数据系统和云计算系统的建设。可望在不远的未来，在中医学术信息的处理与利用、中医思维模拟、中医临床诊疗信息的标准化采集与处理、中医临床象思维辅助诊疗以及名老中医临床经验的借鉴、模仿等方面，全面再现和超越名老中医个人的临床诊疗水平。

"人工智能中医"必将成为未来中医发展的一个重要方向。可以这样说，中医药现代化的关键就在于能否将农业社会形成的粗放的思维方式进行大数据化、信息化和智能化。发展"人工智能中医"具有以下重要意义。

1. 促进学术信息的"现代话"

现代人对中医学术信息掌握存在难度，很大程度上在于难以实现对古代文献信息的表达方式、语境和内涵的理解，因此亟须采取适度的信息符号与意义的现代转换。"人工智能中医"可以模仿具有深厚古文基础的专家，帮助用户在不同的语境中瞬间"读懂"中医古代文献信息。同时，也帮助中医药古代学术语言实现现代转换。

2. 促进临床信息采集的"规范化"

如果同一个信息采取多样性的表述，缺乏信息采集的标准，无疑会导致中医药临床信息分析的混乱，严重影响治疗效果。"人工智能中医"可有效地促进中医望、闻、问、切等临床信息采集的标准化、精确化和数据量化，从信息采集的可靠性上保证临床诊断的一致性与准确性。

3. 促进诊疗决策咨询的"适时化"

中医诊疗水平需要大量医学知识和多年临床经验的积累，中医师甚至到晚年才在遣方用药上稍感得心应手。因此，鼓励中医青年要读经典、拜名师、多临床，要倾其一生，耐得住寂寞，才能养成。"人工智能中医"则可望在临床诊疗中提供适时动态的、经智能筛选的多种名老中医的临床经验、解决方案、预计治愈率及其分析，而非逐一手动检索，使中医师进行诊疗决策时能够掌握到更多的有价值的参考信息，相当于一次名老中医的集体大会诊。整个处理过程和结果，无论疗效的好坏，都将被"人工智能中医"全部记录和学习。如果疗效不好，以后类似情况再发生时将自动提示。整个过程不仅有助于迅速提高中医师的临床诊疗水平，而且能使"人工智能中医"不断学习提高。

4. 促进中医个案的批量"集成化"

"人工智能中医"可望使一些散在个案，很容易在大数据智能平台上寻找到同样的或类似的解决方式的案例，从而转变成有足够数据支持的、有说服力的临床实践活动。

5. 促进中医思维训练的"高速化"

目前的中医药院校缺乏在合适的时候、采取合适的训练方式来引导中医大学生，养成中医思维。因此，不少中医药大学生在大学毕业时，甚至从事临床工作后，仍然不具备必要的中医思维，这必然会影响其临床诊疗水平的提高。"人工智能中医"完全可以通过模仿名老中医的认知思维，为年轻中医师提供系统的或有针对性的中医思维训练，也可以随时帮助他们进行思维调整和矫正。即使已具有中医思维甚至已具有相当临床经验的中医专家，在其个人头脑中无论储存的信息量，还是运用信息的思维能力都是极其有限的，仍然需要"人工智能中医"来发挥诊疗辅助作用。[1]

---

① 毛嘉陵主编《中国中医药文化文献集（2000-2016）》，社会科学文献出版社，2017，第 57 页。

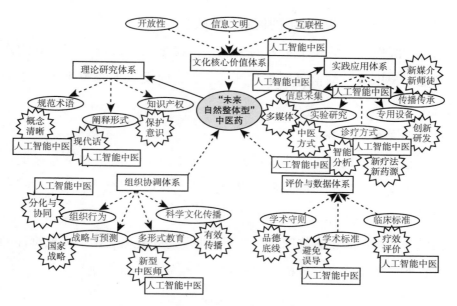

图5 "人工智能中医"在未来中医药发展中的着力点示意

（六）新设备

人与动物的根本区别就在于能否制造和使用工具，人类可以通过制造专用工具来延伸和增强自身的功能。几千年以来，中医除了使用针灸等少数医疗器具以外，几乎未发明中医医疗检测和诊疗设备。中医师长期以来只能依靠带有很大程度主观性的望、闻、问、切等人工信息采集方式，这就难以保证对临床症状的特征、性质、程度等信息进行一致性的辨识和评价，更难以据此进行更加精确的、科学的分析和判断，直接影响着疗效的稳定性和诊疗水平的不断提高。最近几十年，虽然研发了一些脉诊仪、舌象仪等中医诊断仪器设备，但仍未广泛推广使用，更未能制造出有助于中医临床象信息采集、检测和辨证施治的中医医疗设备。

大数据时代必将深刻影响中医诊疗过程，将出现以象信息为中心进行采样、分析和评价的"中医数字检查室"，将全面实现辨证依据的数字化和数据化。只有广泛地使用了中医医疗设备，中医在诊疗过程中摆脱了农业文明时期以人工进行信息采集分析的古老方式，中医药才真正称得上是实现了现代化，也才有可能实现学术上的创新和突破。

未来中医现代化的一个重要的突破口，就是在天人合一整体观的指导下，围绕"象思维"的信息采集与处理过程，研发以下几类主要的中医医疗设备。

1. 中医象检测设备

从"象信息"的角度，借助仪器检测获得具有"象认知"意义的可测性的客观数据，研发出"中医象检测设备"。

2. 中医智能诊疗系统

按统一的标准来采集临床上的"象信息"，从微观变化中发现辨证的依据，并据此研发出可进行分析、判断的"中医智能诊疗系统"。

3. 中医象干预（治疗）与象养生设备

从"象信息"的角度对人体进行干预，创造出"中医象干预（治疗）设备"和"象养生设备"。

（七）新药源

中医以"天人合一"的自然整体观念认识人体的生命、健康和疾病，在临床治疗和养生康复上则主要利用天然植物类药材、动物类药材、矿物类药材等自然资源。据报道，中国现有药用植物资源18817种，[①] 中医临床上常用药物一般不超过1000种，在中医药教材《中药学》中仅收录有423种中药。从古至今的方剂总数难以统计，至少有好几十万种，但在《方剂学》教材中仅收录有210个方剂。这些天然药材的种类和利用的方式，有的已上千年未变，中药与方剂的这种稳态到底能不能满足现代临床治疗的需求？今天人类的生存环境已被严重污染，早已不同于一两千年前的纯天然环境。在严重的水污染、空气污染、食物不安全、心理紧张压力大等多病因影响下形成的疑难疾病，中医到底还能不能诊疗？既然我国已发现有上万种药用植物

---

① 《普查显示我国中药资源达1.8万余种》，新华网，2024年2月23日，http：//www.news.cn/20240223/2e5cb602201248808f1a7ba4adf798b4/c.html。

资源，为何不探索从中筛选出一些尚未被普遍使用的药材，纳入经方使用或重新创造出新方使用？

事实上，我国历代方剂中都有新加入的中药材，有的是新发现的，有的是从国外新进口的。未被列入教材的中药材仍有很大的挖掘潜力，可在实践中通过验证其效果之后纳入教材。在我国民族医药和一些地方民间流行的疗法中，还有不少可供发现和提高的用药经验与验方。没有哪个方剂从一发明就是经典方剂，都是在临床实践中反复使用、反复验证，最后成为经方，进而才被广泛传播、世代相传。因此，我们必须发掘新的中药材的使用方法和价值，然后将其进行组方研究，逐渐研发出一大批疗效确切的现代中药新方剂。

（八）新平台

要建立医疗服务新平台。在利用大数据化、信息化、智能化对中医医疗服务进行全过程的研究中，将全面实现中医药临床信息资源的采集、分析、传播、共享、互联和互操作，逐渐形成多种数据化集群的智能平台（见图6）。

1. 基础数据平台

将建立中医和西医信息共享互动的数据平台、中医患者移动终端的信息采集监护（将结合未来问世的"中医可穿戴设备"）与发病预警平台、患者健康监测平台、疑难病临床大数据平台、中医临床服务信息平台（电子病历、电子健康档案、医学影像与检验检查结果）、就医选择与信息跟踪数据平台、中医医疗机构满意度调查数据平台等。

2. 数据交流平台

包括中医临床数据统计分析和可视化处理平台、中医师与患者的信息交流平台、中医社交媒体健康信息传播平台、中医大数据的深度整合与利用平台等。

3. 临床决策平台

这是最重要的核心平台。形成基于大数据的信息采集与处理系统（包

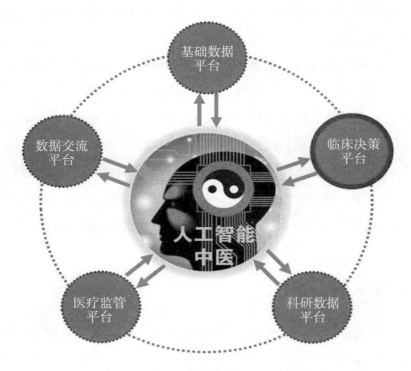

图 6　"人工智能中医"大数据平台示意

括采集中医多类型象信息的"中医可穿戴设备"）、模拟中医临床名家的思维与决策过程的"中医智能诊疗决策系统"（具体方案，不在此详述），以处理各种复杂的病情。包括中医疑难疾病的诊断和预防措施优选、中医疑难疾病诊疗方式优选、患者个性化养生康复方式优选、误诊误治与无效案例提示、中药不良反应警示等。

4. 医疗监管平台

包括中医诊疗服务业务流程监管、中医欺诈自动识别与监管、中医医疗事故补偿方案与监管、中医新型农村合作医疗监管、中医城镇职工基本医疗保险监管、中医城镇居民基本医疗保险监管、药物集中采购监管、医疗用品与设备集中采购监管等。

5. 科研数据平台

将大数据用于中医药学术研究和临床经验总结，临床治愈率与有效率、患者信息的收集与管理、病情变化等的数据分析等。特别是对个案的评价，有望通过大数据的应用而获得重大突破。

（九）新话语权

话语权指说话的权利，也即说话和发言的资格。话语主体有无话语权以及话语权的大小，取决于其所拥有的政治、经济、文化和社会地位，以及个人的智慧、学识和权利，反映了话语主体的现实和潜在的影响力。

中医药产生于中国古代，中医药学术的阐述方式和话语语境，特别是一些模糊的概念和动态的语境，都是现代人难以理解的。在大数据化的现代信息社会，表达模糊、需要受众慢慢理解才能弄懂的信息，不仅不利于现代传播，而且很容易就会主动丧失话语权。由于古今时代的变迁和中外文化存在差异，中医药文化并没有被很多现代中国人和世界上多数国家所接受，没有被接受也就不可能拥有必要的法律保障，更不可能享受政策倾斜，这就意味着没有话语权。

长期以来，中医药的话语权常常较为微弱，甚至严重缺失。2003 年"非典"疫情发生后，有关部门最早公布的《非典型肺炎的防治技术方案》中绝大部分篇幅突出的是西医，全文中涉及中医药的仅有 9 个字："可选用中药辅助治疗"。即使在国家将中医药列入国家战略、反复强调要"中西医并重"的今天，2020 年新冠疫情暴发后，有关部门正式对外发布的《新型冠状病毒感染的肺炎防控方案（第二版）》中，涉及中医药治疗的内容，也仅有 8 个字："根据症候辨证施治"。由此可见，在面对疾病防治工作时，中医药并没有获得与西医并重的同等地位，仍然处于从属地位，甚至丧失了基本的话语权。为此，中国工程院院士张伯礼感慨道，希望疫情过了之后，大家不要忘了中医。在 2020 年两会期间，全国人大代表张伯礼院士在接受记者采访时呼吁，应在《国家突发公共卫生事件应急预案》中增加中医药内容，在其"专家咨询委员会"的组成中增加中医药专家。

中医药话语权并非与生俱来，只有中医药自身发展好了，才可能逐渐形成完善的话语传播体系和拥有强势的话语权，也才可能让民众更加信任中医药，在有健康需求时能够主动地选择中医药，从而从中医药中获得更多更好的健康实惠。反过来看，一个没有话语权的事业，很难正常生存和健康发展，也不可能成为有活力、有影响和有希望的事业，甚至连参与疾病诊治的机会都没有。可见，中医药要在现代社会中正常发展，必须在政府决策、医疗市场和社会公众等方面拥有最基本的话语权。中医药话语体系建设十分紧迫，是中医药在现代社会生存和发展必须完成的新课题。

中医药文化是中医药的灵魂和核心，中医药话语权也可以认为是中医药文化传播和推广的权益。因此，中医药必须高度重视现代话语体系的建设和话语权的获得。

1. 学术语言表达的"清晰化"

中医药学术要从具有诗意的文化哲学的模糊中解放出来，实现清晰的话语表达，才有可能实现话语的有效传播，进而才有可能逐渐争取到话语权。

2. 古代话语的"现代话"

中医药在学术表达上不仅要努力规范学术概念，形成新的具有共识性的、准确的概念，更要清晰化地阐释说理，形成数据化的观点结论，最终实现对传统学术体系进行创造性转化和创新性发展，也就是说，要让中医药能够讲"现代话"。

3. 中医药话语传播平台的"强势化"

只有创建出具有相当影响力的传播体系并实现有效传播，才可能真正拥有强势的话语权，让政府决策者更加支持中医药发展和给予中医药更多的诊疗机会，让患者在就医选择时更加信任和更加主动地选择中医药。

中医药话语体系建设必须依赖中医药文化传播平台的有效运行。中医药只有创建出具有相当影响力的传播体系并实现有效传播，才可能真正拥有强势的话语权，让政府决策者更加支持中医药发展和给予中医药更多的诊疗机会，让患者在就医选择时更加信任和更加主动地选择中医药。中医药必须充分利用现代数字网络媒体，创办面向世界的中医药传播平台，向各国民众传播中医药科学文化知识和提供中医药信息，同时也实现自我发展壮大。

四　结语

在习近平总书记提出的"坚持把马克思主义基本原理同中国具体实际相结合、同中华优秀传统文化相结合"两个结合重大论断的背景下，中华优秀传统文化必将产生新的腾飞。在习近平文化思想指引下，利用新质生产力理论，推动中医药文化的繁荣和中医药学术理论的创新与时代化，为中医药事业和产业的发展提供了千载难逢的发展机遇。实现中医药新质生产力发展的重要标志和终极目标，是在继承传统和坚持中医药文化核心价值观的基础上，结合当代最新的科学成就创造出新型的"未来自然整体型"中医药学术发展模式，使中医药的宏观整体认知获得微观数据的支持与互动，从而实现宏观认知的精准化和数据化、象思维的模型化和程序化、治病机理解析的清晰化和逻辑化、临床疗效证明的标准化和可信化。

2010 年时任国家副主席习近平曾对研究和发展中医药提出过极高的要求："深入研究和科学总结中医药学对丰富世界医学事业、推进生命科学研究具有积极意义。"① 2024 年 12 月 3 日，国家主席习近平在向 2024 世界传统医药大会的贺信中进一步要求："加强传统医药互学互鉴，推动传统医药深度融入全球卫生体系，促进传统医药文化创造性转化、创新性发展，让传统医药更好造福各国人民。"② 当人类进入现代科技高度发达的 21 世纪以后，西医药面对很多疾病和医疗健康问题仍然束手无策。中医药文化历史悠久，虽然存在历史局限所造成的短板，但依然表现出勃勃生机、历久弥新。

---

① 《习近平出席皇家墨尔本理工大学中医孔子学院授牌仪式》，新华网，2010 年 6 月 20 日，http：//www.xinhuanet.com/world/2010-06/20/c_ 12240054. htm。

② 《国家主席习近平向 2024 世界传统医药大会致贺信》，新华网，2024 年 12 月 3 日，https：//h. xinhuaxmt. com/vh512/share/12303158？d = 134db33&channel = weixinp&time = 1733192814257。

因此，发展中医药事业，有利于人类健康事业的发展和医药学的研究，为人类的健康和就医带来多样化的选择。

促进中医药新质生产力的蓬勃发展，不仅是为了中医药文化的延续和传承，而且关系中华民族优秀文化复兴、实现中国梦和中医梦的伟大事业，其必将为人类健康事业和人类文明进步做出新的更大贡献。

中医药服务全人类已是大势所趋。

中医药文化守正创新的主要思路与战略研究

孙光荣*

摘　要　本文旨在深入探讨中医药文化研究的时代意义、历史使命与发展路径——强调中医药学是"打开中华文明宝库的钥匙",彰显了中华民族千年智慧结晶的深厚底蕴与独特价值,在全球健康服务领域具有重要意义;指出中医药学蕴含的独特理念、特色、优势,深刻体现了中华民族对生命与健康的独到见解;阐述党和政府对中医药事业的高度重视,特别是将中医药纳入国家发展战略,为中医药文化的传承与创新提供了保障;应以创新驱动引领中医药现代化进程,以开放包容促进中医药国际交流,为构建人类命运共同体贡献力量,为实现"健康中国"的宏伟目标贡献力量。

关键词　中医药文化　守正创新　健康中国

中医药学是民生重器、国之瑰宝,是"打开中华文明宝库的钥匙"。

中华文明开启于上古炎黄,世世代代继承发扬,天人合一的宇宙观、阴阳平衡的整体观、统一变易的世界观、义利相济的人生观、仁者爱人的处世观、贵中尚和的价值观之中华文明六大核心理念,已深深根植于中医药学的

---

* 孙光荣,第二届国医大师,第五届中央保健专家组成员,首届全国中医药杰出贡献奖获得者,第十八届世界杰出华人奖获得者,首届中国中医科学院学部委员;国家中医药管理局全国中医临床人才中医药经典培训班班主任;北京中医药大学教授、主任医师、研究员;湖南省中医药研究院终身研究员;湖南中医药大学顾问、终身教授兼中医学院名誉院长。[孙光荣讲述、审修;国医大师孙光荣(湖南)工作室孙相如记录整理]。

基因中。

中华民族几千年的健康养生理念及其实践经验，凝聚着中华民族博古通今的智慧，一以贯之、经世累积，充分彰显中医药学具有"个性化的辨证论治、求衡性的防治原则、人性化的治疗方法、多样化的给药途径、天然化的用药取向"的五大特色[①]和"未病已病防治兼顾、临床疗效确切、用药相对安全、服务方式灵活、创新潜力巨大、发展空间广阔"的六大优势[②]，深刻反映了中华民族的世界观、价值观、生命观、健康观和方法论，兼具科学和人文的双重属性，绽放出中华民族在医药领域完美融合自然科学与人文科学的光辉。

一 中医药文化的内涵与时代价值

中医药文化的内涵与时代价值，体现在其深厚的文化底蕴、科学属性以及在全球健康领域的影响力上。

在中医药文化内涵方面，中医药文化作为中华文明的重要组成部分，具有自然科学和人文科学的双重属性，其渊源可追溯至群经之首、百家之始的《易经》。中医药文化蕴含"天地一体、天人合一、天地人和、和而不同"的理念，这不仅关乎世界观，也涉及方法论，涵盖了"形而上"与"形而下"的宇宙自然规律与人类行为范畴的科学成果。中医药学凝聚了中国古代哲学智慧、健康养生理念、防病治病的理法方药，全面、系统、完整地继承了中国古代科学成果。历史与实践证明，中医药学之所以历数千年而不衰，是因为中医药学理论体系富有哲学根基和精神实质。

中医药文化内涵体现在三大精华传统：一是大医精诚、普救含灵的"中医医德传统"；二是整体诊察、辨证论治、扶正祛邪、致中达和的"临

---

① 魏一苇等：《国医大师孙光荣论中医药学五大特色》，《湖南中医药大学学报》2017 年第 9 期，第 928~930 页。

② 陈元等：《国医大师孙光荣论中医药学的六大优势》，《湖南中医药大学学报》2018 年第 2 期，第 122 页。

床思维传统";三是经方应用、道地药材、传统炮制的"组方用药传统"。所以,中医药学能在为全人类健康服务中挺起脊梁,在疾病预防、治疗、康复等方面为增进人民健康作出重要贡献,传承至今,生生不息,惠泽世界,伟大恢宏。因此,中医药学是"打开中华文明宝库的钥匙",也就能成为中华文明复兴的开路先锋。[1]

在时代价值方面,中医药文化对于促进人类健康和医学发展具有不可替代的作用。中医药学的整体思维方式、身心协调的动态平衡观、上工治未病的健康理念等,不仅符合世界卫生组织关于以人类健康为中心的医疗卫生工作重点转移、关口前移的要求,同时也呼应了现代生理—心理—社会综合医学模式的转变。中医药学的健康观和医疗实践的成功,为人类提供了新的医学模式,使中医药在世界文化多元化的 21 世纪成为世界新医学和科技发展的重要组成部分。

中医药文化融合了儒、释、道诸家学说,《中华人民共和国中医药法》界定中医药学涵盖包括汉族和少数民族在内的各民族医药,使其原有的包容性具有"共同体"属性,展现了"多元一体"的格局,中医药学不仅在国内自古至今广泛使用,而且已传播应用到全世界 187 个国家和地区。中医药文化的国际交流与合作,不仅推动了中医药的创新发展,同时展示了中医药文化在全球健康领域的影响力和辐射力,推动了人类卫生健康共同体的建设。

党和政府长期以来对中医药工作给予高度重视,特别是在党的十八大以来,以习近平同志为核心的党中央更是将中医药纳入国家战略。习近平总书记对中医药事业发展"要遵循中医药发展规律,传承精华,守正创新""坚持中西医并重""充分发挥中医药防病治病的独特优势和作用,为建设健康中国、实现中华民族伟大复兴的中国梦贡献力量"等系列重要指示,[2] 为中

---

[1] 孙光荣:《弘扬中医药文化,提升全民健康素养》,世界中医药学会联合会网站,2024 年 7 月 15 日,https://baijiahao.baidu.com/s?id=1804642923976363303&wfr=spider&for=pc。

[2] 《习近平对中医药工作作出重要指示》,中国政府网,2019 年 10 月 25 日,https://www.gov.cn/xinwen/2019-10-25/content_5444863.htm。

医药文化研究与传播、为中医药学术进步、为中医药事业发展指明了方向，解答了中医药发展面临的重大理论与实践难题，为中医药文化自信与自觉提供了强大的精神力量。中医人应紧密结合党的二十届三中全会《中共中央关于进一步全面深化改革、推进中国式现代化的决定》（以下简称《决定》）关于"完善中医药传承创新发展机制"的要求，将中医药事业融入国家发展大局，以创新驱动引领中医药现代化进程，以开放包容促进中医药国际交流，为实现全民健康覆盖、构建人类命运共同体贡献中医药的智慧与力量。

二 中医药文化研究与发展的拓展战略和路径

中医药文化研究与发展的拓展战略和路径，主要应围绕认知核心理念、增进文化传承，守正创新、融入生活实践，开展多元交流、扩大影响等方面展开，旨在推动中医药文化的自觉、自信、自强，促进中华文化的伟大复兴和世界医药学的创新发展。

党的二十届三中全会《决定》提出："完善基本公共服务制度体系，加强普惠性、基础性、兜底性民生建设，解决好人民最关心最直接最现实的利益问题，不断满足人民对美好生活的向往。"强化中医药文化的传承与弘扬、提升全民健康意识与素养，已成为当前及未来民生建设的重要抉择。

（一）认知中医药文化核心理念，深入发掘中医健康哲学思想，赋能"健康中国"宏伟蓝图

首先，需要深入发掘中医健康哲学思想，深刻认知、精准把握中医药文化的核心理念——"以人为本，效法自然，和谐平衡，济世救人"。基于此，我们应当秉持自觉、自信、自强的精神，坚定不移地推动中医药文化的深入研究和广泛传播，让中医药文化在经济社会发展中焕发出新的生机与活力。

在中医药文化研究与传播的进程中，可借鉴古圣先贤的智慧结晶，如

《黄帝内经》所倡导的"天人合一""形与神俱"思想和"大医精诚"的传统，作为弘扬中医药文化的理论基石与道德准绳，结合现代科学研究的最新成果，探索中医药文化的现代价值与应用前景，使之更好地服务于人民健康，促进社会的和谐与进步。如此，中医药文化不仅能在历史的长河中熠熠生辉，更能在新时代的浪潮中乘风破浪，为实现健康中国2030"规划纲要"的宏伟目标贡献力量。

"人民至上，生命至上。"中医药学，这一源自人民大众"生长壮老已"实践的瑰宝，以通俗性、普及性的特质，为提升全民健康素养铺设了独特而宽广的道路，将中医药文化推进基层、扎根社区、惠及乡村，夯实中医药事业传承创新、繁荣发展的基础。

一是要普及中医药的整体观念。倡导人与自然、社会的和谐共生，即《黄帝内经》所言："人与天地相参也，与日月相应也。"深化民众对健康的全面认知，促进身心健康的和谐统一。

二是要普及蕴含预防为主深刻哲理的中医药"治未病"的思想。未病先防、既病防变、病中防逆转、瘥后防复发，通过中医药文化的广泛传播，增强民众的自我保健意识与能力，将疾病防线前移，健康之基才能稳固。

三是要注重个性化诊疗。中医因人、因时、因地制宜的理念在健康管理中尤为重要。随着中医药文化的普及，民众能更精准地选择适合自己的预防、治疗、康养方式，实现健康管理的精准化与个性化。

四是要提倡中医药疗法多样化。中医内治如汤、膏、丹、丸、散、酒等，中医外治如针灸、推拿、按摩、熏蒸、盥洗、枕垫、佩戴、雾化等，都可以丰富医疗、康养方法与技术，提升整体医疗服务质量，赋能"健康中国"宏伟蓝图。

（二）秉持守正创新，促进中医药文化融入民众生活实践

新时代如何回应社会与民众对中医药的新期待、探索中医药发展的新路径，是我们必须面对的时代之问、人民之问。《中共中央 国务院关于促进中

医药传承创新发展的意见》明确指出要将中医药文化深度融入教育体系（特别是在中小学阶段需要强化中医药文化教育），使之成为民众健康生活的文化自觉。这一战略部署，不仅是对中医药传承创新的深刻洞察，而且符合党的二十届三中全会《决定》对中医药领域提出的要求，为中医药事业的蓬勃发展注入了强劲的文化动力。①

为有效推进这一进程，我们需采取多维度、多层次的策略。

一是需要创新传播方式，寓教于乐，构建全方位的中医药文化传播体系。自"十四五"开局以来，中医药文化推进行动、文化传播行动等举措相继而至，《本草中国》《国医有术》等纪录片和"智慧之光"系列展示，以及《指尖上的医道》等动漫作品，满足了不同年龄层、不同兴趣偏好者对中医药文化的多元需求。未来，我们需要继续创新传播方式方法，利用人工智能等现代科技，让中医药文化更生动、更直观地走进千家万户，成为民众日常生活的一部分。

二是需要强化中医药文化在教育体系中的根基作用。中医药文化作为中华传统文化的瑰宝，其深厚的文化底蕴与育人价值不容忽视。我们应深入挖掘中医药文化的教育功能，通过编写适合不同年龄段学生的中医药教材，开设特色课程，举办专题讲座、工作坊等形式，让学生亲身体验感受中医药的魅力，培养年轻一代对中医药文化的兴趣与爱好，进而树立文化自信，成为中医药文化的传播者和实践者。

三是需要重视名老中医的传承引领作用。中医药学是一门经验性极强的学科，师承教育在其传承发展中占据举足轻重的地位。我们应积极构建现代师承教育体系，将传统师承教育的精髓与现代医学教育相结合，通过全国中医临床优秀人才培训、设立名医工作室、开办中医药师承班等方式，大力弘扬"大医精诚"的传统美德，倡导实施《医师规》，鼓励名老中医发挥传、帮、带的重要作用，使他们能够系统地掌握中医药经典理论与临床技能，大

---

① 《中共中央 国务院关于促进中医药传承创新发展的意见》，新华网，2019 年 10 月 26 日，https：//baijiahao. baidu. com/s？ id＝16484517804186 31393&wfr＝spider&for＝pc。

力提升新一代中医师"读经典、做临床、拜名师、强素养"的研修成效，共同推动中医药事业高质量发展。

（三）拓宽视野，开展多元交流，持续提升其国际影响力与感召力

中医药，这一中国原创的医学瑰宝，不仅承载着中华民族的文化精髓，亦具有跨越国界、惠及全人类的潜力。习近平总书记指出："中医药学是中华文明的瑰宝。要深入发掘中医药宝库中的精华，推进产学研一体化，推进中医药产业化、现代化，让中医药走向世界。"① 这不仅是对中医药界的深切期许，更是赋予全体中国人的历史重任与时代使命。

一是需要巩固已经取得的成效。当前，中医药文化的全球传播已蔚然成风，《黄帝内经》《本草纲目》等经典著作被列入《世界记忆名录》，中医针灸、藏医药浴法等更是荣获世界非物质文化遗产称号，这些都彰显了中医药文化在国际舞台上的独特魅力与日益增强的国际认可度，这都是历代中医人不懈探索与努力的结晶。这些已经取得的中医药文化研究与传播的成效必须巩固。

二是需要守正创新。面对东西方文化的差异，进一步推动中医药文化走向世界，就必须守正创新，探索适应全球化传播的新策略、新方式、新路径。例如，中国健康传媒集团中国医药出版社隆重推出由毛嘉陵主编、方清华主绘的天祥清华版《中国古代名医油画像》、葛金文团队的《马王堆里的"活"医学》、何清湖团队的《马王堆里的"精气神"》等纪录片、文艺片，就是内涵"守正"、形式"创新"之作，将成为中医药文化的视觉珍品。中医药文化研究与传播的守正创新，关键在于构建高效协同的传播机制，加强顶层设计与战略布局，形成具有中医药文化特色的传播体系，将中医药文化原创资源优势转化为强大的国际传播力。

三是需要深入挖掘中医药所蕴含的深厚文化底蕴，提炼其独特的文化标

---

① 习近平：《高举新时代改革开放旗帜 把改革开放不断推向深入》，新华网，2018 年 10 月 25 日，http：//www.xinhuanet.com/politics/leaders/2018-10/25/c_1123614520.htm。

识与精神内涵，通过创作一批富有中医药特色的典故、故事及现代阐释，使中医药文化更加贴近国际受众，实现其时代化、大众化、创新性的表达。

四是需要充分利用多元化的传播渠道，特别是国际会议、主流媒体等平台，积极举办中医药文化交流活动，发挥高层级专家的引领作用，加强与海内外中医药组织的合作，共同提升中医药文化的国际认同度。并且应坚持"一地一策"的精准传播策略，针对不同国家和地区的文化背景与受众特点，实施差异化的传播方案，提升传播的针对性和实效性。要建立健全分众化分析、翻译、传播与监测机制，确保中医药文化国际传播的效果可评估、可优化，为中医药文化的全球化传播奠定坚实基础。

中医药文化的传承需要面向中华文化的伟大复兴，在中医药人才培养、临床实践、科研设计等方面，应以中医药文化引领和推动，确保中医药文化的传承与发展。因此，探讨中医药文化研究的跨时代价值与战略拓展路径，必须在擘画过程中共创、共建、共济、共荣，在实施进程中求真、求实、求精、求新。要牢记习近平总书记警醒和告诫全人类的名言："吹灭别人的灯，并不会让自己更加光明；阻挡别人的路，也不会让自己行得更远。"①我们中国人、中医人不吹灭别人的灯，也不阻挡别人的路，只是矢志不渝地共同努力做实、做好、做强自己的事，让中医药文化研究与传播走出新时代的新步伐，走出中医药造福天下苍生的光明大道。

---

① 《习近平在中国共产党与世界政党高层对话会发表主旨讲话》，新华社，2023 年 3 月 15 日，https：//www. news. cn/2023-03/15/c_ 1129433913. htm。

新时代中医药文化创新探析

徐 旭*

摘 要 本文探讨了新时代中医药文化创新的重要性，分析了中医药文化创新的理论指引、内生活力和核心动力。习近平文化思想为中医药文化传承创新发展提供了根本遵循，强调要坚定文化自信，汲取中华优秀传统文化精华，同时借鉴世界一切优秀文明成果。传统的中医文化与现代科技融合互促是新时代中医药文化发展的内生活力。新时代中医药文化发展的核心动力是传承创新，要遵循发展规律，传承精华，守正创新，加快推进中医药现代化和产业高质量发展。新时代中医药文化创新的新路径包括坚持"两个结合"，激发中医药文化创新的新能源；坚持中医药"三位一体"高地建设，提升中医药文化发展内在品质；坚持中华优秀传统文化瑰宝开放共享，推动中医药为构建人类命运共同体发挥更大作用，勠力推动中国的中医药站在世界舞台中央，为民族复兴新征程贡献更大力量。

关键词 中医药 中医药文化 传统文化 传承创新

中医药，是包括汉族和少数民族医药在内的中国各民族医药的统称。它反映了中华民族对生命、健康和疾病的认识，是具有悠久历史传统和独特理论及技术方法的医药学体系。中医药以阴阳五行学说为理论基础，通过望、

---

* 徐旭，四川省中医药科学院党委书记，主要研究方向为中医药管理。

闻、问、切四诊合参的方法，探求病因、病性、病位，分析病机及人体内五脏六腑、经络关节、气血津液的变化，判断邪正消长，进而得出病名，归纳出证型，以辨证论治原则，制定"汗、吐、下、和、温、清、补、消"等治法，使用中药、针灸、推拿、按摩、拔罐、气功、食疗等多种治疗手段，使人体达到阴阳调和而康复①。中医药的理论体系包括阴阳学说、五行学说、脏象学说、经络学说等，这些理论是中医药学认识疾病和治疗疾病的基本原则。中医药应用则涵盖了中医学、民族医学、中西医结合医学、中药学等多个学科领域。

中医药文化是中华优秀传统文化中体现中医药本质与特色的精神文明和物质文明的总和②③。它涵盖了中医药学内在的价值观念、思维方式和外在的行为规范、器物形象等多个方面。

中医药文化的核心价值可以用"仁、和、精、诚"四个字来概括，这四个字体现了中医药的本体观、价值观、道德观和思维方式等核心要素。仁，即中医仁者爱人、生命至上的伦理思想，以救死扶伤、济世活人为宗旨，表现为尊重生命、敬畏生命、爱护生命。历代医家皆以"医乃仁术"为行医宗旨和医德的基本原则。和，即中医崇尚和谐的价值取向，包括天人合一的整体观、阴阳平和的健康观、调和致中的治疗观，以及医患信和、同道谦和的道德观。中医强调人与自然、人与社会以及人体内部的和谐统一。精，即中医的医道精微，要求精勤治学、精研医道，追求精湛的医术。中医诊疗强调精细入微地观察和分析，以达到准确诊断和治疗的目的。诚，即中医人格修养的最高境界，要求心怀至诚于内，言行诚谨。在为人处世、治学诊疗、著述科研等方面贵诚笃端方，戒诳语妄言、弄虚作假。

中医药文化的内涵一般概括为五大方面。其一是天人合一，重视整体。

---

① 《中医与兵法的微妙关系》，《中国技术市场报》2016 年 1 月 19 日，第 7 版。
② 李海英：《从文化认同看中医发展》，《中医药文化》2010 年第 2 期。
③ 中华中医药学会中医药文化分会在 2005 年 8 月召开的全国第八届中医药文化研讨会上，首次明确了"中医药文化"的定义：中医药文化是中华优秀传统文化中体现中医药本质与特色的精神文明和物质文明的总和。

中医认为人与自然、人与社会是一个相互联系、不可分割的统一体，人体内部也是一个有机的整体。这一理念体现在中医诊疗的各个方面，如注重自然环境和社会环境对健康与疾病的影响等。其二是阴阳平衡，以和为贵。中医强调和谐、平衡对健康具有重要作用，认为人的健康在于各脏腑功能和谐，情志平和，顺应环境[①]。疾病的发生往往是整体功能失去动态平衡的结果，治疗疾病则是恢复这种平衡状态的过程。其三是灵活多变，三因制宜。中医诊疗强调因人、因时、因地制宜，体现为灵活多变的"辨证论治"。中医医生会根据患者的具体症状和体征，结合其体质、环境等因素，制定个性化的治疗方案。其四是未病先防，调治结合。中医讲究"治未病"，核心体现在"预防为主"，重在"未病先防、既病防变、瘥后防复"。中医强调通过良好的生活方式来培育正气，提高抗邪能力，从而起到保健防病的作用。其五是简便廉验，应用广泛。中医诊断手段简便易行，如望闻问切等；治疗手段多样且成本低廉，如针灸、推拿、拔罐等非药物疗法。这些特点使得中医药在基层和偏远地区具有广泛的应用价值。

中医药文化是中华民族长期同疾病作斗争的智慧结晶，为中华民族的繁衍昌盛发挥了重要作用。随着时代的发展和社会的进步，中医药文化也在不断传承和发展，新时期如何创新中医药文化是当前的重要课题。

一　习近平文化思想是新时代中医药文化创新的理论伟力

党的十八大以来，以习近平同志为核心的党中央推动新时代宣传文化思想事业取得历史性成就，中医药传承创新发展孕育新动能、跑出"加速度"、开创新局面。习近平总书记多次就中医药工作发表重要讲话，强调中医药与中华文明的内涵关系，站在历史性、全局性、文明赓续角度把脉中医药，引领中医药传承创新发展。习近平文化思想坚持马克思主义的立场观点方法，坚守中华文化立场，立足当代中国具体实际，深刻回答了新时代我国

[①]　寇有观：《学习中医真谛 弘扬中华智慧》，《办公自动化》2018 年第 23 期。

文化建设面临的一系列重大理论与现实问题①，体现了理论和实践的高度统一，对中医药传承创新发展具有深刻指导意义和实践价值。

当前，百年未有之大变局加速演进中的世界文化发展格局发生了深刻变化，世界不同国家、不同文化和不同文明形态，受到来自传统与非传统安全的威胁，共同面临着生存危机、健康危机、发展危机；新的国际局势错综复杂，逆全球化思潮抬头，单边主义、保护主义明显上升，世界经济增长放缓，贫富差距加大，导致全球文明对话、文化交流面临新的挑战、遭遇新的发展困境。疏解世界各国文化交流障碍，推进全球文明对话、交流、互鉴，实现世界文化和谐共生、繁荣发展，是当代全球共同面临的"文化之问"。

中华文明是世界文明的重要组成部分，传承创新发展、弘扬好中华文明以促进世界文明交流互鉴是破解百年变局、加强文明交流互鉴的关键。习近平总书记指出："当高楼大厦在我国大地上遍地林立时，中华民族精神的大厦也应该巍然耸立。"② 文化作为国家和民族的灵魂与纽带，是引领国家强盛、民族兴旺的精神凝聚力、价值引导力和内在推动力。在推进中国特色社会主义"五位一体"总体布局和中国式现代化发展进程中，文化既是重要内容，又是力量源泉，是国运兴、民族强的根基。党的十八大以来，以习近平同志为核心的党中央把文化建设摆在全局工作的重要位置，大力推进中国特色社会主义文化建设，提出了一系列文化建设方面的新思想新观点新论断，提升了我们党对中国特色社会主义文化建设的规律性认识，在伟大实践中创制了习近平文化思想。习近平文化思想是习近平新时代中国特色社会主义思想的重要组成部分，是我们党在宣传思想文化领域正本清源、守正创新中取得的重要理论成果，是对中国特色社会主义文化建设实践经验的理论总结和最新突破，深刻回答了新时代文化领域重大理论和实践问题，明确了

---

① 张振明、赵瑞熙、王孟秋：《习近平文化思想的理论渊源与实践基础》，《党建》2023 年第 11 期，第 25~27、36 页。
② 习近平：《在文艺工作座谈会上的讲话》，《求是》2024 年第 20 期，第 4~23 页。

新时代推动文化繁荣、建设文化强国、建设中华民族现代文明的路线图和任务书①，是谱写中国式现代化文明新篇章、创造人类文明新形态的强大思想武器与科学行动指南，具有极为重大的理论价值和实践意义。

习近平文化思想为中医药认识明体、为中医药发展明方向，指出要坚持人民至上，传承创新发展中医药。习近平总书记关于中医药文化思想的重要论述，从认识论的高度，回答了事关中医药发展最紧要、最现实的重大理论和实践问题，增强了我们振兴发展中医药的文化自觉。

（一）习近平文化思想为中医药文化发展正本清源、固本培元塑造了核心灵魂

敬仰中华文化、汲取文化精华、借鉴文明创新。2022 年 6 月 8 日，习近平总书记在四川眉山考察时指出："中华民族有着五千多年的文明史，我们要敬仰中华优秀传统文化，坚定文化自信。要善于从中华优秀传统文化中汲取治国理政的理念和思维，广泛借鉴世界一切优秀文明成果，不能封闭僵化，更不能一切以外国的东西为圭臬，坚定不移走中国特色社会主义道路。"② 中医药文化主张上医治国、中医治人、下医治病，主张身国同治、医道通于治道，中医药在配伍中讲究君臣佐使、用药如用兵③。习近平总书记曾多次在重要讲话中用中医药理念和术语来阐述治国理政的思想和观点，如"扶正祛邪""猛药去疴""刮骨疗毒""固本培元、壮筋续骨"等等④。这些中医药辨证理念的创造性运用，既有利于提升国家治理体系和治理能力的现代化，也有利于广大人民群众领悟博大精深的中医药文化。

中医药文化是中华优秀传统文化的重要成员，在中华五千年文明发展进

---

① 韩美群：《习近平文化思想的时代价值》，《党建》2024 年第 1 期，第 36~38 页。
② 习近平：《深入贯彻新发展理念主动融入新发展格局在新的征程上奋力谱写四川发展新篇章》，《人民日报》2022 年 6 月 10 日。
③ 王洪龙、李金莹、周艳芬等：《习近平中医药文化观及其思想启示》，《中医药管理杂志》2023 年第 16 期，第 1~3 页。
④ 郝晓静、双瑞、田晓航等：《中医药学是中国古代科学的瑰宝，也是打开中华文明宝库的钥匙》，新华社每日电讯 2022 年 9 月 29 日电。

程中守护人民健康、弘扬文明精神意义非凡。习近平总书记强调："中医药学是中国古代科学的瑰宝，也是打开中华文明宝库的钥匙。"[1] 其深刻阐明了中医药学植根于深厚中华民族哲学智慧和优秀传统文化土壤，具有深入中华民族血脉的文化基因，是中华文明的一个重要标识；高度概括了中医药学"医学科学"的属性，廓清了近百年来在"中医科学性"问题上的认识；深入论述了中医药防病治病的独特优势、历史地位和时代价值[2]。习近平文化思想从根源上为中医药文化发展注入强大思想伟力。

（二）习近平文化思想为中医药文化传承发展提供了根本遵循

习近平总书记强调："我们决不能抛弃马克思主义这个魂脉，决不能抛弃中华优秀传统文化这个根脉。"[3] 习近平文化思想深刻总结马克思主义中国化时代化的历史经验，深刻把握中华文明的发展规律，创造性提出并系统阐述"坚持把马克思主义基本原理同中国具体实际相结合、同中华优秀传统文化相结合"，揭示了在五千多年中华文明深厚基础上开辟和发展中国特色社会主义的必由之路，也揭示了党推动理论创新和文化繁荣的必由之路。

中医药文化传承发展必须坚持党的全面领导。坚持党的全面领导是实现中医药文化传承创新发展的根本保障。中国共产党自成立以来，就始终重视并发挥文化引领社会前进方向的重要功能，担负起推动文化建设的历史使命。在中医药事业发展的过程中，党的领导为其提供了强大的动力和保障，推动了中医药文化的繁荣和发展。

习近平文化思想强调坚定文化自信。坚定文化自信是中医药文化建设的重要基础。文化自信是对自身文化价值的充分肯定，以及对自身文化生命力的坚定信念。坚定文化自信要牢牢把握文化主体性，中华民族有着五千多年

---

[1] 《习近平致中国中医科学院成立 60 周年贺信》，《人民日报》2015 年 12 月 23 日。

[2] 程纯、胡刚：《坚定传承发展中医药的文化自觉与文化自信》，《光明日报》2020 年 6 月 15 日，第 6 版。

[3] 习近平：《开辟马克思主义中国化时代化新境界》，《求是》2023 年第 20 期，第 4~6 页。

悠久的历史，中华文明底蕴深厚、历久弥新，我们的文化主体性植根于这一坚实的文明基础。党的二十大报告提出，"只有植根本国、本民族历史文化沃土，马克思主义真理之树才能根深叶茂"。文化传承发展要坚守自己的主体性，守住了文化主体性，也就守住了文化的根基。坚定中医药文化自信则是坚守中华文化主体性的体现，是对中医药价值的高度认同以及对中医药未来发展前景的坚定信心，为中医药文化的传承创新发展提供了深厚的底蕴和坚实的基础。

（三）习近平文化思想为中医药文化创新发展指明了前进方向

习近平总书记指出："对历史最好的继承就是创造新的历史，对人类文明最大的礼敬就是创造人类文明新形态。"强调"在新的起点上继续推动文化繁荣、建设文化强国、建设中华民族现代文明，是我们在新时代新的文化使命"。① 中医药文化是中国特色社会主义文化的重要一员，站在新时代新时期，必须肩负创新发展的文化使命。

习近平文化思想指出，"发展中国特色社会主义文化，就是以马克思主义为指导，坚守中华文化立场，立足当代中国现实，结合当今时代条件，发展面向现代化、面向世界、面向未来的，民族的科学的大众的社会主义文化，推动社会主义精神文明和物质文明协调发展。要坚持为人民服务、为社会主义服务，坚持百花齐放、百家争鸣，坚持创造性转化、创新性发展，不断铸就中华文化新辉煌。"② 中医药文化具有最广泛的、深刻的人民性，源于民间创造又在五千年历史中不断普及惠民。新时代，中医药文化创新发展也必须牢牢坚持人民至上的准绳，一切为了人民、一切依靠人民，依靠人民创业发展、创造转化、创新服务。创新发展中医药文化，必须结合当今时代条件，发展要面向现代化、面向世界、面向未来。中医药只有走上世界舞

---

① 习近平：《在文化传承发展座谈会上的讲话》（2023年6月2日），《求是》2023年第17期，第4～11页。

② 曲青山：《深入学习领会习近平文化思想》，《党史文汇》2023年第11期，第4～10页。

台，才能更好彰显中华文化的独特魅力、提升中医药的国际影响力、推动中医药现代化和产业化发展、满足全球健康需求。

二 "两个融合"是新时代中医药文化创新的内生活力

习近平总书记站在科学把握经济基础和上层建筑关系的哲学高度，作出"中国特色社会主义是物质文明和精神文明全面发展的社会主义""中国式现代化是物质文明和精神文明相协调的现代化"等重要论述，为新时代坚持和发展中国特色社会主义、推进和拓展中国式现代化提供了科学指引①。世界历史表明，一个国家现代化的推进，既需要物质力量的增强，也需要精神力量的增强。人类文明取得的一切成就离不开科技与文化的携手并进。一方面，不同的文化催生不同的科技。科技尤其是现代科技的诞生与发展，来源于相应的文化氛围、文化环境、文化制度，深受当时文化资源的影响，甚至于其本身就是文化的产物。传统中医药文化是当时科技条件下的产物，但随着现代科技的发展，根据中医药文化的原创性、包容性和创新性等特点，必然要求推动中医药科技的发展，应时代之需"四个面向"必须坚持文化和科技融合发展。另一方面，发展中的科技塑造繁荣的文化，科技对文化的塑造是一个逐层推进的过程，一般先作用于文化的器物（物质）层面，其次逐渐深入制度、规范、观念、价值观等文化的更深层面，尤其是当科学方法、科学意识、科学精神渗透到我们的文化中时，其对人类的社会或个人活动更具有深刻而持久的影响。现代化的时代趋势不可逆，中医药在现代科技的助力下，必将形成新的中医药文化和生活方式，那么中医药科技创新对传承弘扬中医药文化、塑造新时代中医药文化就至关重要，所以随时代之势，必须坚持文化和科技融合发展。

---

① 《深刻领会习近平文化思想的重大意义（深入学习贯彻习近平新时代中国特色社会主义思想）》，《人民日报》2024 年 1 月 18 日，第 9 版。

（一）中医药科研与文化相互促进、共同创造

随着人类文明交织更迭，人们逐渐认为中医药的科学性是朴素的，与西方医学的科学性具有天壤之别，从认识上人为割裂了中医药科学性与文化的辩证统一，以致阻碍了中医药传承创新发展。习近平总书记指出"中医药学是中国古代科学的瑰宝，也是打开中华文明宝库的钥匙"。[①] 站在历史长河的高度，指明并强调了中医药科学性与文化性"二元"属性相统一的特点，促进中医药传承创新。习近平总书记相关重要论述提出了一条中医药科学发展之路，即运用现代科学解读中医药，把传统中医药与现代科学结合起来开展科研和创新，从而推动中医药科学的传承与发展。实践证明，古代中医药的科学性与现代科学体系有所不同，但它同样是一种对自然和生命的深入探索与理解。古代中医药师通过观察和体验，发现了许多药物的药性和功效，以及它们对人体的作用机制。这些发现虽然缺乏现代科学的精确性和系统性，但具有独特的智慧和价值，使得文明得以赓续。

通过现代科学方法和技术手段，对中医药的理论和实践进行深入研究，验证其科学性和有效性。科研为中医药文化发展提供依据。例如，科学方法可以对中草药中的活性成分进行分析与鉴定，通过实验验证其药理作用和机制，为中草药的应用提供科学依据。同时，临床研究也为中医药的疗效和安全性提供了有力证据，进一步丰富了中医药文化的内涵。中医药文化又反过来为科研提供灵感和方向。中医药文化蕴含着丰富的哲学思想和独特的理论体系，为科研提供了独特的视角和思考方式。科研人员可以从中医药文化中汲取灵感，探索新的研究方向和方法，推动中医药现代化和国际化进程。

（二）中医药科学与文化相互补充、完善体系

一方面，科学技术或者说科研能够弥补中医药文化的不足。尽管中医药文化具有独特的优势和价值，但也存在一些不足之处。中医药作为中华优秀

---

① 《习近平致中国中医科学院成立 60 周年贺信》，《人民日报》2015 年 12 月 23 日。

传统文化的重要组成部分，受传统文化思想影响深远、持久且维度广泛。自古以来，中医药学就深受儒家、道家、佛家等思想流派的影响，这些思想为中医药学提供了独特的哲学基础和理论体系，形成中医药文化体系自身。例如，阴阳五行学说、精气学说等中医理论概念较为抽象，难以用现代科学语言进行准确描述。阴阳学说用于解释生命现象的对立统一关系，如内与外、上与下、动与静、寒与热、虚与实等；五行学说则用于描述自然界万物之间相生相克、相互转化的关系，并对应人体脏腑功能、病理变化、药物性能及治疗法则。像脏腑功能失调、疾病的发生发展，乃至方剂配伍、针灸取穴等，均以阴阳五行理论作为指导。精气学说认为宇宙间一切物质都是由精气所构成，人体的生命活动也是精气运行的结果。这一学说影响了中医对人体生理功能、病理变化、生命起源与终结的理解，以及对养生保健、疾病防治的策略制定。通过科研手段，可以对这些概念进行深入研究和解析，弥补中医药文化的不足。

另一方面，中医药文化又反过来丰富科学技术的内涵，提供更为广阔的认识空间。中医药文化不仅关注疾病本身的治疗，还注重人的情志思维、整体健康状况和生活方式。例如，传统文化强调人与自然、社会、心理的和谐统一，这种整体观念反映在中医理论中即为"天人合一""形神合一"。中医药注重个体的整体性和内外环境的关联性，诊断和治疗时兼顾病因、病位、病性、病势及患者体质等因素，体现了系统性和综合性。同时，受古代朴素辩证法思想影响，中医形成了独特的辨证论治体系，强调因时、因地、因人制宜，根据疾病的表里、寒热、虚实、阴阳属性进行个体化治疗，而非仅针对病灶或病症本身。这种全面的健康观念为科研提供了更广阔的视野和更丰富的内涵。科研人员可以将中医药文化的这些理念融入科研工作中，推动科研朝更加全面、深入的方向发展。

（三）中医药科技与文化相互融合、创新发展

中医药自诞生起就有文化性与科学性的"二元"属性。中医药文化与

科技是闭环驱动的大融通创新体系。一方面，科研推动中医药文化的传承与创新。在科研过程中，科研人员通过对中医药经典理论的深入挖掘和整理，促进了中医药文化的传承。例如，中医药临床实践强调个体化、精准化治疗，秉持辨证施治和整体观念。在现代医学技术辅助下，中医药临床实践日益标准化、规范化，可制定科学的诊疗方案、优化治疗流程、提升治疗质量，使中医药在临床实践中发挥更大作用。同时，科研人员还应结合现代科技手段，对中医药理论进行创新和发展，推动中医药文化的现代化转型。例如，中医药学历经长期的临床实践逐渐积累和发展，形成了一套包括阴阳五行、脏腑经络、气血津液等在内的丰富理论体系，内涵深刻。得益于现代科学技术的支持，中医药理论研究不断深入，通过运用生物学、化学、物理学等跨学科知识，对人体穴位、针灸疗效进行时空规律探索，对中药有效成分及作用机制进行深入探讨，揭示了中医药治疗疾病的科学原理。

另一方面，文化性是中医药创新的灵魂和源泉，中医药文化为科研提供文化支撑。中医药文化强调整体观念、阴阳平衡、治未病等理念，这些理念为科技理论的丰富和发展提供了重要的文化支撑。例如，中医药文化的独特价值和智慧为科技市场创新提供了源源不断的灵感和动力。通过深入挖掘中医药文化中的养生智慧，可以研发出更多具有预防保健功能的中药产品；借鉴中医药文化中的整体观念，可以探索出更加符合现代医学理念的治疗方法。

三　传承创新是新时代中医药文化发展的核心动力

中医药学包含着中华民族几千年的健康养生理念及其实践经验，是中华文明的一个瑰宝，凝聚着中国人民和中华民族的博大智慧。新中国成立以来，我国中医药事业取得显著成就，为增进人民健康作出了重要贡献。中医药传承创新是以习近平同志为核心的党中央作出的重要决策部署，强调要遵循中医药发展规律，传承精华，守正创新，加快推进中医药现代化、产业化，推动中医药事业和产业高质量发展①。中医药传承创新是紧跟时代步伐和民众需求，在坚守中医药经典理论和技术的基础上，结合现代科学技术和医学发展的需要，进行创新和发展的过程。没有传承，创新就会失去根基；没有创新，传承就会失去活力②。中医药传承创新需要与时代同发展、共进步。

在现代社会中，中医药的地位正逐渐受到重视。随着全球健康观念的转变和人们对传统医学的重新认识，中医药作为一种独特的医学体系，其独特的理论和治疗方法在国际上获得了越来越多的关注和认可。据世界卫生组织（WHO）统计，目前全球约有 60% 的人使用中草药治疗疾病，且呈现持续增长的趋势③。这一数据充分说明了中医药在现代社会中的重要地位。然而，中医药在现代社会中也面临着诸多挑战。一是文化认同度不高。随着西方现代医学在中国的普及以及科技进步，一些人对中医药的认同度有所下降，认为其缺乏科学依据和现代化手段。同时，中医药的理论和实践与现代医学存在差异，导致其在国际上的认可度和接受度受到一定限制；标准化和监管问题尚待解决。中医药品种繁多，成分和质量差异较大，缺乏统一的标准化体系和严格的监管机制。这给患者带来了安全隐患和不确定性，也影响了中医药的国际认可度。二是面临科学验证的挑战。尽管中医药在实践中取得了显著疗效，但由于缺乏大规模、双盲、随机对照试验等高质量的科学证据，其安全性和有效性往往难以被西方医学信奉者所接受。三是人才培养与传承的困境。中医药涉及复杂的理论体系和独特的临床经验，需要长时间地学习和实践才能掌握。然而，由于现代医学的优先发展趋势，中医药专业人才的培养和传承面临困境。同时，部分珍贵经验由于非书面交流方式，难以有效传承。因此，必须创造性转化与创新性发展中医药文化，传承创新成为新时代中医药文化发展的核心动力。

---

① 《习近平对中医药工作作出重要指示强调传承精华守正创新 为建设健康中国贡献力量》，新华社 2019 年 10 月 25 日电。
② 《促进中医药传承创新发展》，《人民日报》2020 年 6 月 1 日，第 9 版。
③ 宋建立：《中医药知识产权保护的障碍及解决路径》，《知识财经》2022 年 8 月 12 日。

（一）中医药文化传承创新内涵

中医药文化传承创新在过去主要指对中医药传统知识、技术、理论和经典著作的传承和继承，这是保护和发展中医药文化的重要途径。在传统观念中，传承强调对古代医学经典的学习和实践，以及师徒之间的知识传递，而创新则较少被提及，中医药的发展更多依赖于历史上的医学家们的个人智慧和经验积累。

随着时代的发展和需求的转变，中医药文化传承创新的内涵发生了变化，不仅包括对传统知识的保护和传承，还强调在此基础上结合现代科技和医学理论，创造性地发展和完善中医药文化，以适应现代社会和医学的需求，推动中医药现代化、专业化和产业化。

中医药文化的传承是将中医药的理论、经验、技术和方法等宝贵财富传递给后代，使其得以延续和发扬光大。具体来说，中医药文化的传承包括以下几个方面。一是经典文献的传承：中医药的经典文献如《黄帝内经》《神农本草经》等，是中医药理论的重要载体。传承这些经典文献，不仅能帮助后代学者了解中医药的历史渊源和理论体系，还能为现代中医药研究提供宝贵的参考和借鉴。二是临床经验的传承：中医药的临床经验是几千年实践积累的结果，包括望、闻、问、切等诊断方法和草药的配伍、炮制等技术。这些经验对于中医药的治疗效果起到重要作用，需要通过师徒传授、临床实践等方式传承给后代医生。三是经典方剂的传承：中医药的经典方剂是历代医家根据临床经验总结出来的有效方剂，其配伍合理、疗效确切。传承这些方剂，有助于后代医生在治疗疾病时更加精准地选择用药，提高临床疗效。四是文化理念的传承：中医药文化蕴含着丰富的哲学思想和人文精神，如"天人合一""阴阳平衡"等理念。传承这些文化理念，有助于增强人们对中医药文化的认同感和归属感，推动中医药文化的广泛传播和深入发展。

中医药文化的创新是在传承的基础上，结合现代科技和社会发展的需求，对中医药的理论、技术、服务等方面进行创新和发展。具体来说，中医药文化的创新包括以下几个方面。一是理论创新：在传承中医药经典理论的基础上，结合现代科学研究成果，对中医药理论进行深入挖掘和阐释，形成新的理论观点和学说。这些理论创新有助于推动中医药与现代医学的融合与互补，提高中医药的科学性和现代化水平。二是技术创新：利用现代科技手段，对中医药的诊疗方法、药物研发、制剂工艺等进行创新和改进。例如，运用生物技术、纳米技术等现代科技手段，研发新型中药制剂和诊疗设备；利用大数据、人工智能等技术手段，提高中医药临床诊疗的精准度和效率。三是服务创新：探索适应现代社会需求的中医药服务模式，如远程医疗、智能医疗、个性化医疗等。这些服务创新有助于使中医药服务更加便捷、高效和个性化，满足人民群众日益增长的健康需求。四是文化创新：在传承中医药文化精髓的基础上，结合现代社会的审美观念和文化需求，对中医药文化进行创新性表达和传播。例如，通过影视作品、文学作品、艺术创作等形式展现中医药文化的魅力；利用互联网、社交媒体等新媒体平台扩大中医药文化的影响力。

（二）中医药文化传承创新意义

传承中医药文化是保留其精髓和特色，为创新提供坚实的基础和丰富的资源。只有深入了解中医药文化的历史渊源和理论体系，才能更好地进行创新和发展。创新是中医药文化发展的动力源泉。通过创新，可以使中医药文化更加适应现代社会的需求和发展趋势，增强其吸引力和影响力。同时，创新也为传承提供了新的思路和方法，使传承工作更加科学和富有成效。

中医药文化已融入中国人的血脉，融入百姓的饮食起居，充分展现了中华民族深厚的文化底蕴，彰显着中华民族所崇尚的价值理念①。春节、清明、端午、七夕、重阳等重要传统节日都蕴含着中华上下 5000 年丰富的中

---

① 卢翠荣：《弘扬燕赵医学　推进中医药文化传承创新发展》，《中国中医药报》2023 年 11 月 16 日，第 3 版。

医药文化内涵，不同民俗皆传达了中医药防病、治病的古德智慧①。推进中医药文化传承创新发展，是弘扬中华优秀传统文化、增进人民健康福祉的实践要求。从历史价值看，中医药文化是中华民族几千年来与疾病斗争的智慧结晶，承载着丰富的历史信息和文化价值。传承中医药文化，就是保留这份宝贵的历史遗产，让后人能够了解和学习前人的智慧。从增强文化自信看，中医药文化是中华优秀传统文化的重要组成部分，传承中医药文化有助于增强民族自信和文化自信。在全球化的今天，弘扬中医药文化对于提升国家文化软实力具有重要意义。从传播健康理念看，中医药文化强调"治未病"和整体观念，注重预防和调养，与现代健康理念相契合。传承中医药文化有助于推广这些健康理念，提高人们的健康素养和生活质量。

随着社会的进步和科技的发展，人们对医疗保健的需求也在不断变化。创新中医药文化，使其更好地适应现代社会的需求，是中医药事业持续发展的关键。例如，利用现代科技手段改进中医药的诊疗方法和药物研发，提高临床疗效和安全性。从学科发展角度看，中医药学作为一门独立的学科体系，需要不断创新和发展以保持其生命力和竞争力。创新中医药文化，可以推动中医药学科的理论研究、临床实践和技术创新等方面取得新的突破和进展。

（三）中医药文化传承创新成果彰显强大发展动力

党的十八大以来，党中央、国务院对中医药科技创新的支持力度稳步加大，传统医学与现代科技结合日益紧密，中医药传承创新发展迎来新机遇。文化是一个民族的精神家园，中医药文化作为中华优秀传统文化的重要组成部分，承载着深厚的文化底蕴和价值观念。自古以来，文化在中医药发展进程中具有正向协同增益作用，实践证明，中医药传承创新离不开文化赋能。

---

① 杨秀娟、李硕、梁永林等：《挖掘中医药文化　探索中药智慧精髓》，《中国中医药现代远程教育》2023 年第 24 期，第 185~188 页。

2022 年国家卫生健康委新闻发布会信息显示，中医药文化传承创新取得硕果：在医疗水平的提升方面，中医药在关节炎、糖尿病、肝炎等常见病、多发病以及疑难病的防治中显示出独特的优势。在"非典"、禽流感、艾滋病等重大疾病的防治中，中医药也发挥了重要作用。特别是在新冠疫情防控中，中医药的"三药三方"等成果在临床转化中取得了良好效果，有效缓解了疫情压力，提高了治愈率，降低了病死率。在科研创新的突破方面，国家加大了对中医药科技创新的投入，建设了多个国家级重点实验室、国家医学临床研究中心等创新平台，推动了中医药科研质量的提升和国际协作的加强。加强了经典传承与理论创新，通过对经典古籍的整理、研究与利用，以及名老中医临证经验和学术思想的系统传承，中医药在理论创新方面取得了丰硕成果。同时，中医药在药效和疗法上的新探索也取得了显著进展。中医药在临床研究方面取得了大量国际认可的成果，这些成果不仅提高了中医药的临床疗效，还为中医药的国际化发展奠定了基础。在人才培养方面，中西医结合教育体系逐步完善，全国现有多个中西医结合专业博士点、硕士点，部分医学院校还设立了博士后流动站。这些教育体系的建立为中医药人才的培养提供了有力保障。通过规范化培训、转岗培训、特设岗位计划等措施，基层中医药人才队伍建设得到加强。同时，师承教育等传统人才培养方式也在中医药领域得到广泛应用。在产业振兴发展方面，中药生产技术与生产方式发生了根本变化，整个中药业形成以工业为主导的产业体系。中药产品从传统剂型发展到多种现代剂型，生产工艺水平大幅提高。以中药农业为基础、中药商业为纽带、中药工业为主体的产业体系日益完善。中药材质量保障项目落地实施，中药追溯系统应用范围不断扩大，中药质量不断提升。中药工业主营收入显著增长，中药饮片工业保持高速增长态势，中成药与植物提取物出口增长强劲。中医药产业已成为国民经济与社会发展中具有独特优势和广阔市场前景的战略性产业。在国际影响力方面，中医药在国际上的认可度和影响力不断提升。世界卫生组织等国际机构对中医药给予高度评价和支持，中医药在国际医疗体系中的地位和作用日益凸显。

四　新时代中医药文化创新的新路径

（一）坚持"两个结合""两个融合"，激发中医药文化创新裂变活力

"两个结合""造就了一个有机统一的新的文化生命体，让马克思主义成为中国的，中华优秀传统文化成为现代的"。创新作为习近平文化思想的重要精神特质，是习近平文化思想反复提及、着重阐述的重要内容。坚持守正创新中的"守正"，守的是马克思主义在意识形态领域指导地位的根本制度，守的是中国共产党的文化领导权和中华民族的文化主体性。而"创新"，创的是新思路、新话语、新机制、新形式，要在马克思主义指导下真正做到古为今用、洋为中用、辩证取舍、推陈出新，实现传统与现代的有机衔接①。

党的二十大报告明确指出要"促进中医药传承创新发展，推进健康中国建设"。中医药传承创新，特别是创新方面至关重要，创新成为中国式现代化的中医药发展的核心动力。一是科学技术文化融合的新动能。随着现代科学技术的飞速发展，中医药需要与现代临床医学、生物学、化学等学科进行深度融合。这种融合不仅能够为中医药的研究提供更加科学的手段和方法，还能进一步揭示中医药的治疗机理和效果，为中医药的创新发展提供坚实的科学依据。二是产品创新的新体验。中医药的创新实践不仅体现在科技研发上，还体现在产品创新上，更体现在应用理念、消费观念的提档升级。通过对传统中药的改良和升级，以及新药、新食品、化妆品研发，中医药能够满足更多样化的健康需求，提供更精准、更有效的治疗方式。三是创新中医药文化服务模式。例如，通过"互联网、物联网、人工智能等+中医药"的新手段，跨越国界、突破语

---

①　习近平：《在文化传承发展座谈会上的讲话》（2023 年 6 月 2 日），《求是》2023 年第 17 期，第 4~11 页。

言障碍，可以实现中医药服务的线上化、智能化和个性化，提高中医药服务的效率和质量。

（二）坚持"三位一体"高地建设，提升中医药文化发展内在品质

坚持"三位一体"高地建设是提升中医药文化发展内在品质的关键路径。通过加强中医药事业、产业、文化的协同发展，可以全面提升中医药的综合实力和国际影响力，促进中医药文化的传承与创新发展。

积极推进中医药事业高地建设。构建健全的中医药服务体系，实现"出家门就能看中医"，提升人民群众中医药服务的可及性和获得感。通过加强基层中医药服务网络建设，提升乡镇卫生院、社区卫生服务中心的中医药服务能力，构建"中医诊所在身边"和"10 分钟可及圈"的纯中医服务格局。建立健全中医药应急救援体系，提高中医药在重大疫情等突发公共事件中的防控和救治能力。通过加强中医药应急队伍建设、完善中医药应急物资储备、制定中医药应急预案等措施，确保中医药在应急救援中发挥重要作用。构建中医药防治重大疾病的体系，针对重大疾病开展中医药防治研究，形成一批具有中医药特色的诊疗方案和药物。通过加强中医药科研创新、提高中医药循证能力水平、推动中医药与现代医学的融合等措施，提升中医药在重大疾病防治中的贡献率。

大力推进中医药产业高地建设。推动中药材种植（养殖）规范化、标准化发展，提高中药材的质量和产量。通过建设国家中药种质资源库、种子种苗繁育基地、标准化种植基地等措施，确保中药材资源的可持续利用。加强中药工业技术创新和品牌建设，提高中药产品的市场竞争力。通过推动中药企业技术改造升级、加强中药新药研发、培育中药龙头企业等措施，打造一批具有核心竞争力的中药工业集群。结合现代健康理念和技术手段，开发中医药大健康产品。通过推动中医药与养生、保健、康复等领域的融合发展，形成一批具有市场潜力的中医药大健康产品和服务模式。

不断推进中医药文化高地建设。深入挖掘中医药文化的内涵和价值，推动中医药文化的传承与创新发展。通过加强中医药古籍保护与传统知识收集整理、开展中医药文化宣传教育活动等措施，提高全社会对中医药文化的认识和了解。加强中医药文化阵地建设，打造一批具有影响力的中医药文化宣传教育基地。通过建设中医药博物馆、中医药文化主题公园等场所，为公众提供了解和学习中医药文化的平台。加强中医药国际交流与合作，推动中医药文化走向世界。通过举办中医药国际学术会议、推动中医药海外布局、加强与国际组织和其他国家的合作等措施，提升中医药文化的国际影响力和认知度。

（三）坚持中华优秀传统文化瑰宝开放共享，为构建人类卫生健康共同体贡献力量

生命健康是人类共同的追求，血脉赓续是世界各民族的重要课题。历史文化各有不同，生命健康追求一脉相承。世界各民族的发展史都充满了对健康、长寿和疾病防治的探索与实践。从古代的医学典籍、草药治疗到现代的医疗技术，从传统的养生之道到现代的健康生活方式，各种文化和民族都在不断地发展和完善自己的健康理念和实践。同时，随着全球化的推进和跨文化交流的增加，不同民族之间的健康理念和实践也在相互影响和融合。这种交流和融合不仅促进了医学技术和健康知识的传播，也增进了不同民族之间的理解和尊重。有资料显示，中医药已经传播到世界 196 个国家和地区，全球治疗人数已达世界总人口的 1/3 以上。相信随着中医药文化交流互鉴的深入推进，中华传统医学融合现代科学技术，不仅能走向世界医学舞台，更会昂首站在世界舞台。

正是有如此宏大愿景和战略方向的呼唤与激励，我们必须深入践行习近平文化思想，以构建人类命运共同体的大视野、大格局、大情怀，创新中医药文化发展新体系，对标新质生产力推进高质量发展的目标和任务。一方面，着力智能辨证论治、针灸推拿装备等重点技术研发，加强现代生命组学、生物信息学和人工智能、中医药转化医学融合研究；用人工智能技术挖掘中医流派特性，完成场景化系统建设；以民族医药本草考证与正本清源等研究推进民族医药产业化、特色化、品牌化建设。另一方面，加速中医药智库建设由虚拟库到实体库、活体库的场景化、高效化运用，以培育中药材大品种、打造规范化种植基地为目标，推进中药材品种培优、品质提升和标准化生产、品牌化建设，作出应用科研成果转化新探索新创新。另外，不断强化中医药文化的国际传播与交流，吸引国际人才和资源参与中医药研究与发展，促进中医药在全球范围内得到更广泛的应用与推广，推动中医药为构建人类命运共同体发挥更大作用，勠力推动中国的中医药站在世界舞台，为民族复兴新征程贡献更大力量。

医学哲学

象思维的运思过程[*]

程　旺　　姚春鹏[**]

摘　要　象思维是不同于概念思维的另一种重要思维形式。象思维的运思过程可以分为观物、取象、比类三个紧密相连的主要阶段。观物是在静观基础上的整全之观，取象则具有多维性、选择性和层次性三种特性，包括别象和比象两个基本步骤。比类可以分为"比类"和"合谊"两步。三个阶段共同构成象思维完整的运思过程。

关键词　象思维　观物　取象　比类

思维是有目的指向的意识活动，是在意识的随机流动中的一种有序化过程，尤其是指解决问题的过程。任何思维都有一定的过程，一般认为逻辑思维的过程包括分析与综合、比较与分类、抽象与概括等。这不是说每个具体的思维过程都是从分析与综合到比较与分类再到抽象与概括，而是说思维的过程基本上可以分为这三个方面。这种分析是对思维过程的抽象概括，而不是具体思维的实际过程。象思维作为一种重要的思维形式当然也有其过程，这个问题已经为学者所关注。笔者发现很多学者把对思维过程的逻辑概括误

---

* 本文系基金项目：国家社科基金项目（项目编号：22FZXB042）、北京中医药大学学科后备带头人支持项目的阶段性成果。

** 程旺，哲学博士，北京中医药大学马克思主义与中华优秀传统文化研究中心主任、教授、硕士生导师，主要研究方向为第二个结合、中国哲学、中医哲学；姚春鹏（通信作者），哲学博士，曲阜师范大学政治与公共管理学院教授、中国哲学研究所所长、博士生导师，主要研究方向为中医哲学、中国哲学。

作对思维具体过程的研究，因而把问题搞得过于复杂，不利于对象思维运思过程的认识。其实，对象思维的运思过程古人虽然不像今人一样对思维过程问题本身进行了仔细研究，但在长期的思维实践中，对之已有所察觉和认识。依古人意，象思维运思过程可分为：观物、取象、比类三个基本阶段，本文对此作一阐发，以就正方家。

一　观物

象思维的核心是"象"，而"象"首先是"物象"即万物的形象。"物"是世界上一切可以感知的存在物。"象"是"物"的显现。因此，物与象的第一种关系是：物是产生象的基础，无物则无象。由于人具有不同的感觉器官，同一物可以显现不同的"象"。所以，"物"与"象"的第二种关系是：一与多的关系。因此，正确认识"物"的方法应该是从不同方面感知物象。

"观物"是古人语，宋代理学家邵雍《皇极经世书》中有《观物篇》《观物内篇》《观物外篇》。然"观物"之源可追溯至《周易》。《序卦传》："物大然后可观，故受之以观。"① 又《周易·咸彖》："观其所感，而天地万物之情可见矣。"②《内经》在讲到"象思维"中的"物"时说："援物比类，化之冥冥。"③ 这里的"援物"是引物的意思。"物"兼指物象。所以，把"观物"作为"象思维"运思过程的开始是有经典根据的，也为多数现代学者所认同。

在上古文献中与"观"意思相近，表示"看"的有"视""察"等字，但"观"是古人非常喜用的"字"。④ 在都表示"看"之意的"观""察""视"中，古人之所以喜用"观"是因为"观"的意思是"远观"，而视则

① 黄寿祺、张善文撰《周易译注》，上海古籍出版社，1989，第 646 页。
② 黄寿祺、张善文撰《周易译注》，上海古籍出版社，1989，第 258 页。
③ 《黄帝内经素问》，人民卫生出版社，1963，第 552 页。
④ 如《老子》：观 9、察 4（两次叠用）、视 4 见。《周易》观 50、察 5、视 6 见。

是"近视"，察则是"细察"。古人以天地人为一体，其视野宏大，因此，自然用"观"。从常识可知，远观整体，近视局部。所以，"观物"首先就是对"物"的整全之观，是全面的认识。"观"不仅要求在空间上对"物"作整全之观，而且要求在时间上进行多次长期的观察，这也是整全之观的内在要求。孔子曰："父在，观其志；父没，观其行；三年无改于父之道，可谓孝矣。"① 在象思维视野中的"物"并不是孤立存在的事物，而是与他物以及天地息息相关的。所以"观物"之观虽然以所观之物为重心，但绝不是仅仅关注所观之物，而是对与所观之物密切相关的他物同时观之。"观物"强调整全之观是否就完全忽视局部呢？完全不是。古人用语简练，大中包小，"观"包含"视"与"察"，"观物"实际上包括远观事物整体与近察事物局部两个方面。孔子说过："视其所以，观其所由，察其所安，人焉廋哉？人焉廋哉？"② 意思是评价一个人看他在当下作了什么（近视），再看他这样作的原由（远观），最后细察他平日的喜好习惯，就能正确判断了。《素问·阴阳应象大论》曰："善诊者，察色按脉，先别阴阳。审清浊，而知部分，视喘息，听音声，而知所苦，观权衡规矩，而知病所主，按尺寸，观浮沉滑涩，而知病所生。"③《素问·脉要精微论》曰："切脉动静而视精明，察五色，观五脏有余不足，六腑强弱，形之盛衰，以此参伍，决死生之分。"④ 这里同时出现"视""察""观"三个字，不宜仅仅从修辞学的"避复"角度理解，其意义是有差别的。"察色""察五色"是细致地辨察，"视喘息""视精明"是靠近看，而"观权衡规矩""观五脏"的"观"显然不是直接的"观"而是整全考察后的判断。可见，古人的"视""观""察"是不可分割的认识过程。

　　象思维的"观物"之观不仅要求整全之观与局部之观的综合之观，而且要求观物者处于静的状态，即"静观"。象思维的"观物"之观何以要求

---

① （汉）郑玄、（清）刘宝楠注《论语正义》，上海书店，1986，第15页。
② （汉）郑玄、（清）刘宝楠注《论语正义》，上海书店，1986，第29页。
③ 《黄帝内经素问》，人民卫生出版社，1963，第46~47页。
④ 《黄帝内经素问》，人民卫生出版社，1963，第98页。

"静观"？上面已经论及"观物"之物不是静止不动的僵死之物，而是处于大化流行之中的生生之物，对于这样的"物"，观物者只有以静观之，才能得其真情。在中国哲学史上老子最早提出了"静观"思想。他说："致虚极，守静笃，万物并作，吾以观复。夫物芸芸，各复归其根。归根曰静，静曰复命；复命曰常，知常曰明。"① 意思是只有达到虚静之极，才能观察万物的往复运动。芸芸众物最后都复归其本根，本根是"静"的，观物者也必须以虚静之心为根本才能得万物复命的真情之常，这就是光明的智慧。《管子·心术上》也倡导"静因之道"："是故有道之君，其处也若无知，其应物也若偶之，静因之道也。"② 荀子更是倡导"虚壹而静"的解蔽之道，"心未尝不臧也，然而有所谓虚；心未尝不满也，然而有所谓壹；心未尝不动也，然而有所谓静。人生而有知，知而有志；志也者，臧也；然而有所谓虚；不以所已臧害所将受谓之虚。……虚壹而静，谓之大清明。"③ 荀子认为做到"虚壹而静"就能达到"大清明"的境界，就能够把握宇宙的真理。

《内经》也认为"虚静"对"观物"有重要意义。《素问·脉要精微论》曰："持脉有道，虚静为保。"④ 这里的"虚静"既指医家也指病人。因为只有医家和病人都处于"虚静"状态，才能诊察出病人的病象之真。《脉要精微论》认为病人处静的意义在于："诊法常以平旦，阳气未动，阴气未散，饮食未进，经脉未盛，络脉调匀，气血未乱，故乃可诊有过之脉。"⑤《内经》要求医家在诊断和治疗中都应该保持"虚静"。《素问·针解》："神无营于众物者，静志观病人，无左右视也。"⑥ 这是说诊察中要"静心"观察病人。《灵枢·终始》："深居静处，占神往来，闭户塞牖，魂魄不散，专意一神，精气之分，毋闻人声，以收其精，必一其神，令志在

---

① （魏）王弼、（清）魏源注《老子道德经》，上海书店，1986，第 9 页。
② （唐）房玄龄注、（明）刘绩增注《管子》，上海古籍出版社，1989，第 126 页。
③ 王先谦：《荀子集解》，上海书店，1986，第 264 页。
④ 《黄帝内经素问》，人民卫生出版社，1963，第 103 页。
⑤ 《黄帝内经素问》，人民卫生出版社，1963，第 98 页。
⑥ 《黄帝内经素问》，人民卫生出版社，1963，第 283 页。

针，浅而留之，微而浮之，以移其神，气至乃休。男内女外，坚拒勿出，谨守勿内，是谓得气。"① 这是说在治疗中，只有医家和病人都"虚静"才能调动"精气神"达到治疗目的。《素问·宝命全形论》甚至说："静意视义，观适之变，是谓冥冥。"② 意思是静心诊视病人的呼吸，观察其微妙的变化，这就是"冥冥"。所谓"冥冥"即"道"，也就是达到了与道合一的最高境界。

二 取象

取象是象思维运思过程的第二个环节，具有多维性、选择性和层次性三种特性，包括别象和比象两个基本步骤。象思维中"象"的最基本内涵是事物的形象，即物象。由于人类具有眼、耳、鼻、舌、身五种主要感官可以获得外物信息，至少可以形成关于同一事物的五种物象。因此，物与象的关系是一与多的关系，即同一事物可以显现为不同的形象。一般人可能会认为"象"仅仅是视觉形成的"形象"，这是对"象"的误解或者说是狭义的理解。在人的感官中视觉功能是最主要的，人类获得外界信息主要是通过视觉得到的。因而，"象"首先是指视觉形象，但视觉形象并不是"象"的全部，此外还有：听觉形象（声象）、嗅觉形象（嗅象）、味觉形象（味象）和触觉形象（触象）。中医的脉象就是一种特殊的触象。对于同一事物，可以获得其不同维度的"象"信息，这就是象思维中取象的多维性。

虽然对于同一事物可以从不同的维度取象，但人类认识的经济学原则决定了由于认识和实践领域不同，只要获得与自己的研究或者实践领域相关的"象"就足够了，没有必要了解其他领域的"象"。多余的"象"还会造成信息干扰，不利于研究和实践的进行。这就是取象的选择性原则。由于实践领域不同，对"象"的选择也不同。有些领域只选择一个维度的"象"信

---

① 《灵枢经》，人民卫生出版社，1963，第28页。
② 《黄帝内经素问》，人民卫生出版社，1963，第162页。

息，如音乐家、画家只选择声象或者形象信息，对此有特别的感受力。而某些领域则要求选择多维度的象信息。如厨师就要具有较强的形象、味象、嗅象的感知能力，否则就不能成为好厨师。中医学就是属于多维度取象的传统科学。这是因为，疾病是由内外因交互作用导致的人体生命状态的异常改变。这种异常改变一般表现出可以为人类感官所感知的象信息，而可以为人类认识。但是，由于生命活动的复杂性以及身体的不可打开性，只有尽可能多地获取疾病象信息，才可能对疾病作出近似其本然的诊断以正确地指导治疗。中医学四诊中的望、闻、问、切诊涉及形象、嗅象、声象、触象四个维度的象信息，四诊中的问诊则属于间接获得疾病的象信息。如在疾病中，病人的痛苦是其直接感受到的病象，这是医家所不能直接感知的，只能通过病人口述间接取象。所以，取象实际上可以分为直接取象和间接取象两种。虽然取象有直接间接之别，但归根结底，象思维的"象"具有直觉性，即不像概念思维的"概念"那样是抽象制作的结果。

除了多维性和选择性之外，取象还具有层次性。"取象"是心智正常的人都具有的心理能力。外物的感性信息作用于感官就会形成感性形象，这是以功能正常的感觉器官为自然前提的。但是能够摄取感性形象并赋予其一定的意义则是在社会生活中长期训练的结果。初生婴儿虽然具有正常的感觉器官，但可能不会对接受的感性信息形成有意义的判断，外物的感性信息只是一团混沌。即便是成人在接受从未经历过的感性信息时也很难形成有意义的"象"，而仅仅是杂乱的形象。所以，我们谈到"象"时都是指心灵赋予一定意义的形象，而不是纯粹的物象。也就是说，"象"不是纯粹客观的，而是蕴含一定意义的主客合一的产物。因此，对"象"的把握与主体的感受力密切相关。对于同一物象，不同感受力的人其取象能力是不同的，取象是具有层次性的。正常人都有味觉能力，对同样的饮食物形成大致相同的味象，但美食家则具有超越常人的辨别味象能力；音乐家对声象的感受力也超越常人。同样，中医家辨别形象、声象、味象、触象的能力也超越常人。对于同样的脉象一般人可能仅仅能够感知其搏动的快慢、强弱，而中医家却能够做出更细微的分别，具有深层次取象能力是其成为某领域专家的前提。

在取象时包括比象和别象两个基本步骤。别象是指在接受新"象"时，主体自动把获得的"象"信息与存储在心中的"象"对比，从而作出意义判断。比象是象思维的开始，只有确定了"象"的意义，象思维才能进行。由于人在长期的生活实践中已经存储了足够多的"象"信息，并且由于"象"信息反复输入而在心中形成了固定模型，所以在感受新"象"时似乎不需要思考就能判断。其实，这是熟稔的结果。当感受从未感知过的新"象"，就不能马上判断，仅是无意义的混沌。在比象完成后，接下来就是别象。别象就是把不同的象区别开来。因为任何"象"都包含不同的信息，代表不同的意义，因而，可以区分开来。如看见一匹马，马的形象信息告诉我们这是马（比象），同时也就告诉我们不是牛等其他动物（别象）。在别象中，需要注意的是主观原因造成的误判，把甲象误认为乙象，这需要在实践中改正。这也提示人们对于重要的取象要反复多次，以防失误。还有一种情况是由于客观方面的原因事物显现的"象"是虚假的，这也是别象的一个方面。物与象是决定与被决定的关系，有某物就会有种象显现，象是反映物的。但在特殊情况下，象是以假象即反面的象来反映物的，这就需要有辨别真假的能力。

三 比类

比类是象思维运思过程的最后一步，是象思维的完成。取象虽然获得了物象，但物象之间还是处于彼此没有关联的分散状态，或者说是物象的堆积。象思维要求对彼此分散的物象进行分类、排比、归纳、综合成具有统一意义的象的整体。这就像概念思维要求把概念联接成判断、推理，以反映客观事物的规律。《素问》的《示从容论》等篇，比类一语出现 9 次，可见其重要性。从字面理解，比类，就是对事物比较、分类，以使杂乱无章的事物变得有条理，易于理解和把握。从象思维说，比类就是把在"取象"阶段获得的诸多物象分类、排比，形成一致性认识的思维过程。许慎《说文解字·叙》云："会意者，比类合谊，以见指撝，武信是也。"① 这段话虽然是讲会意字造字方法的，但对于理解象思维的"比类"也是有帮助的。会意字是由两个或以上的汉字组成的表示新意的字。组成会意字的汉字能够从众多的汉字中被选择出来是由于它们之间具有某种能够发生关联的类属关系，这就是"比类"。但是，会意字的意义并不是作为其构成要素的几个字的简单相加，而是在类聚中产生了新意。这就是"合谊"，几个字义的有机整合；"以见指撝"，形成新意。

象思维的比类也是如此，或者说会意字的创造就是象思维的运思结果。象思维的比类阶段可以分为"比类"和"合谊"两步。事物的象信息是辨别事物的基础，也就是说不同事物的象信息是各不相同的。但是，人的思维要求对事物进行统一的理解，物质世界在发生学上的统一性也决定了思维可以对事物进行统一的理解。因而思维要求突破"物象"的差异，寻求更深层的统一。象思维是由异求同的思维，即在不同的物象中寻求同一的理解。世界上的任何个体事物都是不同于其他事物的存在，因而都有其不同于其他事物的物象。在形体上同类的事物大致有相同的物象，如马类中所有个体的马的形象是大致相同的。这是概念思维也认同的。但是，象思维的"类"却突破了概念思维的"类"，即在概念思维认为属于同类的事物，象思维固然认同；概念思维认为不属于同类的事物，象思维也认为属于同类。这在概念思维看来，是逻辑混乱。实际上是象思维有着不同于概念思维的"类"的标准。象思维除了认为在形体方面相似的事物属于同类之外，还认为具有相似功能的事物也属于同类，而不顾及其形体方面的差异。这样，象思维的"类"的标准就较概念思维宽泛得多，事物"类"的总数也少得多。从大的方面看，象思维把世界万物分为阴阳两类，这显然是对事物最少的分类了。

---

① （汉）许慎撰、（宋）徐铉杨校定《说文解字（附检字）》，中华书局，1963，第 314 页。

　　象思维比类的困难不在于从形体方面对事物进行分类，这大概是儿童都能做到的，难在从功能角度对事物进行分类。所以，雷公才说："别异比类，犹未能以十全"①，黄帝批评他"不引比类，是知不明"②。在中国思想史上全面系统地从功能上分类万物的当首推《周易》。《周易》的八卦就代表八个大类，天地万物都可以归入这八大类中。《周易·系辞下》："古者包牺氏之王天下也，仰则观象于天，俯则观法于地，观鸟兽之文，与地之宜。近取诸身，远取诸物。于是始作八卦，以通神明之德，以类万物之情。"③伏羲创作八卦的目的之一是分类万物，即"类万物之情"。我们看归属于乾卦的事物。《周易·说卦传》："乾为天、为圜、为君、为父、为玉、为金、为寒、为冰、为大赤、为良马、为老马、为瘠马、为驳马、为木果。"④《周易》把以上事物归属于乾，从实体分类的角度看是不可理解的。这些事物在形质上没有相似之处，《周易》将它们归于乾卦是着眼于功能。《说卦传》认为"乾，健也。"⑤ 在古人看来，以上事物都有乾之健运不息的性质，故归于一类。《内经》虽然不讲八卦，但其阴阳五行也是分类范畴。阴阳就是把万物分为阴阳两类；五行就是把万物分为金木水火土五类。显然，不论是依据八卦还是五行把万物分成八类或五类都不可能是形质分类，而只能是功能分类。在《内经》中我们看到了有关的大量论述。从医学思维角度看，医家就可以突破形质的限制，把与人的生理、病理有关的象信息归属于阴阳五行。这样复杂的疾病症状及体征的象信息就各归其类了。

　　至此，虽然诸多之象已经不是杂乱的堆积而类属其类，但象思维在"比类"阶段的运思过程还没有结束，还要对归于其类的象进行"合谊"，

　　① 《黄帝内经素问》，人民卫生出版社，1963，第 550 页。
　　② 《黄帝内经素问》，人民卫生出版社，1963，第 552 页。
　　③ 黄寿祺、张善文撰《周易译注》，上海古籍出版社，1989，第 572 页。
　　④ 黄寿祺、张善文撰《周易译注》，上海古籍出版社，1989，第 631 页。
　　⑤ 黄寿祺、张善文撰《周易译注》，上海古籍出版社，1989，第 627 页。

形成统一的合于道的认识。《素问·示从容论》言："及于比类，通合道理"①，"援物比类，化之冥冥"②。这里的"通合道理"及"化之冥冥"都是指比类思维的最后结果是合于道的"大象"。所谓"大象"即无形之象，老子云："执大象，天下往。"③ 把握了大象，天下的一切事情都容易解决了。"大象"是与"小象"相对而言，小象指具体的可以感知的物象，大象则是物象背后，决定物象的无形之象。相当于概念思维的本质或规律。象思维通过对"小象"的取象比类而达到大象（道），为实践提供依据。从小象到大象的比类思维过程并非概念思维的推理。因为推理是根据推理规则从已知推出未知，结论虽然是新的，但实质已经蕴含在已知之中。从小象到大象（道）则是直觉体悟的过程，小象虽然是悟道的必要条件，但不是充分条件，其中还需要主体的领悟力和客观的机缘等。比类思维实质上是一种创造思维，即结论不是从前提中必然推出的，而需要其他方面的助力。这方面的例子在中医学史上屡见不鲜。如《素问·八正神明论》云："神乎神，耳不闻，目明心开而志先，慧然独悟，弗能言，俱视独见，适若昏，昭然独明，若风吹云，故曰神。"④

四 小结

象思维的运思过程可以分为观物、取象、比类三个紧密相连的主要阶段。观物是在静观基础上的整全之观，整全之观既是空间上的，也是时间上的。取象则具有多维性、选择性和层次性三种特性，包括别象和比象两个基本步骤。比类可以分为"比类"和"合谊"两步。比类是将杂多之象各归其类属，合谊则是将类属之象进一步提升为合于道的"对象"，是象思维的最终完成，由此构成象思维完整的运思过程。

---

① 《黄帝内经素问》，人民卫生出版社，1963，第 549 页。
② 《黄帝内经素问》，人民卫生出版社，1963，第 552 页。
③ （魏）王弼、（清）魏源注《老子道德经》，上海书店，1986，第 20 页。
④ 《黄帝内经素问》，人民卫生出版社，1963，第 168 页。

中医的脏腑不能用西医解剖来评判

曹东义　张培红　倪淑芳　卢青玉*

摘　要　中西医属于不同的学术体系，西医按照"结构决定功能"的原理研究人体，认为所有的功能都出自具体的解剖结构；中医按照"自然整体生成论"的原理说明人体。本文论述了人是一个离不开天地万物的整体，所以不能简单地以西医的解剖标准来理解中医的脏腑理论。

关键词　学术体系　中医　西医　构成论　生成论

　　自从西方医学传入，中医对于脏腑的解释权便陷入了"不准确""不科学"的被误解局面，这个认识从康熙王朝翻译西方解剖著作开始，到《医林改错》出版成为定论①，就是用《人是机器》的解剖结构评价方法，说中医的脏腑认识错了。值得提出的是，清代医学家王清任众多活血化瘀方药的学术原理，都是根源于中医的气血理论，而与脏腑解剖没有必然联系②。

　　中医划分脏腑，是用天地阴阳的时空因素，与人体的结构相联系，把脏

---

* 　曹东义，河北中医药大学扁鹊文化研究院院长，主任中医师，教授，主要研究方向为中医临床和医史；张培红，河北省中医药科学院针灸科主任，副主任医师；倪淑芳，河北省中医药科学院，主治中医师，河北省第六批老中医继承人；卢青玉，河北省中医药科学院主治中医师，河北省第六批老中医继承人。

① 　陈红梅：《19世纪〈医林改错〉脏腑知识的生产、流播与接受》，《中医药文化》2024年第2期，第152~160页。

② 　张金龙：《〈医林改错〉活血化瘀方剂的配伍特点研究》，黑龙江中医药大学硕士学位论文，2022。

腑"时空化"，将其看成一个密不可分的整体①，因此，中医脏腑论就成了具有"深邃哲学智慧"的学术体系，是形与气的高度概括。

《素问·五脏别论》对于脏腑功能的区别进行了论述，认为心肝脾肺肾组成的五脏，主要是藏精气，精气在五脏之中应该充满而不能是有形的实体；胃肠膀胱胆三焦等组成的六腑，主要是运化水谷代谢的化物，它们是有形的物质，是流水作业的传导过程，因此不能全链条堆积，而必须有虚有实。由此论述说，五脏"皆藏于阴而象于地，故藏而不泻"，六腑皆"天气之所生也，其气象天，故泻而不藏"。脏和腑的关系，也是阴和阳的关系，互相配属、紧密联系，来完成气血精津液的生化与输布，以及永不停歇的"升降出入"变化。

西方医学翻译过来之后，无偿占有了中医脏腑概念的固有名词，让中医失去了自古以来使用的元概念。

1916 年，从日本留学回来的余云岫，出版了《灵素商兑》，他在书中借用自问自答的形式说，我为什么要写《灵素商兑》？就是要寻找和批判《灵枢》《素问》的错误。他用西医解剖为标准，认为中医对于脏腑的结构与功能、筋骨、血管、神经的相互关系，论述都不如西医准确，因为西医借助了显微镜；他说有了西医先进的认识，成书于几千年的《素问》《灵枢》，都不应该继续存在了，坚守中医的《素问》《灵枢》，是中医理论的核心堡垒，其中充满了粗俗、渺茫的"空论"，一旦被西医解剖攻克，取消中医就很容易了。

从余云岫的论述里我们不难看出，他是借用西医的解剖、生理来评价中医理论，已经不是论高低优劣，而是专门批判中医学的解剖错误②。他之所以选择《灵枢》《素问》，是为了从根基上废止中医，"堕其首都也，弃其本

---

① 张海蓉、孙一珂、孙霄等：《从自组织原理看中医"五脏应时"的内涵及机制》，《环球中医药》2023 年第 11 期，第 2253～2256 页。

② 程绍民、熊微、喻松仁等：《中医存废争论下的中西医比较研究》，《江西中医药》2018 年第 6 期，第 7～8 页。

源也"。他与日本首先从行政上废止汉医不同，是先造舆论，把中医理论搞臭，然后"使国人而皆有学术之头脑，则医学革命之举，已可如吹枯振落，迎刃而解矣"。这是一条从精神上打垮中医的战术，余云岫借助西医解剖实证的优势，高喊着"真理就在这里，你们投降吧！"

余云岫看到"新医日盛"，中医逐渐衰微，他认为这种变化来得太慢，中医学的存在，是推行西医的"大魔障"，所以下定决心，向中医大举进攻。他说《素问》《灵枢》蛊惑人心，已经长达两千多年了。如今代表科学与真理的西医，在中国已经深入人心，中医知识因为古老陈旧而相形见绌，但是有些顽固的中医，抱残守缺，还经常宣扬陈旧的阴阳五行学说。余云岫认为中医药的存在，是普及西医知识的"大魔障"，阻碍了青年人对于西医学术的学习，必须坚决消灭中医。

余云岫把几千年的中医历史，看成一个保守落后、永不进步的历史，而这不进步的原因，就在于传统文化禁锢了人们的思想。因此，他把自己的著作取名《医学革命论》，并且逐渐把学术论争发展到借用政府提案的政治手段，打算取消中医，效法日本的做法。但是，中医根基深厚，经过众多前辈的不懈奋斗，仍然保留了中医药的传承。

西医借用中医脏腑固有名词，这种"旧瓶装新酒"的做法，让中医走向"失乐园"的境地，原本的中医反而成为"非法使用"脏腑概念的"被告"。中医的固有名词和传统知识被西医占有之后，很多人就认为中医原来的概念不标准，脏腑和经络等没有了"物质基础"，必须重新寻找脏腑、经络的"本质"。

中医界受余云岫等人的影响很深，很多中医研究也开始了一个自我否定、转基因改造中医固有理论的历史过程。俗话说自污者，人必污之，新中国成立初期某著名中医学家撰文，说中医的五脏六腑的划分"全无意义"，因为五脏六腑讲究阴阳五行，深受传统文化的影响，他说废除五脏六腑的划分，"无碍于中医之发展"。他深受西医以解剖为标准的影响。认为中医对于呼吸机理、血液循环、血压、脉动等都缺乏研究，必须用西医的有关理论改造中医的固有学说。笔者在这里翻开这些陈年旧账，揭开这些旧伤疤，并不是要追究谁的历史责任，而是用以揭示当年中医学没落到了什么地步，只是为中医学感到悲哀。

中医与西医是不同的学术体系，过去几十年"求同存异丢了自己"的研究，往往丢失了中医自身的特性，造成中医学术内涵的逐渐萎缩。今后必须"求异存同"才能走向复兴，坚持中医自身对于脏腑的固有认识，把人放在天地之间进行"原生态"的研究，而不是跟在西医后边以解剖为标准模糊自己的认识，虚化中医的固有概念和理论知识。

"中医脏腑本质研究"，虽然花了大量的人力物力，但是成效甚微，得出的结论就是中医的"脏腑本质"说的是跨越器官的"功能单位"，不是脏腑的解剖实质，不符合"结构决定功能"的原理，属于"另类医学""补充医学"。

中西医的学术原理不同，西医按照"结构决定功能"的原理研究人体，认为所有的功能都出自具体的解剖结构[1]；中医则按照"自然整体生成论"的原理说明人体，认为人是一个离不开天地万物的整体，因此，中医对于脏腑经络、气血阴阳的认识，都带有"时空化"的含义，这样中医学才有了不同于西医的认识，才具有"深邃的哲学智慧"。

因此，可以说中医有西医切不掉的"脾"，即使是脾破裂病人被切掉了脾脏，到中医这里看病的时候，中医也不能没有脾，不能没有"后天之本"，否则中医的理论体系就不存在了。不是中医的"经络"不存在，只是中医经络的存在不符合西医的解剖标准。因此，一旦没有了经络的沟通作用，中医的整体观念就不能建立了，体内的脏腑与四肢九窍的联系就无法实现了，天人相应的世界观就落空了。中医的脏腑概念与西医不同，这是世界观与方法论的差异造成的，但是近百年以来不许用"阴阳五行老一套说话"的西医标准，造成了中医的"失语状态"。

---

① 张登本、孙理军、张景明等：《论中西医学的差异与中医学的发展》，《浙江中医药大学学报》2007 年第 2 期，第 141~146、148 页。

一百多年的中医衰落，主要是道的困惑，而不是乏人乏术。

如果希望复兴中医，就一定要坚持中医固有的理论体系，走"道术并重"复兴中医之路①。要看到西方医学"结构决定功能的构成论医学"，存在巨大弊端，它看不到生命结构的"细胞核同质化"，克隆技术的成功证明了全身所有细胞核的 DNA 都是一样的，一个体细胞的细胞核，经过"克隆技术"的帮助就能再生一个生命。生命的结构，是以细胞为基础不稳定的网状结构，处于动态变化的暂时形态，一旦缺乏温湿度、酸碱度、渗透压、营养因子、维生素、微量元素等条件的支持，细胞就会变性坏死，或者"凋亡"，因此生命的结构很不稳定，"结构决定功能"只能勉强说明脏腑的主要作用，不能深入细胞之下的细微末节，存在明显的缺陷。另外，涉及全身的慢性病，一人多病，一病多因，如果全部"靶点对抗"治疗，也必然会造成灾难性的后果。脏腑解剖，只看到物质之"有"，看不到天地万物有生于"无"。

东方医学"以无为本"②，重视"有无相生"，研究明物质与暗物质，研究生成（包容构成）、关系（包容结构）、状态（包容形态）、多元（包容单一）、转化（包容对抗）、稳态（包容极限）、向体内求（包容拯救），治疗手段崇尚自然"杂合以治""心身同调"等优秀特质，需要"重新认识"，进行"中医先进性教育"，改变自己和社会的认识，才能拿到"打开中华文明宝库的钥匙"，为健康中国、造福世界贡献力量。

只有认清形势和存在问题，有学术引领、技术支撑、各界给力、大众欢迎，才能逐渐走向复兴。否则，只是空谈而已。

---

① 王申和、杨乐、亢力等：《时逸人复兴中医之改革思想概述》，《中医杂志》2021 年第 13 期，第 1188~1190 页。

② 马鹏翔、乔淏铎：《王弼、韩康伯〈周易注〉的生态哲学思想发微》，《人文论丛》2022 年第 1 期，第 342~354 页。

庖丁解牛的中医文化解读

邢玉瑞[*]

摘　要　《庄子·养生主》以庖丁解牛为喻，谈论养生之妙道，正反映了庄子"正言若反"的思维特点，与中医学的思维方法亦有不少相通或可启迪之处，主要体现在实践经验思维、直觉思维、主体超越思维、形象思维、科学理性思维与中和辨证思维等方面。庖丁解牛的寓言故事形象地阐述了实践经验→直觉思维→主体超越思维的历程，说明实践经验的积累，心灵的静定凝敛（"视为止，行为迟"），超越生死与现实之藩篱，是通达"道"的境界的重要途径。由此也充分说明了中医学与中国传统文化之间存在密不可分的关系。

关键词　庄子　庖丁解牛　中医文化　中医思维方法

庖丁解牛是《庄子·养生主》中的一篇著名的寓言故事，其文曰：

> 庖丁为文惠君解牛，手之所触，肩之所倚，足之所履，膝之所踦，砉然响然，奏刀騞然，莫不中音；合于《桑林》之舞，乃中《经首》之会。文惠君曰："嘻，善哉！技盖至此乎？"
>
> 庖丁释刀对曰："臣之所好者道也，进乎技矣。始臣之解牛之时，所见无非［全］牛者；三年之后，未尝见全牛也；方今之时，臣以神

---

* 邢玉瑞，陕西中医药大学教授、博士生导师，国家中医药管理局及陕西省重点学科带头人，主要研究方向为中医理论与思维方法。

遇而不以目视，官知止而神欲行。依乎天理，批大郤，导大窾，因其固然。技经肯綮之未尝微碍，而况大軱乎！良庖岁更刀，割也；族庖月更刀，折也。今臣之刀十九年矣，所解数千牛矣，而刀刃若新发于硎。彼节者有间，而刀刃者无厚；以无厚入有间，恢恢乎其于游刃必有余地矣。是以十九年而刀刃若新发于硎。虽然，每至于族，吾见其难为，怵然为戒，视为止，行为迟。动刀甚微，謋然已解，如土委地。提刀而立，为之四顾，为之踌躇满志，善刀而藏之。"

文惠君曰："善哉！吾闻庖丁之言，得养生焉。"

一篇要讲养生妙道的文章，之所以取庖丁解牛为喻，正反映了庄子"正言若反"的思维特点，与中医学理论的思维方法相联系，亦有不少相通或可启迪之处。

一　解牛与实践经验思维

人的认识总是从经验开始的，人类思维发展历史中最早的基本形式与一个必经的阶段即经验思维，它是人类思维活动发展的历史基础和逻辑前提，而且普遍存在于人类日常生活诸多领域之中。理论的产生都是以经验作为基础的，而中国古人高度重视实践与观察，其思维方式具有强烈的实践特征和经验特征，强调个人的实践和经验，以便在个人的亲身实践中求知，而不重视一般的理论分析和逻辑推导，属于一种主体实践型经验思维，而不是理论分析型思维。犹如有学者对古代中国与希腊科学的比较所言："古代中国的知识是'经验'的，因此它便是'技术'的，古代希腊的知识是'理论'的，所以它就是'科学'的。"①

庄子是提倡实践经验思维的重要代表，庖丁解牛是其著名例子之一。庖

---

① 吾淳：《古代中国科学范型：从文化、思维和哲学的角度考察》，中华书局，2002，第190页。

丁在其一生的解牛实践中，掌握了极其熟练的解牛技巧，可以作到"目无全牛"，他的刀在牛体中"游刃"自如而不会受到任何障碍。一般人解牛，其刀只能用一月或最多一年，就要更换新刀，庖丁的刀却用了十九年，解牛数千，"而刀刃若新发于硎"。之所以如此，是因为庖丁能"以神遇而不以目视"，故能"依乎天理"，做到"以无厚入有间"。这里所说的"神遇"是一种特殊体验而不是一般的认识。这种特殊体验不能通过任何间接的方法获得，只能在个人实践中才能体会到。因为真正的知识与技巧就凝结在个人的实践经验之中，存在于具体事物之中，离开个人经验和具体事物，无所谓一般规律。因此，牛体的结构如何，解牛的原理如何，有何普遍规律，这类问题似乎是多余的。而且，这种真正的知识只能在个人的实践经验中体会，很难用语言概念来表达，故不大可能在理论上提出可普遍接受的原理。如《庄子·天道》篇所述"斫轮"的故事曰：

> 桓公读书于堂上，轮扁斫轮于堂下，释椎凿而上，问桓公曰："敢问公之所读者，何书邪？"公曰："圣人之言也。"曰："圣人在乎？"公曰："已死矣。"曰："然则，君之所读者，古人之糟魄已夫！"桓公曰："寡人读书，轮人安得议乎！有说则可，无说则死。"轮扁曰："臣也以臣之事观之。斫轮，徐则甘而不固，疾则苦而不入。不徐不疾，得之于手而应于心，口不能言，有数存焉于其间。臣不能以喻臣之子，臣之子亦不能受之于臣，是以行年七十而老斫轮。古之人与其不可传也死矣，然则君之所读者，古人之糟魄已夫！"

轮人扁在其一生斫轮的实践中，积累了许多宝贵经验，体会到许多真实道理，比如斫轮既不能太慢，又不能太快，不徐不疾，恰到好处，如此斫其轮来，方能"得心应手"，随其所至而成方圆。但是，这种知识却"臣不能以喻臣之子，臣之子亦不能受之于臣"。因为这是在个人的实践经验中体会出来的，仅仅属于他个人，只能得之于心而不能言之于口，只能应之于手而不能传之于人。这说明真正的知识和技巧只能在个人的实践经验中去体会，不能用一般的理论语言去表达。这中间虽"有数存焉"，即存在规律性，但只能凝结在个人具体经验中，不能形成抽象的一般理论。由此证明，圣人之道只能存在于圣人的实践经验中，而不能在其著作中，只能得之于圣人之心，不能得之于圣人之言。可见，圣人之言不过是糟粕而已。正可谓"世之所贵道者，书也，书不过语，语有贵也。语之所贵者意也，意有所随。意之所随者，不可以言传也，而世因贵言传书。世虽贵之，我犹不足贵也，为其贵非其贵也"（《天道》）。即世人所看重的实际上只是言语，只是书册，而这恰恰是不应当被看重和珍贵的，所当看重和珍贵的唯有意义或思想，意义或思想却又不能用言语来表达。所以，《庄子·外物》篇又说："筌者所以在鱼，得鱼而忘筌；蹄者所以在兔，得兔而忘蹄；言者所以在意，得意而忘言。吾安得夫忘言之人而与之言哉！"在这里，庄子以"筌"和"蹄"比喻语言，以鱼和兔比喻意义或思想，主张"得鱼忘筌""得兔忘蹄""得意忘言"，语言不过是表达意义或思想的手段和外壳，如果把握了意义和思想，即可忘记或舍弃语言。

中医学虽有自己独特的理论体系，甚至相当完整、系统，但其理论并未完全从自然哲学中分化出来，医学的发展并未摆脱经验方法，实践中主要还是靠经验的引导摸索，理论面对实践缺乏积极的能动作用，理论的发展缺乏内在的加速机制，仍然依赖经验来驱动，与西医学相比较，经验在中医临床实践上具有不可替代的作用，故有"熟读王叔和，不如临证多""多诊识脉，屡用达药"等说法。医案、验方等作为经验的表达方式，也就成为中医学独有的著作形式，并且为古今中医家所推崇。如章太炎所说："中医之成绩，医案最著，学者欲求前人之经验心得，医案最有线索可寻，循此钻研，事半功倍。"（《存仁医学丛刊·章太炎先生医事言行》）何廉臣所编《全国名医验案类编》夏应堂序也指出："案者，治病之实录，临症之南针也。"时至今日，跟名师、做临床仍然是培养中医临床人才的不二法宝，都说明了经验思维在中医学术活动中的重要价值。同时，对经验的理论解释带有很大的随意性，概念往往不够确切或确定，使经验的传达所借助的理论媒介作用有限，常常造成只可意会不可言传的现象，非亲身体验则不能掌握。中医养生学更是主张反听内视、反观内照、内修内证式的自我调节，以达到身—心—性—命的自我提升、自我超越，而回到生命的真正本源。这些，都反映出实践经验思维的特点。

二 解牛与直觉思维

直觉思维作为人类认识活动中客观存在的一种思维方式，很早就受到人们的关注与重视。英国动物病理学家贝弗里奇[①]认为："很可能一切思想，包括在一般推理中构成渐进步骤的那些简单思想，都由直觉的作用产生。"直觉思维是以现实中人的具体感性为中心的感性领悟方式，是对客观事物的本质及其规律联系做出迅速的识别、敏锐的洞察、直接的领悟和具体的判断的一种思维方法。它不具有严格和精确的逻辑模式，但依赖各种思维手段的巧妙组合，是在人的下意识或潜意识思维水平上瞬间实现的大量逻辑思维手段和以往社会及个人所知的高度浓缩和凝聚，其特点在于它的敏锐性、瞬间性、洞察性与不确定性。其具体的行为标志就是快速获得解答方案和不能为自己的解答步骤提供明确的解释。

直觉思维以感觉经验作为基础，与经验保持着非常密切的关系，正如爱因斯坦[②]所说：直觉乃是"对经验的共鸣的理解"。因此，直觉思维处于整个经验思维的尾部和终点，它的发展必然以经验的累积与发展作为前提，并且只能是经验思维发展的逻辑结果。同时直觉思维又是经验思维的高级形式，是经验思维发展到极致的表现及由经验向理论飞跃的一条重要途径。所以说，一个成熟的或高水平的经验思维必然也会伴随或包含一个成熟的或高水平的直觉形式。

冯友兰[③]曾认为：哲学有两种方法：正的方法和负的方法。前者是可思

---

① 〔英〕W. I. B. 贝弗里奇：《科学研究的艺术》，陈捷译，科学出版社，1979，第 72 页。
② 许良英、范岱年编译《爱因斯坦文集》（第一卷），商务印书馆，1976，第 102 页。
③ 冯友兰：《三松堂全集》（第 6 卷），河南人民出版社，1989，第 305 页。

的、清晰的、假设的概念；后者是不可思的、神秘主义的、直觉的概念。前者是西方的，后者是东方的。中国古代的思想家大多善于从整体上以直觉、顿悟的形式获得智慧。中国传统直觉主要有两种形式，即直觉的判断力和直觉的洞察力。直觉判断是运用已有的经验对目前事实或现象加以判断和把握，是直觉思维中最基本、最常规的形式，也是中国古代直觉思维的主要形式，它以反复累积、准确判断、感受性、不可言传为特征。庖丁解牛的过程正是此思维形式的反映。庖丁始解牛之时，"所见无非全牛者"，三年之后，"未尝见全牛也"，再经反复实践与经验积累，才获得了"以神遇而不以目视"的感受，由于对对象的特征、工具的性质、动作的程式都有了一种合乎规律且烂熟于心的理解与把握，因此，能够作出准确的判断，"依乎天理，批大郤，导大窾，因其固然。技经肯綮之未尝微碍，而况大軱乎"，从而达到一种高超的境界。陈鼓应①认为这种境界"纯粹是一种直觉性的内在经验，既无法复述，也无法与人交通"。正所谓"道不可闻，闻而非也；道不可见，见而非也；道不可言，言而非也"（《庄子·知北游》）。"道之所以至妙者，父不能以教子，子亦不能受之于父"（《文子·上仁》）。《庄子》所描述的这些身怀绝技的人，都达到了由技进道的境界，如"轮扁斫轮"（《天道》）"佝偻者承蜩""梓庆削木为鐻"（《达生》）"匠石运斤成风"（《庄子·徐无鬼》）等。王前②从技术哲学的角度，将"道"理解为"技"的理想境界，是合乎事物自然本性的合理的、最优的途径和方法，认为这种"道"不能靠逻辑分析或实验确证，而需要在实际操作活动中不断体悟，逐步趋近。

直觉判断是中医临床思维的基本类型之一，在诊断疾病、治疗疾病、估价疗效、预测病情的变化和转归等临床过程中，都发挥着作用③。《灵枢·邪气脏腑病形》曰："见其色，知其病，命曰明。按其脉，知其病，命曰

---

① 陈鼓应：《老庄新论》，商务印书馆，2008，第395页。
② 王前：《"道""技"之间——中国文化背景的技术哲学》，人民出版社，2009，第9~29页。
③ 邢玉瑞：《中医直觉思维方式研究》，《山东中医药大学学报》2009年第6期，第473~475页。

神。问其病，知其处，命曰工。"就是说人的气色变化万千，主诉千差万别，脉象也变化多端，若要洞悉病源，掌握病机及其变化趋势，需要澄神内视，静心体察，以神遇之，以意会之，如此方可得其真。如清代石寿棠《医原·望病须察神气论》说："经曰：望而知之谓之神。既称之曰神，必能以我之神，会彼之神……人之神气，在有意无意间流露最真，医者清心凝神，一会即觉，不宜过泥，泥则私意一起，医者与病者神气相混，反觉疑似，难于捉摸。此又以神会神之妙理也。"这就是说，望神应在医者刚刚接触病人时，病人尚未注意，毫无拘束，没有掩饰，真情流露。医生此时凝神静气，迅速体察患者神气，凭直觉快速做出初步诊断。又如古人论脉诊之难，屡见"心中易了，指下难明"之说，明代医家谢肇渊认为："脉之候幽而难明，吾意所解，口莫能宣也。"（《五杂俎》）指出了诊脉既在于医者心、手相应，与患者体、脉合一的直觉感受，又在于医者凝神静虑、体悟精微、以意为解的直觉辨识。《素问·脉要精微论》王冰曰："然持脉之道，必虚其心，静其志，乃保定盈虚而不失。"脉诊的结果能否反映患者机体的真实状况，主要取决于医生对脉诊理论的理解和掌握、实践经验的积累，以及临证的直觉判断。如清代周学霆在《三指禅》中把"精熟缓脉"作为诊脉第一功，指出："静气凝神，将'缓'字口诵之，心维之，手摩之，反复而详玩之。久之'缓'归指上，以此权度诸脉，了如指掌。"并认为："医理无穷，脉学难晓，会心人一旦豁然，全凭禅悟。"

直觉洞察在于发现知识与理论，或者发明和创造，它包括想象与抽象两种形式，前者是以一种知识作为背景洞见其他知识，后者是在具体经验的基础上洞见一般的公理和原理。中国古代哲学家与科学家对气、道、宇宙结构的认识等都包含着对洞察力直觉的运用。庖丁解牛"所好者道也"，而"道"作为无形无名的"常道"或"莫得其偶"的绝对，是不能用名言、概念所认识的，只能靠直觉或体悟。庄子的"心斋""坐忘"，就是提倡"唯道集虚""同于大通"的超理性直觉。"心斋"是排除一切知识之后，对于"道"的全面把握；"坐忘"则是自发状态下的神秘直觉。《素问·八正神明论》对直觉洞察力有形象的描述，曰："请言神，神乎神，耳不闻，目明心开而志先，慧然独悟，口弗能言，俱视独见，适若昏，昭然独明，若风吹云，故曰神。"指出当人的注意力高度集中于思考对象时，犹如与外界隔绝一样，而内在却呈现"目明""心开""志先"的状态，意识极度的明晰和敏锐，或许有些问题平时也冥思苦想，却不得其解，今天则"昭然独明""若风吹云"，丽日当空，意识达到独明、独见、独悟的水平。此时却又"口弗能言"，只可意会难以言传。历代医家在自己实践经验的基础上，运用直觉的洞察力，极大地丰富了中医理论。如张元素《医学启源》序中说："二十余年虽记诵广博书，然治人之术，不出人右，其夜梦人柯斧长凿，凿心开窍，纳书数卷于其中，见其题曰《内经主治备要》，骇然惊悟……自是心目洞彻，便为传道轩岐，指挥秦越也。"这一惊悟，解决了二十年之困惑，使脏腑病机学说有了质的突破，形成了中医学术史上的易水学派。

三　解牛与主体超越思维

中国传统哲学以"天人合一"为最根本的哲学观，由此呈现整体思维和自我超越的形上思维。其思维导向是在经验直观的基础上直接返回到自身，是主体以自身为对象的意向性思维，而不是以自然为对象的认知思维。其思维定式是认识自我，实现自我，超越自我。超越了自我，便实现了"天人合一"的精神境界[①]。而且，这种超越是内在的自我超越，而不是向彼岸的外在超越，儒、道、释皆然。

庖丁解牛，从刀光剑影、血肉横飞的死亡礼仪中悟出养生之道，实即庄子超越生死观念的反映。庖丁刚开始操刀解牛的时候，与一般的庖厨宰夫并无大的区别，"所见无非全牛"，所看到的"死"也是一样的。只不过庖丁对"道"孜孜以求，日积月累改变了他的思想境界和生死观念，虽然一直

---

① 蒙培元：《论中国传统思维方式的基本特征》，《哲学研究》1988 年第 7 期，第 53～54 页。

在从事解牛的工作，但于三年之后则"未尝见全牛也"。叶舒宪①认为，此时"解"者与"被解"者之间的对立关系已经开始消融，修道训练的最终结果使庖丁在生理心理方面发生微妙变化，以至与"解"的艺术完全融为一体，他在主持为牛类息老送终的生命礼仪方面达到了出神入化的境地，常人凡心所理解的生死界限早已消解得无影无踪；所解之牛也超离"生也有涯"的界限，在"不知其死也，如土委地"的过渡仪式中完成了生命的转化与回归，即由解剖到解脱而生命复归其根；观者文惠君由此也悟得养生之道，实现了从"有涯"到"无涯"的转化，整个解牛寓言中的三个生灵就这样依次从"生也有涯"的有限之中超越出来。正由于如此，庖丁面对着"如土委地"的归化生灵，"提刀而立，为之四顾，为之踌躇满志，善刀而藏之"，真好像他不是刚刚做完"杀生"工作，而是类似佛教徒的"放生"善举。

庄子对生死的超越，又是以其自然论、气化论、齐物论为基础的。从自然论的角度而言，庄子认为人之生死乃自然变化的必然轨迹，"生之来不能却，其去不能止"（《庄子·达生》）。《知北游》借丞之口答舜"吾身非吾有也，孰有之哉"之问说："生非汝有，是天地之委和也；性命非汝有，是天地之委顺也；子孙非汝有，是天地之委蜕也。"《大宗师》更明确地指出："夫大块载我以形，劳我以生，佚我以老，息我以死。"人之形、生、老、死皆属天地自然之造化，天地在赋予人以生命的同时，即注定了人终有一死，人之生和死皆自然使然，"故善吾生者，乃所以善吾死也"（《大宗师》）。从气化论的角度而言，人的生死的本质乃气之聚散，都是自然之气的产物，都是物化的形式。《庄子·知北游》说："生也死之徒，死也生之始，孰知其纪！人之生，气之聚也；聚则为生，散则为死。若死生之徒，吾又何患！"所以，既不必悦生，也不必惧死，悠哉游哉而来，逍遥自在而去。故《庄子·至乐》篇载："庄子妻死，惠子吊之，庄子则方箕踞鼓盆而

① 叶舒宪：《庄子的文化解析》，陕西人民出版社，2005，第 418~426 页。

歌。惠子曰：'与人居，长子、老、身死，不哭，亦足矣，又鼓盆而歌，不亦甚乎！'庄子曰：'不然。是其始死也，我独何能无慨然！察其始而本无生，非徒无生也而本无形，非徒无形也而本无气。杂乎芒芴之间，变而有气，气变而有形，形变而有生，今又变而之死，是相与为春秋冬夏四时行也。人且偃然寝于巨室，而我噭噭然随而哭之，自以为不通乎命，故止也。"即生命源于自然，死亡即回归于自然。诚如泰戈尔诗言："生如夏花之绚烂，死如秋叶之静美。"因此，没有必要为生命之死亡而哭泣和悲伤。从齐物论的角度而言，庄子又提出了"万物一府，死生同状"（《天地》）的命题。庄子认为万物都统一于物质性的气，所谓"通天下一气也"（《知北游》），又统一于根本性的"道"，如《齐物论》言："道通为一。"由此观之，则"天地与我并生，而万物与我为一""天地一指也，万物一马也""万物一体"（《齐物论》）。正是从道的角度、从宇宙的根源处看，庄子认为生不表明其有，死不表明其无，生死不过是道之循环运转，是气的物化表现，本身并无实质性的差别，"自本观之，生者，暗醷物也。虽有寿夭，相去几何？须臾之说也。""已化而生，又化而死"，"形之不形，不形之形"（《知北游》）。故人生在世，应"安时而处顺"（《养生主》），用达观而不悲观的豁达心胸去直面死亡，诚如《秋水》篇言："生而不说（悦），死而不祸。"在这里，死生的自然论、气化论与齐物论之间又是密切相连的，气化论为自然论提供了宇宙论的依据和证明，同时又是"道通为一"的齐物论的具体阐述。

由死生的自然说、气化说、齐物说出发，庄子则提倡一种"达生"的生命观，"达生之情者，不务生之所无以为"（《达生》），即从生命之理出发，对死生取一种达观的超然的态度。《大宗师》并借女偊之口谈学道的层次为：外天下→外物→外生→朝彻→见独→无古今→不死不生。只有"不暇悦生以恶死"（《人世间》），"死生无变于己"（《齐物论》），即置生死于度外，不因生死问题而改变和丧失自己的真性，才能作到"至人无己，神人无功，圣人无名"（《逍遥游》），"朝彻""见独"，实现精神的绝对自由，达到"独与天地精神往来"（《天下》），同于大道的人生最高境界。

从养生的角度而言，这种主体超越思维正是"养生主——护养生之主，是强调精神生命的重要性"[1] 的内在要求。褚伯秀《南华真经义海纂微·养生主》篇末总评云："形者生之所托，神则为生之主。虚无之道，是所以养其神者也。世人徒知养生，而不知养其生之主，养愈至而生愈失，故真人诲以无以有涯随无涯，庶乎养生之旨矣。"王博[2]也认为："庄子所谓的养生，并非如彭祖寿考者所喜好的吹呴呼吸、吐故纳新、熊经鸟申等类的技巧……他的养生，在根本的意义上就是如何处理自己和他人以及社会的关系，如何在错综复杂荆棘遍地的环境中找到一个安全的存身之地。"具体的办法即"缘督以为经""安时而处顺"，在复杂和拥挤的世界中发现空隙，游于其中，安而处之，规避摩擦，实现永恒，使有限的个体生命融入宇宙大化的永恒之中，如此则"指穷于为薪，火传也，不知其尽也"（《养生主》）。《素问·上古天真论》"上古有真人者，提挈天地，把握阴阳，呼吸精气，独立守神，肌肉若一，故能寿敝天地，无有终时，此其道生。中古之时，有至人者，淳德全道，和于阴阳，调于四时，去世离俗，积精全神，游行天地之间，视听八达之外，此盖益其寿命而强者也，亦归于真人"的论述，无疑与庄子思想有着相通之处。

四　解牛与形象思维

什么是形象思维，中外学者缺乏统一的认识。国内较有代表性的定义，一是卢明森[3]认为形象思维是指把各种感官所获得并储存于大脑中的客观事物形象的信息，运用比较、分析、抽象、概括等方法，加工成为反映事物的共性或本质的一系列意象，又以这些意象为基本单元，通过联想、类比、想

---

[1]　陈鼓应：《老庄新论》，商务印书馆，2008，第 228 页。
[2]　王博：《庄子哲学》，北京大学出版社，2020，第 55~56 页。
[3]　卢明森：《思维奥秘探索——思维学导引》，北京农业大学出版社，1994，第 257 页。

象等形式，形象地反映客观事物的内在本质和规律的思维活动，是直观性、形象性、情绪性与理性相结合的思维方式。另外，杨春鼎①认为形象思维是在对形象信息传递的客观形象体系进行感受、储存的基础上，结合主观的认识和情感进行识别（包括审美判断），并用一定的形式、手段和工具（包括文学语言、绘画线条色彩、音响节奏旋律及操作工具等）创造和描述形象（包括艺术形象和科学形象）的一种基本的思维形式。形象思维的过程一般可以划分为初级与高级两个阶段，其中对形象信息进行初步加工，使之从表象上升到意象，再运用意象对客观事物进行形象识别和联想，以反映、认识客观事物的过程为初级阶段；对意象进一步加工，通过想象创造新的形象，并运用新的形象，通过想象来反映、认识客观事物的内在本质与规律的过程则为高级阶段。意象是形象思维的细胞，比喻、类比、联想、想象是形象思维的基本方式。

在中医学领域，多用象思维的概念，而很少提及形象思维。其实从思维工具的角度而言，无所谓形象思维与象思维的区分，二者均是以物象、意象为思维工具的思维活动与方法。只是从思维的目标与成果角度而言，人们习惯或倾向于将创造文学艺术形象的思维活动及方法，称为形象思维，如蒋卫东②言"形象思维开始是象，思维过程是象，思维结果还是象，用已知表象思维出新存在表象的过程"；而将非创造文学艺术形象的思维活动及方法，在中国传统文化特别是中医学领域，称为象思维。换句话说，形象思维倾向于新形象的创造，象思维倾向于借助意象表达一种义理。但这种区分也不是绝对的，二者密切相关，如中华民族的图腾龙，即一种艺术形象，是形象思维的产物；而被运用于哲学思维中，如《易经》乾卦六爻即以龙为喻，六个爻辞组成一幅图画，即潜龙→见龙在田→或跃在渊→飞龙在天→亢龙→见群龙无首，此则是象思维的体现。因此，二者也常常不加区分地使用。

① 杨春鼎：《形象思维学》，吉林人民出版社，2010，第9页。
② 蒋卫东：《形象思维学原理与应用》，南京大学出版社，2022，第66、56页。

庄子笔下的庖丁，解牛时举手投足之间，"奏刀騞然，莫不中音；合于《桑林》之舞，乃中《经首》之会"，那优美的旋律、美妙的舞姿，构成了一幅极为生动、极为形象的艺术画面。以此艺术化的解牛程式比喻养生之理，庄子以牛的筋骨盘结比喻人世复杂，以庖丁在实践中领悟的宰牛得"因其固然"的道理，说明养生要顺从自然之理。诚如《养生主》开篇所说："吾生也有涯，而知也无涯。以有涯随无涯，殆已；已而为知者，殆而已矣。为善无近名，为恶无近刑，缘督以为经，可以保身，可以全生，可以养亲，可以尽年。"把握"道枢"，"得其环中，以应无穷"（《齐物论》）。即强调养生要顺着中道而行，不走极端，以使随俗应变，与世俯仰，如此方能精足神旺形全，有如刀刃的保养在于"以无厚入有间"，游刃于骨节之间。另外，《庄子·达生》篇以牧羊之道比喻养生，指出："善养生者，若牧羊然，视其后者而鞭之。""鞭后"即致中和，强调注意弥补和纠正自身的不足，内有所养，外有所防，做到"无入而藏，无出而阳，柴立其中央"（《达生》），由于太深入而潜藏则偏滞于处，太表露而显扬则偏滞于出，故要像槁木之无心而立乎动静之中，如此，方可称为"至人"。以上均强调以守中顺应自然之道作为养生的根本原理。

形象思维（象思维）是中医理论建构与临床思维的重要方法之一，贯穿于中医藏象、经络、病因病机理论建构以及病证诊断、治则治法、组方用药等各个方面，发挥着以象体象——发现新知与以象说象——解释已知两方面的作用①。如中医学以太阳为物象或天然模型，认识阳气的生理病理。《素问·生气通天论》说："阳气者，若天与日。失其所，则折寿而不彰，故天运当以日光明。"即将阳气与太阳相比，一方面，从太阳的发光、发热等，推论出阳气具有温煦、蒸化及"阳因而上，卫外者也"等作用；另一方面，可根据日出日落来推论人体内阳气的消长规律。如《素问·生气通天论》说："阳气者，一日而主外，平旦人气生，日中而阳气隆，日西而阳气已虚，气门乃闭。"即阳气的昼夜消长与太阳的昼夜运动周期同步，而这

---

① 邢玉瑞主编《中医思维方法·方法体系卷》，科学出版社，2023，第 84~98、81 页。

无疑是通过对太阳的观察，类推及人的结论。再如金元时期的朱丹溪将日月相比，从日常圆推出阳常有余，从月之盈缺推出阴常难成（《格致余论·阳有余阴不足论》），提出"阳有余阴不足论"。而明代医家张介宾从太阳的唯一性出发，认为"天之大宝，只此一丸红日；人之大宝，只此一息真阳"（《类经附翼·大宝论》），提出"阳非有余论"。他如临床治法之釜底抽薪、提壶揭盖、引火归原、培土制水、增水行舟、疏土渗水、逆流挽舟等，无不是形象思维的反映。

五　解牛与科学理性思维

李约瑟①说："道家思想乃是中国科学和技术的根本，但由于道家对知识的自相矛盾的态度，以致这一点往往不能为人所理解。"一般认为，先秦道家对人类文明持否定态度，其中包括科学技术文明。胡化凯②研究认为，道家基于"道法自然"的哲学理念和"无为而治"的政治主张，对技术活动的看法主要体现在：一是技术创造是对事物自然本性的残害，二是技术应用会使人丧失淳朴的天性，三是"由技进道"是技艺活动的最高境界。《养生主》提出"技进乎道"的命题，即涉及道家对于技术与道以及知识、技术、方法与规律等之间关系的认识，对此不同的学者也有不同的解读。庞朴③用辩证法的正、反、合诠释庖丁的解牛三段论，指出："第一阶段的牛是一个混沌，人是一个莽汉，以物观物，所以不得其门而入；第二个阶段之所以能'未尝见全牛也'，是因为牛是已经分析开来的合成物，而人是只知分解世界的理智者，主客以此凑成了所谓的理性主义；第三阶段的牛是'天理'，人是'神欲'，以天合天，故而'技经肯綮之未尝微碍'。"在第三阶段，"神"超越了耳聪目明的分析，但又统合耳聪目明乃至全身的动

---

① 〔英〕李约瑟：《中国科学技术史　第二卷　科学思想史》，何兆武等译，科学出版社、上海古籍出版社，1990，第 145 页。
② 胡化凯：《道家自然观发凡》，海天出版社，2016，第 127~150 页。
③ 庞朴：《解牛之解》，《学术月刊》1994 年第 3 期，第 11~20 页。

作。刘笑敢①认为庖丁解牛的故事也透露了一些直觉主义的端倪，但这种直觉实为五官之知的升华，与完全否定耳目心知的对道的直觉体认有所不同。杨儒宾②认为庄子既赞成技艺、知识，也反对技艺、知识，问题在于他所赞成或所反对者，究竟是何种类型的技艺？他认为庄子追求的是一种与身心修养相关的知——"体知"，即感知的身体，也指这种知具有身体的亦即个人性的成分。然这种"体知"也离不开科学知识的成分，在这里，科学知识就是牛的"技经""肯綮""族"、生理结构、"天理""固然"等，只有你对牛的纹理、肌肉、骨节等结构了然于胸，动刀的时候才可能挥洒自如，达到庖丁说的目无全牛的地步。只不过这种"技近乎道"的技术思想，是将个人技术、技艺的提升与体悟"道"视为一个统一的实践过程，将技术活动的开展与精神境界的培养相互印证、相互关联，进而上升到技术"近乎道"的和谐境界③。诚如杨儒宾④所言："就具体的体道行为而言，道家（至少庄子）却必须肯定知识具有不容跳越过去的中介性质，只是它的位置有待超越，被吸收，并且加以转化。""庄子技艺论的理论特色在于他强调一种整合理智而又超越分殊性的理智之上的全体之知的角色，这种全体之知是形气主体的运作模式。"

由上可见，庖丁解牛寓言在强调直觉思维中，也蕴含着对理性知识的追求。另外，如张岱年⑤所言："道家的一个特点是具有批判意识，表现了批判精神。"李泽厚⑥说："庄子是最早的反异化的思想家，反对人为物役，要求个体身心的绝对自由。"而追求逻辑上的自洽与寻求可重复的经验证据，以及以此为根基的怀疑与批判精神，恰恰是科学理性精神的基本内涵。当然，中国传统思维着眼于关系、整体来认识对象，决定了传统思

---

① 刘笑敢：《庄子哲学及其演变》，中国人民大学出版社，2010，第 168 页。
② 杨儒宾：《儒门内的庄子》，上海古籍出版社，2020，第 299~330 页。
③ 吴智：《先秦技术思想研究》，东北大学出版社，2017，第 91~92 页。
④ 杨儒宾：《儒门内的庄子》，上海古籍出版社，2020，第 357、366 页。
⑤ 张岱年：《张岱年全集》（第 7 卷），河北人民出版社，1996，第 495 页。
⑥ 李泽厚：《中国古代思想史论》，安徽文艺出版社，1999，第 8 页。

维具有重直觉而轻理性、重关系而轻实体、重思辨而轻实证等特点，加之古代科学技术发展水平的限制，由此影响到中医学领域，时至今日，仍然表现出科学理性精神的欠缺①。因此，坚持实证、理性、怀疑、批判等科学精神，借用包括西医学在内的现代科学技术以获取新知识，提出新假说，并验证假说以形成新理论，可以说是中医学术创新发展的主要途径。

六　解牛与中和辩证思维

李约瑟②曾指出："当希腊人和印度人很早就仔细地考虑形式逻辑的时候，中国人则一直倾向于发展辩证逻辑，与此相应，在希腊人和印度人发展机械原子论的时候，中国人则发展了有机宇宙的哲学。"而且中国古代的辩证法不同于西方辩证法，成中英③则将二者概括为"和谐化辩证法"和"冲突辩证法"的关系。徐道一④强调：阴阳是对待的统一（共存、两端），包含着互补的统一、差异的统一和对立的统一三层意义，虽不否认其中有对立的存在，但比较强调阴阳调和的方面；矛盾是对立的统一，虽不否认有非对抗性矛盾、差异矛盾的存在，但比较强调矛盾双方的斗争方面，并经过斗争，使一方战胜另一方。而"中和"，即中正和谐，作为中国古代哲学世界观、方法论和境界说的有机统一，对中国人的思维方法和价值取向乃至民族性格，都产生了巨大而深远的影响。

赖锡三⑤对《养生主》有着独特而深入的解读，他指出《养生主》全篇

① 邢玉瑞：《论科学精神与中医理论研究》，《山西中医学院学报》2002年第2期，第4~6页。
② 〔英〕李约瑟：《中国科学技术史　第三卷　数学》，《中国科学技术史》翻译小组译，科学出版社，1978，第337页。
③ 〔美〕成中英：《论中西哲学精神》，东方出版中心，1991，第182~186页。
④ 徐道一：《试论阴阳是对待的统一》，载朱伯崑编《国际易学研究》（第二辑），华夏出版社，1996，第308~317页。
⑤ 赖锡三：《〈庄子·养生主〉的在世修养与中道调节》，《杭州师范大学学报》（社会科学版）2021年第2期，第14~30页。

文献，有一条天人辩证的意识河流，穿过其中的养生流域。从河流与涯岸的关系隐喻解读"生也有涯"与"知也无涯"，前者指涉生命与情境的具体变化历程，后者则带有强烈的有为控制性，暗示将造成天机的干扰而不利养生。换言之，"生"与"知"的对举，多少暗示了"天/人""无为/有为"的辩证端倪。"缘督以为经"的不落"刑""名"之任何有为之极端，也透露出"以天养人""为无为"的中道调节契机。庖丁解牛的"依乎天理"，则进一步明示：庖丁的手刃要修养成"刀刃无厚"，象征人的主体从有为（有厚）调节成无为（无厚），这样才能将"人"之自我意志的强行操控（知无涯），转为因循牛体内势情境的脉络纹理（依乎天理），如此才能"以无厚入有间"地人牛不伤。换言之，当人能够"为无为"地从"人"适度往"天"调节时，才能"依乎天理"（甚至"以天合天"），以保持共生、双养的最大余地。也就是说庖丁解牛的"依乎天理"，也含藏着人天辩证的调节转化路线在其中。因此，《养生主》就是以调中之道来定调养生大旨，养生之"主"，就在于形神之间"相互转化"的不偏不倚之"中道"。陈赟[1]论"庖丁解牛"也指出：缘督以为经，即顺中以为常。顺中则不滞于善与恶，亦不滞于刑与名、不落入左右一边、上下一端，而同时又能达于上下左右，此中之所以为贵者。

中医学正是汲取并发挥了中国古代中和辩证思维的方法，从矛盾、联系、运动的观点考察人体生命活动及其与环境的关系，主要体现为阴阳对立统一、五行整体联系、常变运动转化。中和协调的理念也蕴含着中国古人对人的生命形态的独特理解，成为中医学生命观、疾病观、治疗观、养生观建立的思想基础。中医学从哲学观出发，提出了中和的健康观、失中的病因观、失和的疾病观以及求和、适中的养生与治疗观等。

综上所述，庄子用庖丁解牛的寓言故事，形象地阐述了实践经验→直觉思维→主体超越思维的历程，说明实践经验的积累，心灵的静定凝敛（"视

① 陈赟：《论"庖丁解牛"》，《中山大学学报》（社会科学版）2012 年第 4 期，第 117~133 页。

为止，行为迟"），超越生死与现实之藩篱，是通达"道"的境界的重要途径，其中技术知识是必不可少的一环，而和谐辩证思维亦是其思想内涵之一。上述思维方法与中医思维有着相通之处，或者说对中医学术的发展均有所启迪。

《黄帝内经》"神明"内涵求真

贾海忠*

摘　要　本文通过对现代关于"神明"内涵的描述、现代"神明"内涵在理解《黄帝内经》时的尴尬、对《黄帝内经》中"神""明""神明"的研究、《黄帝内经》中的"神明"是中医理论体系的定海神针的阐述，得出以下结论：一是《黄帝内经》中的"神明"不是能力非凡的非人个体；二是神是不能直接被感知的变化莫测的关系；三是明是指一切可见的现象和事物；四是神明则是指一切可感知与不可感知的关系存在；五是神明是中医理论体系的定海神针。

关键词　神明　黄帝内经　中医药文化

一　现代关于"神明"的内涵

在《现代汉语词典》中，"神明"被解释为"神的总称"，即"宗教指天地万物的创造者和统治者，迷信的人指神仙或能力、德行高超的人物死后的精灵"。也就是说，"神明"是能力非凡的非人个体。

二　现代"神明"内涵在理解《黄帝内经》时的尴尬

关于"神明"是能力非凡的非人个体这种理解，根本不能解释《黄帝

---

*　贾海忠，医学博士，主任医师，北京中医药大学兼职教授，硕士生导师，主要研究方向为融合医学理论与临床。

内经》中任何一处"神明"，因此，后世解释《黄帝内经》"神明"时，对不同之处又给予了完全不同的解释，例如"百度百科"用三种方式分别解释了《黄帝内经》中的相关内容。

（一）指神志或精神

《素问·灵兰秘典论》："心者，君主之官，神明出焉。"

《素问·脉要精微论》："言语善恶不避亲疏者，此神明之乱也。"

（二）指日月星辰等自然界现象及规律

《素问·五运行大论》："论言天地之动静，神明为之纪。"

《素问·移精变气论》："此上帝之所贵，以合于神明也。"

（三）玄奥，神秘

《素问·阴阳应象大论》："阴阳者，天地之道也，万物之纲纪，变化之父母，生杀之本始，神明之府也。"

我们认真思考一下，有谁会在同一篇文章或同一本书中，把同一个词语赋予不同的内涵？显然，现代关于"神明"的内涵与《黄帝内经》中"神明"根本不是同一内涵的东西，因此，非常有必要搞清楚《黄帝内经》中"神明"的真实内涵，否则根本读不懂《黄帝内经》。

三 《黄帝内经》中"神""明""神明"

古人多是"一字即一词"，"神明"应当是"神"和"明"两个词的组合。

（一）何谓"神"？

《黄帝内经》中对"神"有确切的定义。

在《灵枢·本神》明确告知"两精相搏谓之神"，也就是"阴阳两精紧密联系在一起的东西被定义为神"，用现代语言表述就是"神是对立双方之间的联系"。

在《素问·天元纪大论》说"阴阳不测谓之神"，这是明确告知神的特征是"阴阳之间不可以测量的东西"，也就是说"神是不能直接被感知到的存在"。

正因如此，《素问·八正神明论》这样描述"神乎神，耳不闻，目明心开而志先，慧然独悟，口弗能言，俱视独见，适若昏，昭然独明，若风吹云，故曰神"，所以"神是不能直接被感知的变化莫测的关系"。

（二）何谓"明"？

"明"又是什么呢？

从文字分析，"明"左边日字，右边月字。"明"表示日已出、月尚在的时刻，这时天空发亮，所以"明"的基本字义当为"发亮"，正因如此，我们把早晨太阳出来之前称为"黎明"，太阳出来之后称为"天明了"，一天之内的其他任何时间都不用"明"来表示。

黎明时分，万物可见但又不十分清晰。"天明"之后，万物清晰可见，所以明的本义是"清晰可见"。

由于"明"所指的特殊时刻是白天的开始，所以包含"明"字的"萌"字表示植物发芽刚刚长出地面的初始状态。

"明"在《黄帝内经》中使用过 552 处，通过通篇分析，全部与"清晰可见或可被清晰感知"相关。用现在通用语言可以翻译成"明确、明白、明润、明了、清晰、明亮"。

在《黄帝内经》中，"明"的反义字有：晦：《素问·征四失论》"道之大者，拟于天地，配于四海，汝不知道之谕，受以明为晦"；幽：《素问·至真要大论》"帝曰：幽明何如？岐伯曰：两阴交尽故曰幽，两阳合明故曰明。幽明之配，寒暑之异也"。晦和幽都是难以被直接感知的状态。

因此可以确定，"明是指一切可见的现象和事物"。

（三）何谓"神明"？

根据以上所述已知，神是不能直接被感知的变化莫测的关系存在，明是指一切可见的现象事物存在，可以得出结论："神明"则是指一切可感知与不可感知的关系存在。根据这一结论，我们再看《黄帝内经》所有 14 处含有"神明"的原文，就会发现，既往一切分歧都豁然化解了。

《素问·生气通天论篇第三》："故圣人传精神，服天气而通神明。失之则内闭九窍，外壅肌肉，卫气解散，此谓自伤，气之削也。"这里的"通神明"即"与一切可感知与不可感知的关系存在保持沟通"。

《素问·阴阳应象大论篇第五》："黄帝曰：阴阳者天地之道也，万物之纲纪也，变化之父母，生杀之本始，神明之府也。"《素问·天元纪大论篇第六十六》："夫五运阴阳者，天地之道也，万物之纲纪，变化之父母，生杀之本始，神明之府也，可不通乎。"这里的"神明之府"即"一切可感知与不可感知的关系存在全部都在其中"。

《素问·阴阳应象大论篇第五》："清阳上天，浊阴归地，是故天地之动静，神明为之纲纪，故能以生长收藏，终而复始。"这里的"神明为之纲纪"是"一切可感知与不可感知的关系存在是天地万物变化的遵循"。

《素问·灵兰秘典论篇第八》："心者，君主之官也，神明出焉。"这里的"神明出焉"即"体内一切可感知与不可感知的关系存在都是由心来主宰的"。

《素问·移精变气论篇第十三》："上古使僦贷季理色脉而通神明，合之金木水火土，四时八风六合，不离其常，变化相移，以观其妙，以知其要，欲知其要，则色脉是矣。"《素问·气交变大论篇第六十九》："余闻之善言天者，必应于人，善言古者，必验于今，善言气者，必彰于物，善言应者，同天地之化，善言化言变者，通神明之理，非夫子孰能言至道欤。"这里的"通神明"即"知晓一切可感知与不可感知的关系存在"。

《素问·移精变气论篇第十三》："色以应日，脉以应月，常求其要，则其要也。夫色之变化以应四时之脉，此上帝之所贵，以合于神明也。所以远死而近生，生道以长，命曰圣王。"这里的"合于神明"即"色脉变化应四时，与一切可感知与不可感知的关系相一致"。

《素问·脉要精微论篇第十七》："衣被不敛，言语善恶，不避亲疏者，此神明之乱也。"这里的"神明之乱"即"一切可感知与不可感知的关系不协调"。

《素问·经脉别论篇第二十一》："毛脉合精，行气于府，府精神明，留于四藏。""府精神明，留于四藏"即"血脉中的精气经过感知到与感知不到的变化，停顿在肺藏之外的心肝脾肾四藏之中"。

《素问·五运行大论篇第六十七》："论言天地之动静，神明为之纪；阴阳之升降，寒暑彰其兆。"《素问·气交变大论篇第六十九》："故曰天地之动静，神明为之纪，阴阳之往复，寒暑彰其兆，此之谓也。"这里的"神明为之纪"即"一切可感知与不可感知的关系存在是天地万物变化的遵循"。

《灵枢·刺节真邪第七十五》："黄帝曰：刺节言发蒙，余不得其意。夫发蒙者，耳无所闻，目无所见，夫子乃言刺府俞，去府病，何输使然，愿闻其故。岐伯曰：妙乎哉问也。此刺之大约，针之极也，神明之类也，口说书卷，犹不能及也，请言发蒙耳，尚疾于发蒙也。""神明之类"即"一切可感知与不可感知的关系存在"。

《灵枢·刺节真邪第七十五》："黄帝曰：善。何谓声闻于耳？岐伯曰：刺邪以手坚按其两鼻窍而疾偃，其声必应于针也。黄帝曰：善。此所谓弗见为之，而无目视，见而取之，神明相得者也。""神明相得"即"感知到的关系与感知不到的关系保持一致"。

四 《黄帝内经》中的"神明"是中医理论体系的定海神针

关于天地万物最基本理论的阴阳学说通过"阴阳神明"来描述。

根据上述内容可知，"神明"本就是描述阴阳日月关系的。在《黄帝内经》中明确指出"阳化气、阴成形"。"气"就是可以被感知的"形与形"之间不能直接被感知的"神",因此"神"与"气"常常合称为"神气","神"与"形"也经常对称为"形神"。在《黄帝内经》中指出"阴静阳躁"实际是讲阴阳的神明特征。阴阳的神态我们不能直接感知到(阴阳不测),但可以通过可以感知的"静躁"明示给我们,让我们有了把握阴阳神态的可能。

关于天地之间万物转化基本理论的五行学说通过"五行神明"来描述。不能直接感知到的"木气、火气、土气、金气、水气"是"五行之神",感知得到的风火湿燥寒、生长化收藏、青赤黄白黑、酸苦甘辛咸、角徵宫商羽等表现就是"五行之明"。根据"五行之明"我们就可以把握"五行之神"的具体状态。

关于人体内在脏腑变化理论的藏象学说通过"脏腑神明"来描述。不能被直接感知到的藏腑之气就是"脏腑之神(藏)"、五藏所藏的"精神魂魄意志气血津液"也是"五藏之神(藏)",脏腑功能状态的表现则是"脏腑之明(象)",我们可以通过对"明(象)"的观察来把握"神(藏)",因此将之称为藏象学说,其本质就是"神明关系"。

关于人体内在脏腑固定组织联系动态变化理论的经络学说通过"经络神明"来描述。脏腑之间在空间上存在固定的联系路径,各条路径的动态变化就是"经络之神",表现在具体经络路线上的各种可以感知的现象就是"经络之明",通过"经络之明"的变化就可以把握"经络之神"的变化,这就是经络学说。

关于个体内在脏腑非固定组织联系的精气血津液学说通过"精气血津液神明"来描述。不能够被我们直接感知的五脏藏所藏的可以流动的精气血津液,称为"精气血津液之神","精气血津液"动态变化可以通过确定的征象表现出来,称为"精气血津液之明",通过"精气血津液之明"我们可以把握"精气血津液之神",这就是精气血津液学说。

关于个体对环境反应的六淫病因学说通过"六淫病邪神明"来描述。

针对进入人体的不能够被直接感知的各种体外致病因素（病因之神），机体会产生不同的可以被感知的风寒热湿燥火六类不同的疾病反应（病因之明），通过对"病因之明"的观察可以把握"病因之神"的类型，这就是关于病因的"六淫学说"。

机体内外失调变化的诊断学说是通过各种"明"异常来判断"神"异常，这就是"有诸内必形诸外"的基本原理。

关于促进人体内外失调恢复协调的治疗学说是通过一定的治疗手段，通过对"神"的失调的调整，让失调的"明"恢复正常

至于养生保健的基本原理与疾病的治疗原理也是一致的。

以上所述，仅为笔者研究的个人之见，正确与否，还望与读者商榷。

医史文博

民国时期京城四大名医方笺遗墨赏析

陈子杰[*]

摘　要　关于民国时期京城四大名医（萧龙友、施今墨、汪逢春、孔伯华）的由来有不同说法，这与其良好的医政背景及对中医教育的重视、名人患者的宣传紧密相关，并对民国时期至新中国成立之初北京地区的中医药事业发展产生重要影响。本文精心挑选的既有代表性又有重要历史文化价值的京城四大名医的五张方笺遗墨及一页信封，可以用来解读其历史背景、方笺文化、书法艺术、处方思路、用药特点，以更好地通过中医药方笺遗墨深入了解京城四大名医的学术经验与相关文化，进一步推动中医药文化研究的开展，同时，近现代名医方笺遗墨散佚极快，其收集整理研究也极具价值。

关键词　方笺　京城　民国时期　四大名医

引　言

京城四大名医是广大民众对于活跃于民国时期北京中医界的四位著名医家的荣誉称谓，目前公认的京城四大名医是指萧龙友、施今墨、汪逢春、孔伯华四位医家，其医名卓著，除文史资料记载的颇多轶事外，更有当年蒙其

* 陈子杰，北京中医药大学中医药博物馆馆长、教授，主要研究方向为《黄帝内经》理论研究、中医药处方文化。

医泽者口口相传至今的医疗相关事迹①。但是随着历史的发展，京城四大名医的方笺遗墨已经是凤毛麟角，难得一见，尤其是方笺遗墨作为能够承载当时名医临证处方用药的一手资料，保存了大量史料信息，其中包括行医地点以及用药经验、文化氛围等，是珍贵的真实医疗经验的体现。本文结合笔者所收藏的京城四大名医方笺遗墨，进行展示分析，以让更多的研究者关注到这一容易被忽视的领域。

一 民国时期京城四大名医的由来

从民国时期开始，"四大名医"提法在全国各地都有所体现，除了京城四大名医（萧龙友、施今墨、汪逢春、孔伯华）以外，还有金陵四大名医（张简斋、随翰英、杨伯雅、张栋梁），济南四大名医（吴少怀、韦继贤、王玉符、王兰斋），云南四大名医（戴丽三、吴佩衡、姚贞白、康诚之），贵州四大名医（王聘贤、王希仲、陈真一、石玉书），成都四大名医（沈绍九、陆景廷、顾燮卿、王朴诚）等。可见在当时，很多地域都出现了医名显赫、医术高超、医德崇高，且能为广大人民解决病痛的名医大家群体。

对于民国时期京城四大名医的由来，一般常见的说法是"1935 年，国民政府颁布《中医条例》，对中医进行考核，聘请医术高明、德高望重的名医为主考官。北平选出施今墨、萧龙友、孔伯华、汪逢春为主考官，被誉为'京城四大名医'"②。但是据查，1935 年 9 月，北平市政府组织了一次医士考试，该届医士考试聘请的考试委员为萧龙友、孔繁棣（即孔伯华）、汪逢春、方行维、徐右丞 5 人③。故这种目前最为常见的说法不一定精准。另有一种说

---

① 陈腾飞、王晓鹏、刘清泉：《北京四大名医成长历程之共性研究》，《中医杂志》2018 年第 22 期，第 1973～1976 页。

② 贵阳市政区大典编纂委员会编《中华人民共和国政区大典·贵阳市卷》，贵州人民出版社，2014，第 955 页。

③ 梁峻编著《中国中医考试史论》，中医古籍出版社，2004，第 95 页。

法是"1934 年，北京举行的第一次中医会考，主考官就是萧龙友、孔伯华、施今墨、汪逢春四位。"① 但是这次中医会考的细节还有待进一步核实。

其实对于"京城四大名医"名称的由来，即便没有主考官这一经历，也可能早有传播，如据《银元时代生活史》记载，早在 1930 年冬，陈存仁先生来北京访书寻古，就曾收到以萧龙友先生为代表的京城四大名医邀请，并参加药王庙义诊②。由此可见，如果该书所述为实，则关于"京城四大名医"的称号，应该在 1930 年前后就已经在北京有所流传了。所以综合考虑，可以有以下几方面来彰显民国时期京城四大名医由来的内因。

（一）从政背景

细究京城四大名医的成长经历，可谓都具有良好的从政背景。萧龙友先生考中晚清丁酉科拔贡，弃政从医前，曾任财政部机要秘书、农商部参事、实业债券局总办、国务院参事等职。孔伯华先生系孔子 74 代孙，曾任职于北平内城官医院，参与京城防疫活动。汪逢春先生最初进京担任法医，又得奉诏入京的御医力钧所垂青，成为其入室弟子，1929 年，任北京考试委员，1938 年，任国医职业公会会长。施今墨先生曾以山西代表身份到南京参加孙中山临时大总统就职典礼，后留在陆军部帮助黄兴同志制定陆军军法，后弃政从医，1932 年，就任中央国医馆副馆长，在医政领域也有着重要影响，如中央国医馆草拟的《中医条例》，当时获得立法院审议通过③。说明当时政府还是对中医行医资格有所认定，这也归功于中央国医馆的努力。正是这些良好的从政背景，助力京城四大名医更好地参与众多政府医事活动，从而获得更大的影响。

（二）投身教育

在京城地区，京城四大名医都是积极投身于中医教育事业的典范，是为

---

① 萧承悰：《缅怀一代儒医萧龙友》，《中国中医药报》2019 年 3 月 15 日，第 8 版。
② 陈存仁：《银元时代生活史》，上海人民出版社，2000，第 148 页。
③ 吴晓明主编《中国药学教育史》，中国医药科技出版社，2016，第 40 页。

中医药事业努力奋斗的代表。如 1930 年，孔伯华先生与萧龙友先生等北京中医界名宿共倡创立"北平医药学校"，翌年，校区搬至丰盛胡同，改名为"北平国医学院"，开办 15 年，共计招生 13 班；1932 年，施今墨先生创立华北国医学院并任院长，办学时间长达 18 年，入学人数约 650 人。这两所北京地区影响力巨大的中医院校，为京津冀地区培养了大量人才，对我国中医学的发展起到了承先启后的作用。1938 年，汪逢春先生开办"北平医学讲习会"①，系在北京地区开办的一所医学夜校，招收了众多在京中医生源，普及面广，为提升北京中医业务水平提供了良好保障。总体来说，这些院校机构对民国时期乃至新中国成立之初北京地区中医药人才的培养、中医药学术研究的促进、中医临证水平的提高等方面都有着重要的推动作用，而众多的学生弟子也是京城四大名医推广深远的重要助力。

（三）名人就诊

良好的从政背景，也使得在京城四大名医就诊人群中出现了众多名人政客，从而进一步扩大了其在社会中的影响，如萧龙友先生在公余之暇经常行医看病，颇有疗效，所以当时的内务部及主管卫生机关即聘请萧龙友为考试中医士襄校委员，萧龙友也因此取得了医师资格②，并曾为袁世凯、孙中山、梁启超、蒋介石、段祺瑞、吴佩孚等名流诊治。施今墨先生为汪精卫岳母、杨虎城、何香凝、溥仪、载涛、李宗仁、郭德洁等名流诊治疾病。由此可见，京城四大名医在当时确实会有着不同一般的影响力。

综合以上，京城四大名医的由来，是在四位先生医术高超、医德高尚的基础上，加之其具有良好的医政背景，积极从事中医教育，且患者群也有着极大的宣传力度，从而造就了其他医家难以与之媲美的影响力。接下来我们将以京城四大名医方笺遗墨来展示其风采。

---

① 吴中云：《汪逢春生平年代考》，《中华医史杂志》1999 年第 4 期，第 233~234 页。
② 李岩：《北京四大名医研究》，北京中医药大学博士学位论文，2004，第 6 页。

二　京城四大名医方笺遗墨赏析

清末民初著名朴学大师章太炎曾说："中医之成绩，医案最著。欲求前人之经验心得，医案最有线索可寻，循此专研，事半功倍。"[①] 这如实阐述了医案在中医药学发展中的重要地位，以及对于医家经验学习的宝贵指导，而中医方笺则是中医在治疗疾病时书写的真实看病记录，是中医医案的原始底稿，更应值得关注和研究，尤其是名家方笺最能与其学术思想、文化底蕴、临床经验紧密结合，故结合笔者多年收藏的京城四大名医方笺遗墨进行展示举例，一览真容。需要说明的是，京城四大名医方笺遗墨为笔者本人所收藏，展示顺序以京城四大名医生年先后为序。

（一）萧龙友先生治绍重感寒案

萧龙友（1870—1960 年），名方骏，字龙友，别号息翁，新中国成立后改为不息翁，四川三台人，著有《息园医隐记》。图 1 系萧龙友先生以普通八格行笺笺纸为患者绍重先生所拟。

图 1 全文：

绍重

感受夜寒，阴分略虚，头昏肢冷倦怠，有时微疼，此乃劳乏太过之故，当从本治，方用：

空沙参四钱　西秦艽三钱　桑寄生五钱　生桑枝三钱

当归须四钱　川羌活三分　苦杏仁（去皮尖）三钱　川贝母二钱

抱木茯神四钱　川芎三钱　甘草二钱

生苇茎（切）一尺　生姜三钱

九月廿九。

[①] 严季澜、张如青主编《中医文献学：供中医药类专业用（第 2 版）》，中国中医药出版社，2011，第 339 页。

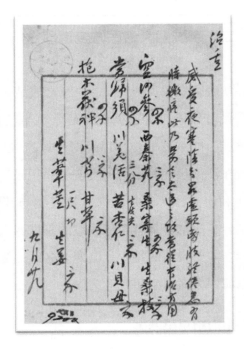

图 1　萧龙友先生方笺遗墨

　　萧龙友先生天资聪颖，又承庭训极严，自幼诵习诗书，打下了牢固的文、史、哲基础，同时兼习书法，后弃政从医，成为一代名医。萧龙友先生以写字绘画陶冶性情，诗词书画率皆能之，其书法隶、楷、行、草各体悉备，已臻炉火纯青之境，京师内外，对先生的诊病墨案，视同珍宝①。新中国成立前就有人如同信札收藏一样，专门关注萧龙友先生的处方墨迹。图 1 中的患者"绍重"指的是原甘肃中医学院图书馆研究馆员张绍重先生，其在 5 岁时由于体弱多病被汪逢春先生收为义子，并教授医药；在萧龙友先生 82 岁高龄时被收为关门弟子②。张绍重先生整理与萧龙友先生相关的医案及经验，出版《萧龙友医集》，其上篇为医案，下篇收录医话医论，附篇为书画题跋。张绍重先生曾云："（萧龙友）先生临证处方向不假手他人，其书

①　孙景环主编《中医之妙》，重庆大学出版社，2015，第 89 页。
②　陈腾飞：《萧龙友：京城名医四朝人生侧记》，中国中医药出版社，2020，第 228 页。

法秀雅如右军兰亭，有独到功夫，故有多事搜集先生处方，装潢成册，以为习字范本者。"①

1. 从本而治

萧龙友先生曾云："医药为救人而设，本无中西医之分，研此道者，不可为古人愚，不可谓今人欺，或道或术，当求其本以定，一是不可舍己芸人，亦不可非人是我。"② 所谓"或道或术，当求其本以定"不仅仅是学术上的优秀传统，更是临证处方用药的圭臬，如《素问·阴阳应象大论》云："治病必求于本"，强调本于阴阳是分析病因病机、确定诊治的基本方针。《素问·标本病传论》云："知标本者，万举万当，不知标本，是谓妄行"，指出知晓标本是临证处方用药的关键之一，图1所列病证虽看似普通外感，但也不能不仔细分析其内在的病因病机，故指出患者系平素劳累太过，因虚而感，所以"当从本治"，如果不从调理体虚之内因入手，那就不能杜绝外在生病之源。由此可见，萧龙友先生深谙经典，又联系于临床实践，从本而治是其一个重要的观点。

2. 补中有通

萧龙友先生擅治虚劳，多用育阴培本法施治③。但是在运用育阴法时，萧龙友先生曾告诫门人曰，"若投药失宜，治之失所，以致滋腻不化，又能得相反之效果"④，故萧龙友先生在众多虚证中，特别喜用桑枝一药，取其善通行于四肢，重在一个"通"字，而在图1中，萧龙友先生并将桑枝与桑寄生二药搭配使用，桑寄生偏于补，能祛风湿、补肝肾、强筋骨，二药搭配，补而不滞，更适合体虚之人固本而治。其他诸如图1中所用的当归须，其气轻而辛，能补血活血，兼以散寒止痛，也是攻补同用的思路。可见，在

---

① 林乾良编著《中国古今名医处方真迹集珍》，西泠印社出版社，2009，第38页。
② 周凤梧、张奇文、丛林主编《名老中医之路》，山东科学技术出版社，2005，第826页。
③ 张绍重：《萧龙友先生的学术思想及临床经验（一）》，《新中医》1981年第1期，第7~12页。
④ 张绍重：《萧龙友先生的学术思想及其临床经验（二）》，《新中医》1981年第2期，第12~15页。

萧龙友先生运用"育阴"法扶正时常辅以通血脉、畅经络之品，图 1 中所涉及的桑枝、当归须、川羌活、川芎，均可酌情进行选用。另外，由于肺主皮毛，故皮毛受邪内伤于肺，如《灵枢·邪气脏腑病形》所云："形寒寒饮则伤肺"，故图 1 中也选用苦杏仁降气止咳，川贝母化痰平喘，二味药物是顾护肺气且具行气散结之功的肺系用药常见搭配，也是通补兼施的代表药对。

3. 用药法象

萧龙友先生喜用沙参，尤其是图 1 中第一味药所书"空沙参"，即南沙参别名，在萧龙友先生临证处方中出现频次极高，且多排在处方第一位[①]，因该药味甘，性微寒，其质轻，多裂隙，萧龙友先生则从药物法象角度，认为南沙参肥大而松，恰如肺泡之象，故既可以滋补肺体又可以畅通肺气，是补虚强身的要药，在临证中，如遇劳累太过、老人体弱等情况，萧龙友先生也常常南北沙参同用，以替代人参，可以补而不滞、补而不燥，从而更好地养阴以培本。萧龙友先生云："衣料之质地原坚，借用之太久，虽用者加倍爱护，终以久经风日，饱经雪霜，其脆朽必然。而忘其穿着之太久，乃以碱水浸之，未有不立时破碎者。若仔细周密，以清水小掇轻洗，宿垢虽不必尽去，但晒干之后，能使人有出新之感。由此可更使其寿命增长，其质地非惟无损，且益加坚。"[②] 故借此象认为生药、鲜药也有"清水小掇轻洗"之功，尤其是对于一些年老体弱之病患尤为合适，如图 1 中所用到的生苇茎、生姜即是，其中生苇茎因其鲜而生津，又因其中空可以化痰散结，融护体和散邪于一体。

（二）施今墨治张云飞神经衰弱案

施今墨（1881—1969），名毓黔，浙江萧山人，自撰有《施今墨医案验方合编》，经门人整理，出版有《施今墨临床经验集》《施今墨对药临床经

① 陈腾飞、王帅、安世栋等：《浅析燕京名医萧龙友临证使用南沙参之配伍经验》，《环球中医药》2017 年第 6 期，第 761~763 页。
② 张绍重：《萧龙友先生的学术思想及临床经验（一）》，《新中医》1981 年第 1 期，第 7~12 页。

验集》等。图 2 与图 3 均系施今墨先生用其专门笺纸为患者张云飞的两次诊治而拟。

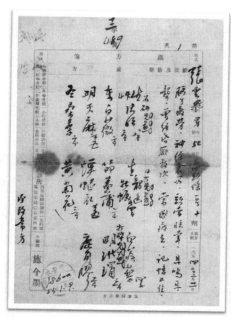 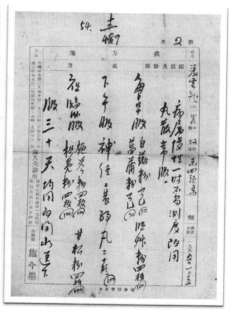

图 2 施今墨先生方笺遗墨一　　　　**图 3** 施今墨先生方笺遗墨二

图 2 全文：

第一次诊：

张云飞　男　52 岁　东四头条一号　十剂　一九五四年十二月卅一日

脑力疲劳，神经衰弱，头常眩晕，耳鸣耳聋，曾经昏厥数次，常感疲乏，记忆不佳。

生决明（石研先煎）八钱　草决明三钱　生牡蛎生龙齿（同打先煎）各四钱

白蒺藜四钱　东白薇二钱　节菖蒲二钱　明玳瑁（打碎先煎）三钱

明天麻一钱五　蝉蜕衣一钱五　鹿角胶二钱　冬桑叶二钱

黄菊花三钱

图 3 全文：

第二次诊：

张云飞　男　52 岁　东四头条　一九五五年一月十五日　第 2 次

病属慢性，一时不易测度，改用丸散常服。

每日早服白薇粉、菖蒲粉各一包，胆草粉四枚

下午服神经衰弱丸二十粒

夜临卧服栀芩粉四枚、枳壳粉四枚

服三十天，均用白开水送下。

施今墨先生年轻时随父到山西，就读于山西法政学堂，毕业后保送京师法政学堂，这期间曾跟随其舅父李可亭学医，后弃政从医，成为一代名医。综观施今墨先生处方书法，非常有气势，显示出强烈的自信，故有人说："他还写得一手深有功底的王体字，一位书法家曾经说，施今墨不作为医学家，做个书法家也是相当有造诣的。"① 也有人说：施今墨先生"曾通读二十四史，文史修养深厚，书法自成一体"②。这两笺系施今墨先生在 20 世纪50 年代拟就，所用制笺格式与当时北京中医学会所制定的标准处方笺样式基本相同，而施今墨先生在民国时期的方笺样式也甚是中规中矩，这可能与其曾研习法学有着密切关系。综观施今墨先生处方，用药药味有时虽多，但也搭配得体，思路严谨，彰显自信，其处方之气势常令中医药界的行家交口赞叹，后人也十分难以模仿，如云"其有厌学而图其便者，略习其大方以求相似，鲜有成功者"③。

1. 中西汇通

施今墨先生为中西医汇通医家，在解释中医医理时大量接受并使用西医术语，如图 2 中所写"脑力疲劳，神经衰弱"，即与传统中医所述不太一样。1932 年，施今墨先生任华北国医学院院长，亦主革新，不存中西医门

---

① 徐江雁：《衷中参西，理真术效——记"北京四大名医"之一施今墨》，《北京中医》2006 年第 6 期，第 331~334 页。
② 张存悌：《施今墨先生方笺墨迹赏析》，《中医药文化》2009 年第 6 期，第 38~40 页。
③ 朱文哲主编《国家命运与医学变革》，中山大学出版社，2019，第 181 页。

户之见，课程设置以中医为主，兼设西医基础课程，如解剖、生理等，课表具体如表1所示。

表1　华北国医学院课程

课程设置	课程名称
中医课程	中国医学史、医学大意、内经、难经、伤寒、金匮、温病、诸病源候论、本草、处方、脉学、辨证论治、医案学、内科、外科、妇科、儿科、针灸科、眼科、耳鼻喉科、皮肤花柳科等
西医课程	生理卫生、解剖学、病理学、细菌学、药理学、诊断学、传染病学、法医学、内科、外科、妇科、儿科等临床各科
公共课程	国文、日文、德文等

华北国医学院的办学方针是："以科学方法整理中医，培养中医人才，绝不拘泥成法，唯一宗旨希望明先哲遗言，借助新医经验，为人群造福。"① 这样的办学方针与其院长施今墨先生的倡导是密不可分的，而在临床实践中，施今墨先生也是身体力行，践行中医与西医结合，如图2中症状描述及图3中按早中晚服药方法均是受西学影响的表现。

2. 善用对药

施今墨先生在临证处方书写中有个极大的特点，就是将有着相互佐助、相互制约，且可以增强疗效的药味并列书写，以充分发挥药效，其学生吕景山曾集有《施今墨对药》一书，较详细地介绍了施今墨先生临床常用的370余对对药。在图2中，生决明与草决明即一对对药，其在宋代《博济方》中决明散就有配伍使用，生决明咸平，草决明甘苦寒，合用能清热平肝，上明耳目。施今墨先生常将之用于肝热头昏，视物不明，目赤涩痛，头痛等症；高血压、动脉硬化诸症②。生牡蛎与生龙齿也是一对对药，其合用历史可追溯到汉代《伤寒论》中的桂枝加龙骨牡蛎汤。龙骨、牡蛎掺合，治神经衰弱诸症，确有镇静安眠之功③。施今墨先生善于总结历

---

① 盛亦如、吴云波主编《中医教育思想史》，中国中医药出版社，2005，第336页。
② 吕景山：《施今墨对药（第4版）》，人民军医出版社，2010，第313页。
③ 吕景山：《施今墨对药（第4版）》，人民军医出版社，2010，第284页。

史经验，以对药治病，凸显合力，这也是基于中医阴阳关系的理解运用，故其常云："临证如临阵，用药如用兵。必须明辨证候，详慎组方，灵活用药。不知医理，即难辨证；辨证不明，无从立法；遂致堆砌药味，杂乱无章。"①

3. 改革药剂

施今墨先生在临床中深感中药煎服不便长期服用，于是认为将中药剂型服法进行改革也是中医药发展创新的重要内容，如图 2 中所提及因为神经衰弱之病属于慢性，一时半刻不易出现效果，于是在二诊时改用丸散常服，于是图 3 中出现白薇粉、菖蒲粉各一包，胆草粉四枚这些用法，可见有将中药打成粉末包装成袋的，也有将中药打粉做成药片的，估计与药物的口感有密切关系，诸如龙胆草、栀子、黄芩、枳壳等药味道过苦，口感不佳，阻碍服用，故做成片剂以方便长期服用。除单味药物做粉剂、做片剂以外，施今墨先生还特别注重结合自身经验方制作成中成药，如有气管炎丸、神经衰弱丸、高血压速降丸、强心丹、皮肤病血毒丸、感冒丹等，深受中外欢迎②。图 3 中所提及的神经衰弱丸就是其一，多次用于治疗失眠等神经衰弱症状，药物组成有枣仁、首乌藤、合欢花、丹参、当归、远志、五味子、黄精、生磁石、知母等，而且施今墨先生为了方便患者选用，在这些中成药的命名上，也采用西医病名，一目了然，这与传统的中成药或以主要药味或以主治功效命名的方式截然不同，实属首创。

（三）汪逢春先生治仰曾小姐风疹案

汪逢春（1884—1949），名朝甲，号凤椿，江苏苏州人，受业于吴中名医艾步蟾老医生，留有《泊庐医案》一书。图 4 系汪逢春先生用清秘阁笺纸为患者仰曾小姐所拟。

---

① 张永和、张婧：《大国医施今墨》，华文出版社，2021，第 102 页。
② 中国科学家辞典编委会编《中国科学家传略辞典（现代第一、二辑）》，山东省科技出版社，1980，第 741 页。

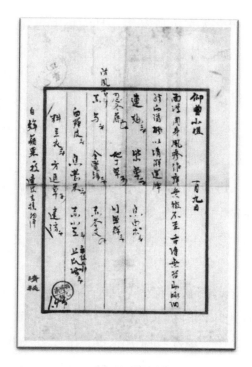

图4 汪逢春先生方笺遗墨

图4全文：

仰曾小姐 一月九日

面浮，周身风疹作痒，无微不至，舌净无苔，两脉细弦而滑，拟以清解运脾。

连翘三钱 紫草二钱 焦白术三钱

忍冬藤五钱 地丁草一钱半 川萆薢三钱

赤芍二钱（防风七分炒） 全当归三钱 赤苓皮四钱

白鲜皮三钱 焦薏米三钱 赤小豆三钱 丝瓜络三钱

料豆衣三钱 方通草一钱半 建泻三钱

（自）鲜苹果一枚连皮去核切片。

汪逢春先生出身吴门名门望族，家学底蕴深厚，方案书写流畅自如，笔墨雅致，一如其吴门用药之平正轻灵之象，仔细品味，又有醇正和缓之味。汪逢春先生处方用笺喜好清秘阁制笺。清秘阁作为北京琉璃厂的一家老字号，其制笺精美，素得文人名家所喜用，且为皇家青睐，而汪逢春先生又曾受御医力钧指点，有师徒之情，故汪逢春先生喜用清秘阁笺纸也有此意。图 4 中患者"仰曾小姐"，即汪逢春学生冯仰曾，师徒二人结下缘分也是由于当年冯仰曾女士因病求治于汪逢春先生，而疗效甚佳，故让冯仰曾女士开始笃信中医，此后就读于华北国医学院，成为该学院为数不多的女生之一，并拜汪逢春先生为师，毕业后又参加了汪逢春先生所开办的北平医学讲习会，与赵绍琴、谢子衡等人成为讲习会的第一班学员。后来冯仰曾女士在《中医杂志》中介绍了老师汪逢春先生的几则医案，指出汪逢春先生有数十年的临床经验，更擅长时病及胃肠病①，图 4 中所治风疹之证就是时病之一。

1. 清解消疹

汪逢春先生擅长治疗时病，而图 4 中所治的风疹，一般被认为是由感受风疹时邪引起的急性出疹性时行疾病。对于出疹性疾病，汪逢春先生颇有论治心得。20 世纪 20 年代，猩红热肆虐北京，中医称为烂喉丹痧，是温疫之一种②。汪逢春先生善治时病，故对烂喉丹痧论治有着丰富的经验，虽然风疹与烂喉丹痧非属一病，但是在症状上都会因为热郁而出斑疹作痒，故治疗上可有互通之处，即均应当清气凉血散结，解毒消疹化斑，可以清解立法，故图 4 中方药化裁于赵绍琴所总结的汪逢春先生治疗猩红热经验，药用连翘、忍冬藤、赤芍、紫草、地丁等③。其中连翘与忍冬藤、紫花地丁清热解毒、疏风散结，系痧疹论治基本药组，赤芍与紫草作为凉血要药，是治疗斑疹瘙痒的常见搭配，而在图 4 中使用时还有个细节之处，那就是在用赤芍时以"防风七分炒"，以区别于烂喉丹痧的禁用风药。赤芍伴以少量防风在凉血达表的同时，有祛风止痒的目的，这样两种药物搭配炮制的写法也是汪逢春先生处方的特色之一，也蕴含"对药"的思想。

2. 运脾化湿

图 4 中所载虽为风疹之证，但是由于面浮，脉有滑象，故汪逢春先生并

---

① 冯仰曾：《汪逢春医案》，《中医杂志》1958 年第 8 期，第 549~550 页。
② 龙致贤主编《北京中医药大学中医学家专集》，人民卫生出版社，1996，第 137 页。
③ 赵绍琴、胡定邦、刘景源编著《温病纵横》，人民卫生出版社，1982，第 129~130 页。

未忽略对于中焦脾胃的调理，随之确立了运脾的论治思路。汪逢春先生对痧疹的治疗往往从脾胃出发，时时注意兼顾调理脾胃，充分体现了其"诊治诸病，不离脾胃""治病必以脾胃为本"的学术思想①。由于脾胃既是气血化生之源，又是人体气机升降之枢纽，且与肺为母子关系，故对于痧疹治疗极其关键。由于图4中所载面浮，脉有滑象，显示有湿热盘踞，且困乏中焦，故运脾之法采用以下方案：一则焦白术、焦薏米，炒焦以更助燥湿健脾之力；二则川萆薢、赤苓皮、白鲜皮、赤小豆，利湿以解脾胃之围，同时以方通草、建泻利湿泻心火止痒；三则选用所擅长之通络药，畅通全身气机，如图4中所用之丝瓜络，常与桑枝合用，以开胃健脾，祛风除湿，活血通络，促进全身气血运行之通畅，也是汪逢春先生的常用药物搭配。综上，如《泊庐医案》一书序云："汪逢春先生诊疾论病，循规前哲，而应乎气候方土体质，诚所谓法古而不泥于古者也。每有奇变百出之病，他医束手者，夫子则临之自若，手挥目送，条理井然，处方治之，辄获神效。"②

3. 药食同源

图4中还有个特色之处，即最后提及"（自）鲜苹果一枚连皮去核切片"，也就是在煮汤药时自己加个鲜苹果，充分体现了汪逢春先生药食同源的思想。鲜苹果是汪逢春先生医案中常见之搭配，如《中医各家学说（临床案例版）》所录汪逢春医案中，就提及"二诊后加入鲜苹果一枚，连皮去核切片与陈廪米煎汤代水，更具益脾开胃之功，足见汪老用药之巧妙"③。《名老中医之路》中，谢子衡回忆汪逢春先生"邢左湿温案"经历15诊病向愈，最后以泻化余热，甘润和中法而收全功，其也用到"鲜苹果（连皮去核切片）1枚"④。在图4中，汪逢春先生用到鲜苹果一个，一则可以益脾开胃，以助运脾，二则也可以养阴生津，助当归、料豆衣养血熄风止痒，同

① 赵艳、孙晓光、彭建中：《民国名医汪逢春治痧疹验案四则》，《中医文献杂志》2011年第4期，第36~39页。
② 周凤梧、张奇文、丛林主编《名老中医之路》，山东科学技术出版社，2005，第913页。
③ 杨云松主编《中医各家学说：临床案例版（第一辑）》，湖北科学技术出版社，2020，第328页。
④ 周凤梧、张奇文、丛林主编《名老中医之路》，山东科学技术出版社，2005，第919页。

时调和药味，缓解烦躁之心情，可见此药食同源之用法，甚是妥当。同时，这也反映出汪逢春先生也善用鲜药的特色，如鲜佩兰、鲜荷梗、鲜竹叶、鲜梨、鲜苹果、鲜小萝卜、鲜紫葡萄都是常用之品，盖鲜品芳香之气较浓，化浊之力较强，且精汁丰富之故①。

（四）孔伯华治丁日昕吐血案

孔伯华（1885—1955 年），谱名繁棣，号不龟手庐主人，山东曲阜人，晚年撰有《时斋医话》《中风说》《疾疾说》等著作，生前均未能付梓，由后人结集整理为《孔伯华医集》出版。图 5 系孔伯华先生用自制笺纸为患者丁日昕所拟，而图 6 则是孔伯华先生为患者准备的装处方的药方筒。

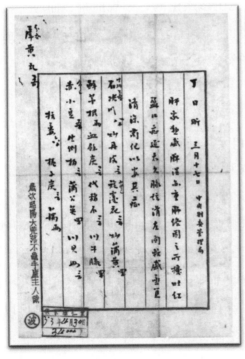
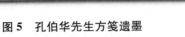

图 5　孔伯华先生方笺遗墨

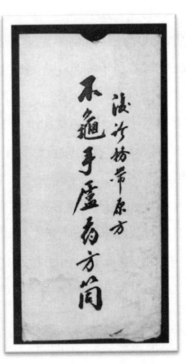

图 6　孔伯华先生方笺药方筒

---

① 王明旭等主编《医药文化研究》，陕西科学技术出版社，2001，第 155 页。

图 5 全文：

丁日昕，三月十七日，中央财委管理局

肝家热盛，脾湿亦重，肺络因之所扰，吐红盈口，症延太久。脉弦滑，左关较盛，亟宜清凉肃化，以安其症。

石决明（生研先煎）八钱　炒丹皮三钱　旋覆花（分包）三钱　炒蒲黄四钱

鲜茅根一两　血余炭三钱　代赭石三钱　川牛膝四钱

赤小豆（分包）五钱　生侧柏三钱　蒲公英四钱　川贝母三钱

栝蒌六钱　栀子炭三钱　藕一两

犀黄丸（分吞）一钱半

孔伯华系孔子第 74 代后裔，家学源远流长，而精于书法练习，故处方书法也是极具功力，且均亲自书写，《孔伯华医集》云："先生还精于书法，每临诊亲笔疏方，病因脉治之医案书于前，简明扼要而又具体；君臣佐使之药味列于后，配伍严谨且注明炮制及煎服法。字体清秀俊逸，笔势潇洒。先生不唯工于小楷，对大字亦有功力，常作横额，每字逾尺，遒劲有力，深厚古朴，自成风格。所以先生还称得上是一位优秀的书法家。"[①] 图 5 所用笺纸系孔伯华先生自制，虽也是八格行笺，但在笺纸左下印有"岁次昭阳大荒落不龟手庐主人识"，其中"岁次昭阳大荒落"系天皇燧人氏所创岁星纪年的提法，是干支纪年的前身，其对比如表 2、表 3 所示。

表 2　天干与岁星纪年对照

天干	甲	乙	丙	丁	戊	己	庚	辛	壬	癸
岁星纪年	阏逢	旃蒙	柔兆	强圉	著雍	屠维	上章	重光	玄黓	昭阳

表 3　地支与岁星纪年对照

地支	子	丑	寅	卯	辰	巳	午	未	申	酉	戌	亥
岁星纪年	困敦	赤奋若	摄提格	单阏	执徐	大荒落	敦牂	协洽	涒滩	作噩	阉茂	大渊献

[①]　《孔伯华医集》整理小组整理《孔伯华医集》，北京出版社，1988，第 6 页。

由表 2、表 3 可知"岁次昭阳大荒落"即为"癸巳年"，也就是 1953 年，这也与图 5 中左下角"乐家继仁堂"的抓药戳印中所写时间有所对应。"不龟手庐主人"即孔伯华先生的号。"不龟手"典出《庄子内篇·逍遥游》，本义指冬天用药涂手，使不皲裂，孔伯华以此号之，颇有深意，一方面自谦，称自己只是掌握了一些雕虫小技；但另一方面，则是借这个典故指出，医术虽然是"雕虫小技"，但用好了也大有可为。图 6 中间书"不龟手庐药方笺"，并注明"复诊务带原方"，有此准备，甚是贴心。

1. 湿热彰盛

孔伯华先生在图 5 中首先写道"肝家热盛，脾湿亦重"，显示出其对于肝热与脾湿的重视，如云"湿家兼热致病者十有八九，此天地气运使然也"，其子孔嗣伯也云："先父在重视脾、胃、肝相互关系的基础上提出了'脾湿'和'肝热'是导致人体发生一切疾病的两大主要因素，所以他在临症中特别注意'湿'和'热'两种邪气的轻重及其争峙的情况。"[①] 由于此案系吐血之证，虽是来自肺络受损，但究其原因，一则是肝热导致木火刑金之势，且由于足厥阴肝经"复从肝别贯膈，上注肺"（《灵枢·经脉》），影响甚大；一则是脾湿导致母病及子，且由于手太阴肺经起于中焦，关系甚密。有鉴于此，在肝热脾湿双重夹击之下，使得肺络受伤，出现"吐红盈口"，且非短期所致，故云"症延太久"。当湿热蒸腾、肝家气逆吐血时，用清化柔肝法[②]。故在治疗上，孔伯华先生提出"亟宜清凉肃化，以安其症"的治法，选用了常用的喜好药味如石决明、丹皮、旋覆花、代赭石等，同时孔伯华先生在处方书写时也非常注重炮制，如石决明要"生研先煎"。另外，需要一提的是，孔伯华先生在临证中特别喜好用石膏、石决明、代赭石、灵磁石等药，故后世也有"石膏孔"的称谓。

2. 鲜药护胃

在晚清民国时期，北京地区医家用鲜药较为普及，而且药铺也多有支

---

① 孔嗣伯：《孔伯华先生学术经验简介（续）》，《中医杂志》1962 年第 8 期，第 36~40 页。
② 朱鸿铭：《孔伯华的治医态度与学术成就》，《山东中医学院学报》1984 年第 3 期，第 40~45 页。

持，如在新中国成立前后，北京药铺中经营鲜药是相当普遍的，只是一些中小店铺经营品种少些，在冬季或春季断档，而一些知名的大字号一年四季常备多品种鲜药，设有自家药园①。在这样的一个良好氛围下，京城四大名医也都喜好鲜药，如本文前面提到的萧龙友先生、汪逢春先生都有着运用鲜药的丰富经验，而孔伯华先生对于鲜药的运用，也有着自身的体会，其善用众多鲜药，重在顾护胃气，如图5中所用的鲜茅根，鲜药力未有损耗，且有着干药所不具备的作用，一方面可以清热凉血，另一方面有滋养阴液不伤胃之功。在图5中用到的另一个鲜药则是藕，可以清热凉血、健脾开胃。鲜茅根与藕搭配可以帮助清肝热且不助湿。另外，由于鲜药包含津液的缘故，所以在用量上也需要重用，如图5中鲜茅根与藕都用到一两之多。据统计，孔伯华先生常用鲜药10余种：如鲜芦根、鲜白茅根、鲜石斛、鲜九节菖蒲根、鲜藿梗、鲜竹茹、鲜生地、鲜荷叶、鲜薄荷、鲜藕、鲜佩兰、鸭梨、梨皮、西瓜翠衣等，此类鲜药多为清热养阴、芳化辛散之品，是治疗热病的常用药②。

3. 搭配成药

孔伯华先生处方的另一个重要特点，就是常于汤药之中搭配中成药，以更好地发挥疗效，但与施今墨先生所创新的中成药不同，孔伯华先生处方所搭配的中成药都是一些历史悠久的传统中成药，如紫雪丹、犀黄丸、苏合香丸、局方至宝丹、安宫牛黄丸③。在图5中就用到了"犀黄丸（分吞）一钱半"。孔伯华先生在血证当中，特别喜好用到犀黄丸，犀黄丸出自《外科全生集》，也叫西黄丸，选用牛黄可以清热解毒、化痰散结，并配合乳香、没药、麝香以发挥活血消肿、祛瘀止痛之作用，用在血证中既可以清热化痰不让血液妄行，又可以祛瘀散结不让血液瘀堵，充分体现出"止血不留瘀"的思想。图5中的患者是湿热彰盛所引起的吐血，所以犀黄丸可以清热化

① 郝近大：《北京老药铺中的鲜药》，《基层中药杂志》1992年第4期，第42~43页。
② 姜秀新：《孔伯华辨治热病经验研究》，中国中医科学院博士学位论文，2020，第57页。
③ 王卓：《孔伯华五种常用中成药的运用经验研究》，中国中医科学院硕士学位论文，2020，第17页。

痰，辅助汤药达到"清凉肃化，以安其症"的目的。纵观孔伯华先生的处方医案，其搭配的中成药数目并不都像在图 5 中所使用的 1 种，有时可以搭配到 3 种之多，如在疾病早期热势轻而兼痰湿时，多用局方至宝丹；湿盛则首选苏合香丸；湿热互结兼邪气炽盛多用苏合香丸配合"凉开三宝"使用①。其实以中成药配合汤药的做法可以帮助汤药发挥更好疗效的同时，还可以借助中成药的独特药效弥补汤药治疗上的不足。在服用方法上，既可以将丸药放入汤药一起煎煮，也可以临用时以汤药送服丸药，或者就如图 5 中所述，单独分吞丸药，这些都可以根据具体情况灵活使用。

三　小结

京城四大名医活跃的时代虽距当今不到百年，但很多当时的历史资料散佚较为严重，其方笺能够在历史的流传中得以保留已是万幸。在当前京城四大名医资料的搜集中，方笺应是很重要的史料之一，其中不仅展现了京城四大名医的用药经验及行文书写习惯，还蕴含着很多相关人物以及历史信息等线索，能够从真实的医疗案例中总结经验，亦可作为史料开展相关文献研究。在此仅以京城四大名医部分方笺为例，将其中涵盖的信息进行挖掘，以供读者阅读参考。需要注意的是，目前仍有大量的方笺尚未被充分挖掘整理，所以还是应在当前的学术研究尤其是中医药文化研究中给予更大的重视。

---

① 王卓：《孔伯华五种常用中成药的运用经验研究》，中国中医科学院硕士学位论文，2020，第 44 页。

中医药传播史上的仿单文化

白建疆*

摘 要 本文回顾了仿单的历史，分析了仿单与广告的演变过程，提出了中国仿单文化的概念。本文通过梳理北京御生堂中医药博物馆珍藏的部分老药铺仿单真迹，回溯了中医药相关仿单记载的历史，表达了笔者收藏中医药仿单、研究中医药仿单文化，并通过举办展览等方式传承推广中医药文化。

关键词 中医药文化 仿单 中医药广告

在中国古代典籍中，我们很难发现"广告"这一词语。据历史学家考证，我国"广告"一词是中日甲午战争过后，随着留学潮的兴起，由那些留学生"贩"回中国来的。中国古代的"广告"活动却并不比国外晚，仿单就是最好的证明。

中国是世界"四大文明古国"之一，历史亘古而悠久。仿单在中国古代社会很早就得到了发展，成为中华传统文化的重要组成部分，其不仅创造过光辉灿烂的业绩，更创造出光彩夺目的仿单文化。千百年来，中国古代仿单作为世界广告史的一部分，一方面遵循着普遍商业规律变化演变，另一方面又不断呈现一些刻有中国古代社会印痕的独有特征。老仿单所创造的经济奇迹，证明了中华文化具有不朽的生机。

* 白建疆，聚协昌（北京）药业有限公司董事长兼总经理，北京御生堂中医药博物馆馆长，主要研究方向为中药新药研发及产业化、中医中药历史文化、现代企业和博物馆管理。

仿单，对于生活在现代社会中的人们来说，比较陌生，其作为一个物品名称，是一定历史条件下的产物，代表着一定的历史时代。古时候，仿单又叫"夹带"或"裹贴"，经常作为药品和商品包装来使用，后来兼具保存包

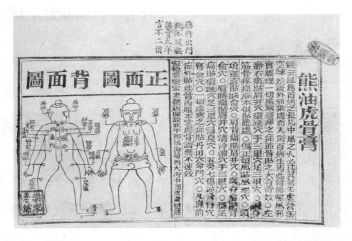

宏德堂熊油虎骨膏仿单（民国）开设于北平西郊海甸西大街的北京乐家老药店

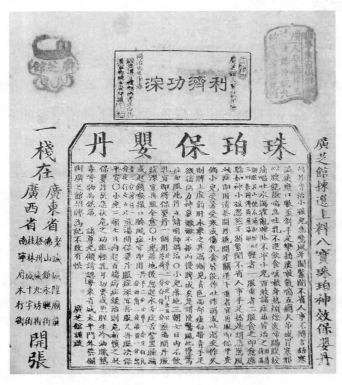

广芝馆珠珀保婴丹仿单（清代）粤东省城太平门外

装、广告宣传等功能。随着历史脚步的远去，在很多领域它逐渐离开了大众生活，唯独在医药领域仍保留着古老的传统，但名称发生了变化，人们不再称其为"仿单"，而叫"说明书"。在老字号企业的档案中，在历史博物馆的橱窗里，那一张张有幸流传下来的老药铺仿单，仿佛在无声地诉说着那个时代、那段历史，诉说着那些沧桑、那些辉煌。

一　了解历史：发现的最早药品仿单出自宋代

我国是造纸术和印刷术的故乡。早在西汉时期，我国人民发明了造纸术。到了东汉，蔡伦在总结前人经验的基础上改进了造纸术，用树皮、麻线、旧渔网、碎布头等造出精良的纸张。造纸术的改进使人们逐渐从原来沉重的竹简中解脱出来，极大地方便了社会经济文化的交流和发展。纸一发明，便进入商品领域，为经济发展服务。印刷术也是我国古代四大发明之一。据历史学家考证，最早出现的印刷术——雕版印刷，来源于古老的印章和碑刻。秦汉时期的印章、碑刻制作已经很成熟，字体精雕细刻，富于变化，艺术性很强，但字数很有限。后来人们从中受到启发，将更多的文字反刻在大块石头或木板上，多块连接起来，就可以印制出长篇大论，还可以配上精美图案，这就是雕版印刷。

雕版印刷作为中国的传统手艺，一直在商品的纸质印刷广告和包装中占据主导地位。1990 年，考古工作者在甘肃敦煌发掘大批汉代木简，同时出土的还有若干纸片，其中一张纸片上有九个雕版印刷字："巨扬左利上缣皂五匹"。据考证，这就是后来"仿单"的雏形。也就是在这个时期，人们已经开始将纸作为商品的包装材料使用了。20 世纪初，德国皇家考察队在新疆吐鲁番考察时发现一张元代残纸，也是用雕版印成，五行文字之外有双线边框，其文字为："信实徐铺，打造南柜佛金诸般金箔，不误使用，住杭州官巷，在崔家巷口开铺。"这就是一张商品仿单广告。

从考古发现看，在许多出土青铜器或陶器上面刻有制作工匠的名字或产地名称，后代如东汉马王堆遗址出土的漆盘上也有此类标记。古书将这称作"物勒工名"，有学者认为，这应该就是商标、仿单的源头。从现存的实物看，中国至少在公元 11 世纪的宋代，就已经出现了仿单——作为商品的一种广告形式。中国历史博物馆收藏有中国宋代"济南刘家功夫针铺"的广告铜版，铜版约四寸见方，正中为白兔抱铁杵捣药的插图，白兔被刻画得憨态可掬，正抱持一根铁杵轻松地捣着臼里的中药，形象逼真，富有动感。左右两边还分别写着"认门前白兔儿为记"，下部刻着"收买上等钢条，造功夫细针，不误宅院使用；客转为贩，别有加饶。请记白"。在中国古代，白兔被认为是聪明伶俐的象征，我国自古就有"只要功夫深，铁杵磨成针"的谚语。这张广告当时是商家向消费者宣传功夫针的信息：刘家功夫针乃精工制作，使用刘家功夫针，会使你飞针走线，更加心灵手巧。可以肯定，这块铜版就是用来印"刘家功夫针"仿单的。在当时，精工磨制的"刘家功夫针"，被这块铜版印出来的精美的仿单包裹着，由卖货郎一根根或一包包地卖出，最终流到千家万户，通过家庭妇女的巧手，缝就一件件美丽的衣裳，或给人家增添丝丝暖意。

宋话本《碾玉观音》中，咸安郡王的"碾玉待诏"崔宁，在所造玉观音底下碾上"崔宁造"字样。小说《醒世恒言》里的冉贵也是根据藏在皮靴衬里的一张纸条（纸条上写着："宣和三年三月五日铺户任一郎造"）确认了皮靴是正宗。这藏在皮靴里的纸条不仅具有一般广告的作用，而且是一张防伪的仿单。正因为这种仿单使用数量日增，于是又出现了专门生产仿单的印刷作坊，南宋《梦粱录》记载临安城内的作坊时，就有"裹贴作"一类作坊字号。

由于木材的成本较低，雕刻又较省力，当时的仿单多是用木板来刻印的，相比金属制版则成本较低，刻印较易。金属板需要浇铸，技术水平也很高，因此用金属制版的仿单非一般铺户所能为，也只有少数实力雄厚的铺户才能使用。而像"刘家功夫针"这样图文并茂、印刷精美的仿单铜版，当时一定是极为稀少，能有幸留存到今天实属不易。

至 20 世纪初，随着商业的发达，药铺也十分兴盛，一些实力雄厚的商号、药铺在请人刻印仿单时，由最初的木版印改为石版印，乃至用铜版、铁版、铅版来印制仿单。这样印出来的仿单，字迹清晰，字体整齐，一目了然。

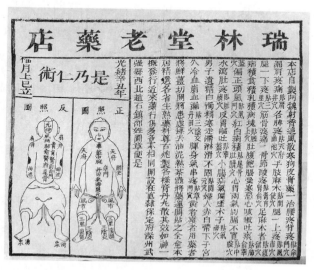

瑞林堂老药店阿魏麝香追风散仿单（清代）直隶保定府深州武强县西北赵石镇

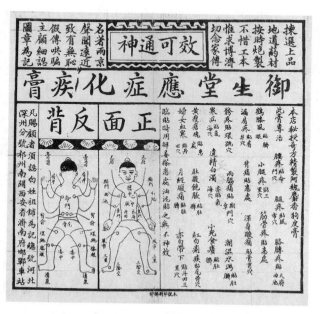

御生堂应症化疾膏仿单（民国初）总号河北深州分号

二 学习先贤：历史上仿单使用相当广泛

根据《辞海》的解释，仿单是介绍药品或一般商品的性质、用途、用法的说明书。旧时货物价目单及书画篆刻家的润例也称作仿单。其实，仿单的含义很广泛，种类也很繁多。

从语言学的角度讲，仿单这个词语在中国古代和民国时期使用相当普遍，这可以通过许多戏曲、小说和绘画作品看出。但在今天，它已基本脱离了现代人的生活空间。1949 年后，国家通过简化文字运动，基本废除了繁体字，大大简化了汉字的书写和降低了记忆难度，使千万人民大众在很短时间内掌握了认字、读书和写字，对普及文化知识起到了不可磨灭的作用。同时这一时期还从字典中删除了一些不常用的字词，增加了许多反映新时代、新背景的词语。"仿单"一词就是在这时被"说明书"所取代。

"仿单"作为一个大众词语，目前在我国台湾地区还在广泛使用，并且作为一般商品的"说明书"，一方面，体现了台湾文化是中华文化的继承，另一方面，可以看出台湾的现代社会与中华传统社会的密切联系和血脉相承。从现代语境来解读，我们将台湾地区的"仿单"等同于大陆地区广泛使用的"说明书"是不成问题的。仿单作为词语，在大陆人的日常用语中除专业人员外，大多感觉陌生了。

从严格意义上说，仿单与一般的标签不同。标签是指附着在产品上的，用以记载文字、图画或记号的标示物，并不一定是说明性文字；而仿单却是专指产品附加之说明书。二者有时却是可能统一起来的，那就是它们都可以起到宣传和招徕的广告功效。

在古时候，相当多的仿单最初仅是作包装用的。清末以前的药铺，不论规模大小、实力是否雄厚，自家生产的药品绝大部分都不加包装，尤其在零售时，仅拿一张药品的仿单进行包裹而已，这几乎是中国老药铺普遍采用的一种方式。制作仿单使用的纸张一般来说，或很粗糙，或很薄脆，对于药品的长距离运输和长期保存很不利。因此，在长期封闭保守的旧中国社会里，用这种仿单包装出来的药品知名度很有限，或是一省一区，或仅是一县一地而已，很少有红遍全国的中成药，确有"酒香也怕巷子深"。

北京御生堂中医药博物馆珍藏有大批保存完好的古代原装中医药品，山西出品的龟龄集就足以说明这个问题。龟龄集是山西太谷的特产名药，据说药方来自宫廷御医，药效卓越，距今已有几百年的历史。它最早包装采用的是麻纸和道林纸，层层包裹，最里层用黄罗纹纸，每包一钱，加附一大张用药仿单，药品外观是一个白麻纸小长方形扁包。

后来，随着样式和功能多样化，仿单兼具保存包装、广告宣传、产品说明等功能。仿单广告在宋元时期非常普遍。不仅商家为了宣传商品、招徕顾客，经常将仿单随附商品一起出售；手工艺人也经常在制品上加上字号标记，比如银铺会在自己制作的银锭上打上本银铺的名字，制作铜镜的会在铜镜背后刻上一些说明性文字，造酒的也会在瓶瓶罐罐上写上某某美酒，不少陶瓷药瓶上也写上某某堂监制等字样。实际上这已经是地道的商标了。

清末时期，仿单受到越来越多商家的重视和青睐。第一次鸦片战争标志中国开始迈进近代社会，对于习惯了"天朝上国"的民族来说，这个时代是伴随着屈辱和残酷无情的竞争开始的。西方列强挟着坚船利炮轰开尘封已久的中国大门，贪婪地妄图打开巨大的中国市场，攫取无尽的利润。随着中国半殖民地半封建社会化的加深，列强在中国政治、经济、文化领域渗透，瓜分愈演愈烈。在这种情势下，中医药和西医药的竞争也在逐渐升级。一方面，列强将大批的洋药带到中国直接和中药抢夺市场；另一方面，收购兼并中药工厂（作坊），减少竞争对手，甚至采用卑劣手段盗取中药药方进行仿冒。延续了千百年的中药，生产制作缺乏规模管理，包装上也不太讲究，多为分散式经营和手工制作。相比之下，洋药的生产管理较为规范，包装也很注重，并且西方的商标法早已颁布且很成熟。当时富有智慧的中国医药商人，为了回应这种竞争，也采取了一些较为成功的策略。比如，他们结成同盟关系，加强药方的保密，集合多家力量同洋药抗衡。在包装上也开始重视起来，由原来的粗包装改为精细袋包装或玻璃瓶包装，每一袋上面印有商标并夹带仿单，瓶装则瓶口用软木塞紧，蘸朱蜡封闭，再裹一张仿单，最外层还用一张印有牌号和药名的白色绵连纸仿单包裹，外皮背面加贴封口贴。仿单也由木版或石印，后改铜版印刷。进入民国以后，为适应当时管理要求，很多中药又在农工部做了商标注册，云南白药等先后多次参加国内外博览会的展出，获得多项荣誉。有的中药还把"注册商标"和参加展览会所获的奖状印制在仿单上，加裹进包装。

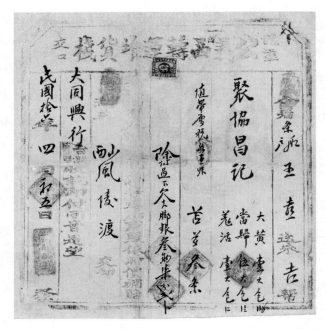

公义西转运堆货栈货单，聚协昌记大黄、当归等药材经山西风陵渡到大同兴行

民国时期，仿单在商业竞争中还起到举足轻重的作用，仿单也成为药品竞争的一种手段。一方面，药商竞相在仿单中宣传本店药物的神奇功效以给人留下深刻的印象；另一方面，针对假冒等不正当竞争行为，在仿单中增加一些方便顾客辨认真伪的内容，如在仿单显著位置注明"百年正宗老号"，或注明"独此一家"，等等，明示顾客，广而告之。春永堂的光明眼药的仿单内容可谓一绝。长期以来，光明眼药以药效快、适用广，赢得了极佳的口

碑，在中国北方地区远近驰名。其仿单原来印有：祖传光明眼药，主治男女老幼，远年近日气朦火朦，努肉攀睛，迎风流泪，云翳遮睛等七十二症，药到病除，屡试屡验，各省驰名……但是，因为眼药生意红火，市面上假冒光明眼药也大量出现。为此，春永堂在仿单上特为广而告之：本堂开设天津东门外天后宫后院大殿旁斗姥殿内，赐顾诸君，请认明"乾隆金钱"商标为记。同时，又在仿单顶部再次标明："注意屋内挂金钱商标便是真。"春永堂还特别在仿单左下角印上自家的商标图案，作为识别。这些做法对维护春永堂和光明眼药的商誉很有效果，有力地打击了假冒之风。这种仿单的功能已不只是广告宣传，也是药物本身的一种质量保证和整个春永堂的商业信誉。

从御生堂中医药博物馆收藏的老仿单可以看出，中药以其独特的疗效和传统的特色，在国内市场占据绝对优势。如龟龄集、乌鸡白凤丸等药品享誉中外。民国时长春堂的避瘟散极为有名，仿单上印着这样一个顺口溜：三伏天，您别慌，快买闻药长春堂，抹进鼻子通肺腑，消暑祛火保安康。长春堂避瘟散以孙三明道士像为商标，道士胸前抱有一幅八卦图，图中有"避瘟散"三个字，整个图案给人以道家仙人和古代医家的感觉，颇具宣传作用。从胡庆余药铺的仿单也可以看出，当时胡庆余堂的药品辐射至中国南北方大部地区。

西药随洋货传入我国，到 20 世纪逐渐发展起来。我国西药市场存在外商和华商两个系统。外商药房如屈臣氏和老德记药房，它们在全国都有十几个分店。加拿大廉士药局所制的红色大补丸在中国十分畅销。华商药房如中西、中法、中英、五洲等也相继发展起来。中法大药房是黄楚九先生于1890 年创立的，它以"万象"作为商标名称，仿单上印有一头大象站立中间，在大象的背上安置了一盆花卉万年青，以此为商标寓意为以后的事业将万象回春、万年常青。1912 年，我国第一家民族制药厂中华制药公司也由黄楚九先生创立。"龙虎牌"商标是该公司使用的知名商标，寓意深刻，龙是吉祥物，虎是兽中王，取名龙虎，意味着能在往后的市场中站稳脚跟，立于不败之地，以"龙虎"为图案的老仿单可以充分反映这一寓意。

民国时期，还发生了中华制药公司和东亚公司的商标官司案。中华制药公司的龙虎牌人丹可以说家喻户晓，它与日商东亚公司的仁丹商标产生了竞争，在当时进行了旷日持久的官司，最终中华制药公司官司获胜，大长中国人的志气。中华制药公司在整个官司中发行了大量仿单，利用仿单宣传产品，在仿单中反复宣传民族工业的重要，揭露强权的商业掠夺，最终获得了胜利。

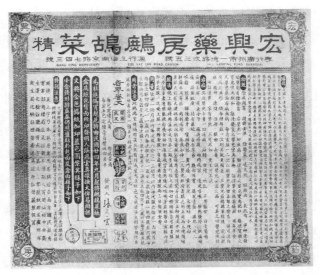

宏兴药房鹪鸹菜仿单（民国）沪行上海南京路七四七号

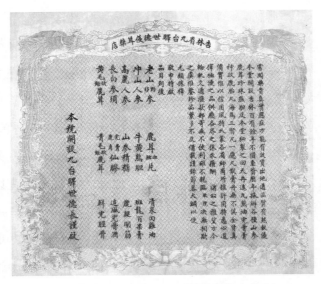

驿世德浸茸药店仿单（民国）吉林省九台

三 解读文化：独特的中医药文化风景线

翻阅中国古代老广告，其中仿单广告独具一格，而且流传下来的老仿单多属于中药铺的仿单，主要是介绍药品性质、功效、用法的说明。那时的药铺包药时多为每剂一包，包内附着印有药铺字号的名称、地址和简单历史，药品的名称、疗效和使用说明等简单文字的仿单。有的印在包装纸上，有的折叠起来放在药品中。北京御生堂中医药博物馆珍藏的老药品大多是几个或十几个这样的小药包又裹成一个大药包，包上再附一份大张的仿单。以此推想，一包包药品捆扎好交给顾客，顾客拿回家后将里面的中药取出按仿单上的说明进行口服或放在药罐里进行蒸煮。而此时的仿单，还可用来盖药罐，起到密封的作用。可惜的是，这样使用过后，仿单往往就被弄得面目全非而随手扔弃了。因此，今天流传下来的这种仿单数量并不算多。

当前，静心研究的人少了，了解历史的人少了，继承传统的人也越来越少了。传统与现实的结合，继承与弘扬的并重，是当今中医药发展的迫切需要。数年前，笔者到香港出差，在香港的很多店铺里都看到极似中国老药品的外包装，其中夹有很有中国古代传统韵味的仿单。看到这些仿单历尽岁月的沧桑，不由使人感到，中华传统仿单文化还是大有可为，也增添了笔者研究老仿单的信心。

2024 年 5 月，北京御生堂中医药博物馆举办了"中国古代仿单文化展"，共展出 500 余幅明代、清代、民国时期中医药老字号的仿单，是御生堂所藏数万件历代老药铺仿单中的具代表性的一部分，其中有明代、清代同仁堂、鹤年堂、胡庆余堂、御生堂等仿单，为了让读者直观形象地了解、自然细致地欣赏老仿单，展览采用了药品实物原配老仿单的展出方式，原汁原味地展现旧时老仿单的原貌。

北京御生堂中医药博物馆，自 1998 年开始在北京展出中医药文物，2002 年正式获得北京市文物局批准为博物馆。御生堂博物馆文物陈列分为七部分：清代御生堂老药铺、历代药王医圣造像、历代中医中药用具、古代中草药标本、古代老药铺仿单、历代医药书籍报刊、近代医方医案资料等。1998 年在天津举办了"御生堂百年老字号中医药珍藏展"；1999 年在北京世纪坛举办了"御生堂百年老广告老仿单珍藏品展"；2022 年举办了"御生堂医案仿单珍藏品展"。2008 年应英国皇家医学会的邀请在伦敦举办了"御生堂中医药文物珍藏展"，其中展出了部分老仿单，这是中国中医药文物首次在欧洲举办专题展出；2024 年又在北京举办了"御生堂珍藏历代仿单真迹展"。

我们举办的有关"中医药老仿单展览"，只是把明代、清代、民国时期老药铺的仿单作了一个汇集，汇集的只是北京御生堂中医药博物馆所藏数万张明代、清代和民国时期中医药老仿单中的一部分。观众通过这个展览可以欣赏前人智慧，了解中医中药历史，学习先贤经验，解读民族文化。

老药铺老仿单可以理解为中华医药老字号的纪念章，展现了中国老药铺、老字号的发展历程和历史足迹。随着时间的流逝，人们会从中更深刻地认识它的价值、挖掘它的文化内涵。当然，老仿单不会成为比老中药更重要的东西，但它将永远是中国传统中医药文化的养料。

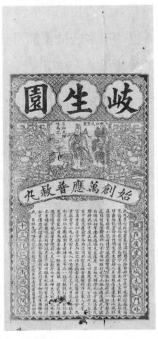

岐生园万应普救丸仿单（民国）广东省城太平门外十三行仁安街

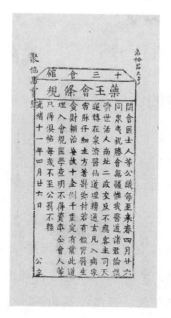

药王会条规（清代）河南禹州 13 会馆发给聚协昌宝号，

来春四月二十六药王会举办义诊条规

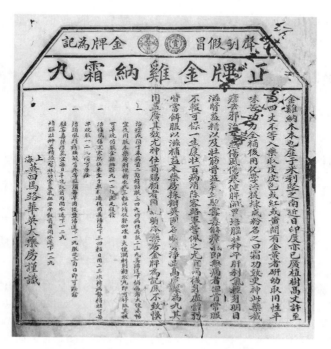

华英大药房金鸡纳霜丸仿单（清代）上海英四马路

《荡寇志》与俞万春的医学修养[*]

杨东方　陈一凡[**]

摘　要　《荡寇志》作者俞万春精通医学，惜其医学著作未能传世。而《荡寇志》则蕴含了俞万春的医学思考，且使其完美地与文学描写手法融合在一起，主要表现在为其师陈念义立传并神化其术，以及小说中医家滥用苦寒发散、惧用补益而误人性命等方面。总体而言，俞万春一方面通过文学作品《荡寇志》为自己的医学谱系立传，宣扬温补学派的医学主张；另一方面利用医学知识促进文学创作，展开情节，塑造人物。不仅如此，《荡寇志》所展现的医学思想及其后世评价，也在一定程度上与医疗现实交相呼应。

关键词　俞万春　《荡寇志》　文学　医学　温补学派

文苑杏林虽属不同的区域，但由于传统文化共生的整体性，古代的先贤圣哲们往往亦医亦文，两者兼通，他们的作品也常常体现出医学与文学的互动关系，俞万春的《荡寇志》就是如此。但目前学界还未关注到《荡寇志》在医文融通方面所体现的价值[①]。故本文着重从医文互动的

---

*　本文系基金项目：国家社科基金后期资助项目（项目编号：22FTQB012）、中央高校基本科研业务费专项资助"揭榜挂帅"重点项目（项目编号：2023-JYB-JBZD-064）的阶段性研究成果。

**　杨东方，北京中医药大学国学院教授，博士生导师，主要研究方向为中医古籍；陈一凡，北京中医药大学国学院博士研究生，主要研究方向为中医古籍。

①　唐海宏：《〈荡寇志〉研究综述》，《甘肃高师学报》2013年第4期，第39~42页。

角度出发，探析俞万春将医学思想巧妙融入文学创作之中的具体内容与形式。

一 医文兼通的俞万春

《荡寇志》又名《结水浒演义》，是一部针对《水浒传》的翻案之作，它紧接金圣叹腰斩过的七十回本《水浒传》，续写了宋江等"被张叔夜擒拿正法"[①] 的故事。就思想上来说，《荡寇志》极端反动，对梁山农民起义军竭尽丑化之能事，把梁山英雄一个个写成反面人物，从而极力宣扬封建政治统治的合理性。在艺术上却颇有可取之处，鲁迅先生《中国小说史略》评价其"造事行文，有时几欲摩前传之垒"，"采录景象"则"颇有施、罗所未试者"，认为是书"在纠缠旧作之同类小说中，盖差为佼佼者矣"。[②]

该书作者为浙江山阴人俞万春（1794—1849）。他除了思想反动、艺术素养很高之外，还有一大特点，就是精通医术。对此，他的亲戚朋友都有描述，如他的儿子俞龙光在《荡寇志·识语》中言："先君……以岐黄术邀游于西湖间。……著有……《医学辨症》……属稿而未镌。"[③] 又如朋友半月老人在《荡寇志·序》中也言："仲华性倜傥，淡泊不以功名得失为念，以酒一壶，铁笛一枝，分系牛角，游行于西湖之上，自号为黄牛道人。其于人世轩冕，不啻视若泥涂。以岐黄行世，复著有《医学辨症》，属稿未镌。"[④] 在临床实践之余，又进行学术研究，这表明俞万春对医学进行了深入的思考。但可惜的是《医学辨症》没有传世，使后人难以窥探俞万春的医学成就。

时人的记载则部分地解决了这个问题。温病四大家之一的王士雄（1808—1868，字孟英）和俞万春是至交，他在《归砚录》卷二中详细记述

---

① （清）俞万春：《荡寇志》，人民文学出版社，1981，第 966~978 页。
② 鲁迅：《中国小说史略》，中华书局，2010，第 91 页。
③ （清）俞万春：《荡寇志》，人民文学出版社，1981，第 1044 页。
④ （清）俞万春：《荡寇志》，人民文学出版社，1981，第 1047 页。

了俞万春的医学谱系及学术主张：

> 山阴俞君仲华，下方桥陈念义之高弟也。……与余交最深。惟谈医不合，闻余论景岳，辄怒形于色。……而其二子皆误于温补……俞尝撰《结水浒演义》一书，又名《荡寇志》，尊朝廷以诛盗贼，命意极正，惜笔力远逊耐庵；且误以扶阳抑阴之旨寓意于医，适形偏谬。杨大令素园尝著论非之。……其次子极聪慧，善诗画。患咯血，乃翁专与桂附药而殒。仲华没后，《荡寇志》未脱稿，其长子伯龙茂才与仁和邵循伯茂才续成之。伯龙极钝诚，恪守家传，患肝胃痛，乃身服温补致殂，惜哉！①

这表明，俞万春师承于陈念义，而陈念义则取法于张景岳（1563—1640）。陈念义乃其时一方名医。浙江绍兴当地流传民谣曰："有姓有名陈念义，无姓无名里西房，有姓无名祝先生。"② 民国《绍兴县志采访稿·方技》亦云："吾越故多名医，如任凤波、陈念义之流，著声当世。"③ 清代浙江医家赵晴初（1823—1895）《存存斋医话稿·序》称："吾绍前辈金士哦、陈念义以《景岳全书》为枕中秘。"④ 张景岳主张"阳常不足，阴本无余"及"气不足便是寒"⑤，是著名的温补学派，临床上善用熟地，人称"张熟地"。故陈念义、俞万春师徒也注重温补，反感发散。例如，《喻选古方试验》卷二《鼻病》就载有陈念义所传治疗鼻衄之效方，方中亦重用熟地："鼻血不止，用诸方不效，至于脉缓面白之时，急煎熟地半斤，桂圆肉四

---

① （清）王士雄著，刘更生、林绍志点校《潜斋医话　归砚录》，天津科学技术出版社，2004，第 33 页。
② 张居适、沈钦荣主编《越医薪传》，中国中医药出版社，2013，第 597 页。
③ 郭霭春主编《中国分省医籍考（上册）》，中国中医药出版社，2021，第 1149 页。
④ 裘庆元辑《珍本医书集成：精校本 4》，中国医药科技出版社，2016，第 761 页。
⑤ （明）张介宾著，赵立勋主校《景岳全书》，人民卫生出版社，1991，第 49 页。

两，服之立止，轻者减半。此方试验甚效，绍郡陈念义方经仁山传。"①

而王孟英则反对景岳，反对温补，《归砚录》卷二以"雨露之滋、霜雪之降，皆所以佐阴之不足，而制阳之有余"为据，赞同朱丹溪"人身阴不足"之说，而否定张景岳"人身阳不足"的理论，② 所以和俞万春"谈医不合"。朱丹溪既然认为"阳有余，阴不足"，那么其用药自然偏于滋阴清热，其后继者则更甚，故张景岳在《景岳全书·传忠录·辨丹溪》之中就批评道："时医受病之源，实河间创之，而丹溪成之"。③ 不过，实际上，就滋阴而言，张景岳和朱丹溪也有相似之处。④

俞万春在与别人"论景岳"不合时"辄怒形于色"，表明其医学主张的固执。这种固执也直接促使了其在小说中为自己辩护。

二 《荡寇志》所见医文互动

在《荡寇志》中，俞万春通过人物设置、情节描写、性格塑造等多种方式全方位地体现自己的医学思考。

（一）为师立传，神化其术

俞氏的医学主张首先表现在《荡寇志》为老师立传上，也就是把现实中的人塑造为小说中的神仙，如鲁迅先生在《无常》中所言："陈念义是越中的名医，俞仲华曾将他写入《荡寇志》里，拟为神仙。"⑤ 对于这位其时在当地声名颇著而在小说之中变为神仙的老师，俞万春不吝赞词。陈念义一

---

① 裘庆元辑《珍本医书集成：精校本 3》，中国医药科技出版社，2016，第 1091 页。
② （清）王士雄著，刘更生、林绍志点校《潜斋医话 归砚录》，天津科学技术出版社，2004，第 16 页。
③ （明）张介宾著，赵立勋主校《景岳全书》，人民卫生出版社，1991，第 69 页。
④ 可参考：王雪娇《滋阴法的文献整理及用药规律探究》（北京中医药大学硕士学位论文，2017）；王慈、陈继鑫、申屠慰、袁卫玲《从宋明理学探丹溪学派发展之变》（《中华中医药杂志》2020 年第 12 期，第 6365~6369 页）等。
⑤ 鲁迅：《朝花夕拾》，人民文学出版社，1973，第 37 页。

出场，就借其弟子徐和赞叹道："我这师父，姓陈，名念义，道号通一子。本是吴越名医，深明阴阳消长之理。七十岁上，厌弃尘世，入山修道，得地仙证果，今年一百四十岁了。现在隐居天台山中，是小弟受法恩师。"① 随后又安排了他"取参仙血"的情节。参仙乃是一千多年一枝成气候的人参，重病中的刘慧娘只有用它的血才能保住性命。刘慧娘是官军中极其重要之人，智谋、统军能力均压对手吴用，且开了天眼，能识吉凶。用陈希真的话就是："天生一副慧眼，能黑夜辨锱铢，白日登山，二三百里内的人物，都能辨识。自小心灵智巧，造作器具，人都不能识得。甚么自鸣钟表，木牛流马，在他手里都是粗常菜饭。一切书史过了眼就不忘记。半年学会了一切兵法战阵、奇门遁甲、太乙六壬之术，人称'女诸葛'。"于此看来，"取参仙血"意义非凡。只可惜参仙"身子轻如飞鸟，窜山跳涧，来去如风"，"又不吃饮食，最难捕捉"，即使能打死神豹的唐猛对她也束手无策。

在此情况下，陈念义出手了，他让人用白鸡玄酒做祝文，用七盏红灯扎成北斗七星形象，下面布上兔网。结果参仙误认为是本命星君下界来接，踏入机关被兜在了网里。不过，他并没有杀了参仙，而是用玛瑙石砭刀割了一瓶血后放了它，因为他懂得上天好生之德："凡生于天地之间皆曰命，上天好生，一切飞潜动植，无不覆育。而于其中能修养灵根，不扰世界者，尤为钟爱。上苍之爱护道种，如慈母之保赤子，岂容人魔加害！那人参在地下三百年，秉上天瑶光之精，感山川灵秀之气，全具人形六百年，便外开九窍，内生脏腑；九百年，能出地面，参拜星斗，游戏山川。此时便有山灵地祇守护，不许凡人欺害。倘故违禁忌，便是捉得到手，犯了神怒必死。"

通过"取参仙血"这个情节，可以看出陈念义神力之深，道德之高，不过却看不出他有什么医学能力。当徐和等对刘慧娘的病束手无策，请其出手时，他先是不痛不痒地说了句："造物枢机，岂凡庸所可窥弄，卤莽粗工，举眼皆是，实轩岐之大魔，生民之劫运也。孔厚无法可施，求我亦是无益。"后来被范成龙逼迫不过，又说："将军不知，非是我怠惰。我的本领

---

① （清）俞万春：《荡寇志》，人民文学出版社，1981，第 657~671 页。

并无私藏秘妙，开着大门由人搬取，不但小徒尽得我法，便是孔厚亦莫不尽知。今慧娘已为庸医所误，势难挽回，正所谓一个人轻轻推得倒，十个人用力扶不起。孔厚束手，老拙更有何法。"① 可见，陈念义医术并无特别高明之处，所以小说也只能借助神化之以证其能。虽然如此，但并不妨碍其自视甚高，先是大骂世上的所谓庸医："卤莽粗工，举眼皆是，实轩岐之大魔"，接着又提出了行医的门槛："非大英雄大豪杰，夙具慧根者，切勿胡乱学医。"从小说语言之中，依稀可见景岳著述的影子。例如，景岳所著《类经附翼·求正录·真阴论》有云："刘、朱之言不息，则轩岐之泽不彰，是诚斯道之大魔。"②《景岳全书·传忠录·阴阳篇》亦言："自刘河间出，以暑火立论，专用寒凉，伐此阳气，其害已甚……而丹溪复出，又立阴虚火动之论……寒凉之弊又复盛行……若二子者，谓非轩岐之魔乎？"③ 由是可知，景岳常将倡用"寒凉"的刘河间、朱丹溪等医家称作"轩岐之魔"，俞万春反对寒凉、崇尚温补的医学主张在此虽未明言，而实已暗含于其中。

（二）苦寒发散，险误人命

陈念义及其弟子虽然没有具体的医学表现，但小说中其他人物的医疗行为是不是体现出了俞万春的医学主张呢？下面我们具体分析。

先看刘慧娘的病例描写，她由于用心太过，导致生病，找了很多名医都不济事，最后找了孔厚，小说写道：

> 孔厚……叫苦道："……令爱小姐贵恙，实由前番力守孤城，捍御强寇，昼夜焦劳，心脾耗伤，以致二阳之气郁结不伸，咳嗽发热，吐血不寐。当时若用甘平之剂，调和培补，无不全愈。却怎的把来当做了风

---

① （清）俞万春：《荡寇志》，人民文学出版社，1981，第 657~671 页。
② （明）张介宾：《类经图翼》，载李志庸主编《张景岳医学全书》，中国中医药出版社，2015，第 800 页。
③ （明）张介宾：《景岳全书》，载李志庸主编《张景岳医学全书》，中国中医药出版社，2015，第 878 页。

寒症候，一味发散，提得虚火不降；却又妄冀退热止血，恣意苦寒抑遏，反逼得龙雷之火发越上腾，脾肾之阳已被苦寒药戕贼殆尽，所以水火不交，喘泻不已。且因天癸虚干，认为阻闭，谬用行血破瘀，血海愈加枯竭。近日……将一派不凉不热、不消不补的果子药儿，搪塞了事。此等虚实不明，寒热不辨，胡猜瞎闹，误尽苍生。"①

从这里可以看出，俞万春很重视阳气的充养与伸张，如诊断方面，认为此病病机在于"二阳之气郁结不伸"、"脾肾之阳已被苦寒药戕贼殆尽"；治疗方面，提倡用"甘平之剂，调和培补"，而不是用"苦寒"药。因"发散"、"苦寒"之药均不利于心、脾、肾阳的温运，故其十分反对"一味发散""恣意苦寒抑遏"的疗法，并对"这一派"的做法非常不满，借孔厚之口狠狠地骂了一通。

实际上，俞万春崇尚的医家张景岳，在其所著《质疑录》之中也设有专篇《论苦寒补阴之误》对习用苦寒之品的"一派"加以批驳："河间主火之说行……丹溪以苦寒为补阴之神丹……使刘、朱之言不息，则轩岐之道不著。"景岳认为，唯有实火者，方可"以苦寒折之"，但"亦不可过剂，过则必伤元气"；而"虚火为患者，十尝有六"，其病因在于"真阴之亏"，故反诘道："真阴不足，岂苦寒可以填补？"② 在小说中也可以看到，刘慧娘已被发散药"提得虚火不降"，此时"恣意苦寒抑遏"正是其所批判的治法。

针对刘慧娘因虚所致"咳嗽发热，吐血不寐"，于《景岳全书·传忠录》之中也可寻见治疗方案，其先强调"苦寒之物，绝无升腾之生气，而欲其补虚，无是理也"，而后指出"予之治此，必以甘平之剂，专补真阴，此虽未必即愈，自可无害，然后察其可乘，或暂一清解，或渐加温润，必使生气渐来，庶乎脾可健则热可退，肺渐润则嗽渐宁，方是渐复之佳兆，多有

① （清）俞万春：《荡寇志》，人民文学出版社，1981，第 630~643 页。
② （明）张介宾：《质疑录》，载李志庸主编《张景岳医学全书》，中国中医药出版社，2015，第 1852~1853 页。

得生者"①，与小说中所言"当时若用甘平之剂，调和培补，无不全愈"何其相似。

鉴于刘慧娘已被发散寒凉派误诊，故需用人参大补元气。《神农本草经疏》称"人参本补五脏真阳之气者也"，又谓"人参能回阳气于垂绝……补五脏……益真气"。② 张景岳亦喜用人参③，尤其是面对刘慧娘这般"龙雷之火发越上腾""血海枯竭"的情形，《景岳全书·本草正》论"人参"一药时有云："龙雷之火，原属虚火，得水则燔，得日则散，是即假热之火，故补阳即消矣……是以阴虚而火不盛者，自当用参为君"，且"其气壮而不辛，所以能固气；惟其味甘而纯正，所以能补血"④，故俞万春又安排了前述"取参仙血"的情节。此外，俞万春对人参剂的推崇在《荡寇志》其他情节之中也有体现，如李应等待"喘嗽甚重，动掸不得"的魏辅梁到来时，就"吩咐快浓煎人参胡桃汤"，待其一到，便"献上参汤"⑤。

（三）里虚发斑，失治而亡

俞万春崇尚温补的医学主张在小说其他处描写中也有体现。例如，《荡寇志》中讲述了一个小人物孙婆的儿子大光生病而亡之经过：

> 孙婆的儿子大光，染患时感症，里虚发斑。接了几位名医，医案上写着十四日慎防重变，一通升麻、柴胡、葛根，提得肝风鸱张，神昏痉厥；又是犀角地黄汤、牛黄清心丸，反领邪入心包，果然到了十四日，

---

① （明）张介宾：《景岳全书》，载李志庸主编《张景岳医学全书》，中国中医药出版社，2015，第 909 页。

② （明）缪希雍撰《神农本草经疏》，山西科学技术出版社，2012，第 129、130 页。

③ 对此，现代学者如许红峰、贾芸《张景岳熟地与人参用量探析》（《新疆中医药》2002年第 6 期，第 43~45 页），张霆《张景岳重用人参熟地之我见》（《江苏中医药》2003年第 9 期，第 7~8 页），施仁潮《张景岳用人参医案剖析》（《世界中医药》2010 年第 4期，第 278~280 页）等皆有探讨，可资参考。

④ （明）张介宾：《景岳全书》，载李志庸主编《张景岳医学全书》，中国中医药出版社，2015，第 1535 页。

⑤ （清）俞万春：《荡寇志》，人民文学出版社，1981，第 540~541 页。

呜呼哀哉，伏惟尚飨。①

　　这个病例中其他医生开的升麻、柴胡、葛根及犀角地黄汤、牛黄清心丸等都是寒凉发散的药剂，也是针对发斑之症的常用方药。一般情况下，医家大多认为"发斑"属于热证，如金代刘河间《素问病机气宜保命集》提出："疮发燅肿于外，属少阳三焦相火，谓之斑"②，故其所倡导的治法自然是以祛风发散、清热攻下之品为主："若斑已发，稠密甚而微喘，饮水，有热证，当以去风药微下之。若出不快，清便自调，知为在表不在里，当微发之，升麻葛根汤主之。若有干黑陷，身不大热，大小便涩，则知热在内，当煎大黄汤下宣风散。"③ 元代朱震亨《丹溪心法·斑疹》亦云："斑属风热挟痰而作，自里而发于外，通圣散中消息，当以微汗散之，切不可下。"又言："温毒发斑至重，红赤者为胃热也，紫黑者为胃烂也……以玄参、升麻、白虎等药服之。"④ 通圣散由川芎、当归、麻黄、薄荷、连翘、白芍、黄芩、石膏、桔梗、滑石、荆芥、栀子、白术、甘草等祛风清热、活血化湿之品组成，"玄参、升麻、白虎"亦为清热升散之剂。清代医家沈金鳌《伤寒论纲目》总结"发斑"之症，根本就在于"阳邪内蕴，热毒之气不得宣泄"。⑤ 即使崇尚温补的张景岳，也称"犀角地黄汤，乃治斑之要药"。⑥ 如此而言，用上述辛凉之品就可以使"热毒之气"加以"宣泄"。

　　但俞万春并不认同这些"名医"的治疗方法，认为是医生的治疗不到位，导致了孙婆儿子大光的死亡。其明确指出，病人属于"里虚"，意即应

① （清）俞万春：《荡寇志》，人民文学出版社，1981，第 380~396 页。
② （金）刘完素：《素问病机气宜保命集》，载宋乃光主编《刘完素医学全书》，中国中医药出版社，2006，第 167 页。
③ （金）刘完素：《素问病机气宜保命集》，载宋乃光主编《刘完素医学全书》，中国中医药出版社，2006，第 168 页。
④ （元）朱震亨撰《丹溪心法》，王英、竹剑平、江凌圳整理，人民卫生出版社，2005，第 43 页。
⑤ （清）沈金鳌辑，张金鑫校注《伤寒论纲目》，学苑出版社，2009，第 396 页。
⑥ （明）张介宾：《景岳全书》，载李志庸主编《张景岳医学全书》，中国中医药出版社，2015，第 965~966 页。

施以补法为是。这与其师陈念义关于发斑之症的观点相合。如《增订通俗伤寒论·伤寒兼证·发癍伤寒》就指出："淡黑癍点微发于两腰少腹，陈念义所谓'肾阴虚发癍'也。总之凡癍既出……脉沉弱无神，四肢厥而神识昏沉者，病势逆而多凶。"① 而实际上，在此之前，张景岳也已对里虚发斑之症有所论及，其在《景岳全书·伤寒典·发斑》之中指出，发斑的发病机制在于"邪毒不解，则直入阴分，郁而成热，乃致液涸血枯，斑见肌表"，属"毒邪固结，营卫俱剧之证"②。阳证发斑用清热解毒之法无疑，但若"本非阳证，妄用寒凉者，每令人泄泻，邪陷不解"，故针对这种特殊的里虚外感所致发斑，其创设了多首方剂，如"脾肾本虚，外邪不解而发斑者，五柴胡饮③""常用大温中饮④、理阴煎⑤之类，解寒托邪，始得大汗，汗后邪达，多有见赤斑风饼随汗而出，随出随没，顷刻即愈，活者多人矣"等。可见，无论是阴虚或是阳虚兼感外邪导致的发斑，均不可一味升提、清热，而"须察表里"，否则"内托无力，则此毒终无出期"，将如同小说之中孙婆的儿子大光一般，因失治而致病情"日深日甚，难乎免矣"⑥。

（四）惧用补益，凉散致死

如果补益效果不好怎么办？俞万春认为，那就应该加大补药剂量。如神医安道全的医案。安道全为了救治吴用，冬季星夜渡冰，受了寒气。第二年春天少阳气升，就发了病：

原来安道全系好色之徒，肾元素亏，更兼上年冬季星夜渡冰，受了

---

① 何廉臣编著《增订通俗伤寒论》，辽宁科学技术出版社，2021，第 300 页。
② （明）张介宾：《景岳全书》，载李志庸主编《张景岳医学全书》，中国中医药出版社，2015，第 965 页。
③ 五柴胡饮：由柴胡、当归、熟地、白术、炒芍药、炙甘草、陈皮等药物组成。
④ 大温中饮：由熟地、白术、当归/山药、人参、炙甘草、柴胡、麻黄、肉桂、干姜/生姜等药物组成。
⑤ 理阴煎：由熟地、当归、炙甘草、干姜等药物组成。
⑥ （明）张介宾：《景岳全书》，载李志庸主编《张景岳医学全书》，中国中医药出版社，2015，第 966 页。

寒气。《内经》云：“冬伤于寒，春必病温。”又云：“冬不藏精，春必病温。”安道全既不藏精，而又伤于寒。那日安道全诊视吴用毕，出来觉得有些困倦，便上床去躺了一躺。天晚起来，觉得身子发热。次日便口渴咽痛，神思不清。①

安道全设法为自己诊了脉，认为是春温症。应该说，小说之中关于其病机的描述“寒邪乘虚袭入少阴，深藏不出，日久酝酿成热，至春时少阳气升，再经外感一召，内邪勃发”与《景岳全书》之中“冬伤于寒，春必病温……其有寒毒内侵而未至即病者，必待春温气动，真阴外越，再触寒邪，其病则发，故至春犯寒则发为温病”②的阐发并无二致。而后，安道全又为自己开了方，由于只是用些“薄荷、杏仁、桔梗、枳壳、淡豆豉、牛蒡子之类”方味极轻的药，效果不好，第三日病渐渐沉重，出现“眩晕惊悸，腰膝痿软，齿燥唇焦，口渴不解”等症状。安道全有些紧张，认为是“肾虚亡阴，将成痉厥之候”，就叫旁人书方，开了“生地黄、麦门冬、元参、知母、炙甘草、龟板、鳖甲”。这次药都是滋补药且“分两不轻”，不过效果还一般。为此，安道全又吩咐“用熟地黄、生地黄、芍药、石斛、麦门冬、五味子、元参、阿胶、炙甘草，把生、熟地分两竟用出二三两以外”，这一下，梁山众人大为吃惊，他们认为外感病不能吃这种大剂量的滋补药，而采用加了“柴胡、葛根、钩藤、黄芩、连翘”等发散寒凉药的方剂，“竟把一个神圣工巧的地灵星神医安道全送入黄泉”。

由此可见，俞万春和安道全一样，认为用滋补药时不要担心剂量大，甚至可以“把生、熟地分两竟用出二三两以外”。其实，外感病用滋补之品并非毫无根据，如张景岳对于安道全这样“肾元素亏”而又“受了寒气”的病情就有相应的诊治方案：“伤寒精血素弱，或阴中阳气不足……必须大助

① （清）俞万春：《荡寇志》，人民文学出版社，1981，第 751～767 页。
② （明）张介宾：《景岳全书》，载李志庸主编《张景岳医学全书》，中国中医药出版社，2015，第 1022 页。

真阴，则阳从阴出，而表邪自可速解，惟理阴煎加柴胡、麻黄之类，或随证加减用之为最妙。"① 针对"肾虚亡阴"所致"眩晕惊悸，腰膝痿软，齿燥唇焦，口渴不解"等表现，也有应对之道："若阴虚发热，面赤口渴，烦躁，脉浮洪无力者，宜六味地黄汤大剂与之，一服可愈。"② 无论是理阴煎，抑或六味地黄汤，均以熟地为君，用量颇大，小说中众人所不解的"把生、熟地分两竟用出二三两以外"也就不足为奇了。

当然，虚人外感并不能一味滋补，张景岳也指出："然治虚之法，须察虚实之微甚。若半虚者，必用补为主而兼散其邪"③；之所以强调温补，只是为了纠偏而作："常闻昧者有伤寒忌补之说，不知补者所以补中，是即托里之意。亦以寒邪如盗，其来在外，元气如民，其守在中，足民正所以强中，强中正所以御外"④；且外感施以补法当须审慎："凡用补之法，但当察其胸膈何如：若胸腹多滞者未可补，年壮气实者未可补；若气本不实而胸腹无滞，则放胆用之。"⑤ 但《荡寇志》未能体现这样相对谨慎的治疗观念，而呈现一种医学主张的固执，这也就导致小说人物性格的设计上独具特点——其他小说的人物性格主要通过其所作所为展现，而《荡寇志》的人物性格特点则一定程度上与是否敢用大剂量温补药相联系。譬如，对贾夫人丈夫张将军的评价，就借青娘之口发出："这张将军那年做兖州总管时，其少君有病，曾请家叔溶夫去诊视。据家叔转来说起，他少君之症系是虚弱，家叔用三钱人参，这张将军畏惧不敢用，家叔亦见机辞退。家叔又言，这位将军懦弱偷安，恐非将才。"⑥

---

① （明）张介宾：《景岳全书》，载李志庸主编《张景岳医学全书》，中国中医药出版社，2015，第 1025 页。
② （明）张介宾：《景岳全书》，载李志庸主编《张景岳医学全书》，中国中医药出版社，2015，第 1025 页。
③ （明）张介宾：《景岳全书》，载李志庸主编《张景岳医学全书》，中国中医药出版社，2015，第 1024 页。
④ （明）张介宾：《景岳全书》，载李志庸主编《张景岳医学全书》，中国中医药出版社，2015，第 1024 页。
⑤ （明）张介宾：《景岳全书》，载李志庸主编《张景岳医学全书》，中国中医药出版社，2015，第 1024 页。
⑥ （清）俞万春：《荡寇志》，人民文学出版社，1981，第 746 页。

三 余论

医学必须审证而行，不能偏执，即如张景岳偏重温补，也仍用补亦用泻，用温亦用凉。而俞万春专主温补就走向偏执。王孟英之评价不虚："俞尝撰《结水浒演义》一书，又名《荡寇志》，尊朝廷以诛盗贼，命意极正，惜笔力远逊耐庵；且误以扶阳抑阴之旨寓意于医，适形偏谬。杨大令素园尝著论非之。"俞氏不但在作品中偏执，在生活中也很偏执，这就带来了灾难，如他的两个儿子"皆误于温补"："其次子极聪慧，善诗画。患咯血，乃翁专与桂附药而殒。仲华没后，《荡寇志》未脱稿，其长子伯龙茂才与仁和邵循伯茂才续成之。伯龙极钝诚，恪守家传，患肝胃痛，乃身服温补致殒，惜哉！"①

实际上，他的老师陈念义专主温补的特点也受到很多人质疑。譬如，同为浙江医家的何廉臣（1861—1929）在《增订通俗伤寒论·六经方药》中就明确表示，即使背负与先祖"背道而驰"的骂名，也不愿如陈念义等前人一般尊崇景岳学说："先祖虽服膺四张（引者注：指张仲景、张子和、张景岳、张路玉），而景岳、路玉之书，尤喜研求，故内伤杂证，较为专长。盖因当时会诊，与城中金士哦、下方桥陈念义两前哲居多，故崇拜明清二张，良有以也。余则师事樊师开周，专从叶法。凡类于叶法者，靡不讲求而研究之。"②樊开周崇尚叶天士（1666—1745），旧题叶天士所作《景岳全书发挥》就条分缕析地指出景岳一派温补理论的局限之处，道光甲辰（即道光二十四年，1844）程诚斋为是书所作之序更明言："《景岳全书发挥》，非辨景岳也，辨崇信景岳偏执温补之误也；非辨崇信景岳也，辨天下后世受偏

---

① （清）王士雄著，刘更生、林绍志点校《潜斋医话 归砚录》，天津科学技术出版社，2004，第 33 页。
② 何廉臣编著《增订通俗伤寒论》，辽宁科学技术出版社，2021，第 49 页。

执温补之害，有莫知其非者以致贻误于无穷也。"① 清代以来，医界的寒温之争由是可见一斑。

医学思想的变迁亦反映于文学作品之中，且看鲁迅先生《朝花夕拾·无常》中的唱词："生的是什么病？伤寒，还带痢疾。看的是什么郎中？下方桥的陈念义儿子。开的是怎样的药方？附子、肉桂，外加牛膝。第一煎吃下去，冷汗发出；第二煎吃下去，两脚笔直。我道阿嫂哭得悲伤，暂放他还阳半刻。"② 这里说的是陈念义的儿子，但"附子、肉桂，外加牛膝"的药方却是陈念义温补的本色。对此，鲁迅先生评价道："陈念义是越中的名医……可是一到他的令郎，似乎便不大高明了。"③ 实则不高明的岂止是"他的令郎"，陈念义的医术在《荡寇志》里未能得以具体展现，或许便已是无声的注脚。

---

① （清）叶天士著，张丽娟点校《叶天士评点张景岳：景岳全书发挥》，中国中医药出版社，2012。
② 鲁迅：《朝花夕拾》，人民文学出版社，1973，第37页。
③ 鲁迅：《朝花夕拾》，人民文学出版社，1973，第37页。

桐君传说及其医药文化内涵

郑　洪[*]

摘　要　桐君据传为上古时期黄帝身边臣子，精通医术，曾与雷公一起整理本草，著有《桐君采药录》。又有文献记载桐君曾隐居于浙江桐庐，该地区有许多因其得名的地名，并从宋代开始设祠祭祀。元代开始桐君随黄帝入祀于三皇庙，其影响更广。重庆桐君阁、浙江桐君堂均以"桐君"为名，均入选国家级非物质文化遗产目录。桐君文化能够从文献记载走向活态传承，其特点是将精神文化融入传统技艺，形成可知可感可传承的形态。

关键词　桐君　中药文化　采药录　非物质文化遗产

桐君据载为上古时期黄帝身边掌医药的臣子，著有《桐君采药录》，现有佚文存世。同时桐君又是隐士，浙江的桐庐、桐君山等因其栖居而得名。目前"桐君"符号在全国中药行业和桐庐地方文化中均有较大影响，本文拟考察桐君文化的流变，并探讨传统医药名人文化的传承和发展路径。

一　上古医药文化中的桐君

宋代张杲著《医说》称："桐君，皇帝时臣也。"[①] 此处"皇帝"即指

---

[*]　郑洪，浙江中医药大学教授、博士研究生导师，主要研究方向为中医学术史、中医药文化。
①　（宋）张杲撰，王旭光、张宏校注《医说》，中国中医药出版社，2009，第4页。

"黄帝"。同为宋代的周守忠的《历代名医蒙求》说："桐公者，黄帝臣也。"①
这里"桐公"也是指"桐君"。两本书都说有关记载的出处是《本草经序
论》。所谓的《本草经序论》，应该是指南朝梁时陶弘景的《本草经集注》
中的"序录"，但目前在《证类本草》保存的此篇"序录"，并无关于桐君
为"黄帝臣"的直接表述，不过提到"至乎桐、雷，乃著在篇简"②，将桐
君与雷公并称，而雷公被公认为黄帝时的臣子，其名字曾见于《素问》。所
以桐君也应当是黄帝臣子。后世多持此说，如明代徐春甫《古今医统大全》
卷一说："少师桐君，为黄帝臣。"③ 李时珍《本草纲目》卷一也说："桐
君，黄帝时臣也。"④

　　黄帝时代，被认为是中华文化开创的时代。所谓"开创"不应理解为
从无到有的创造，而是指对既往经验和知识的集大成整理并定型。传说中黄
帝生活时代为公元前 3500 年前后，距今 5000 多年。而我国考古发现，更早
的时期人类文明已经普遍存在，如距今约 8000 年的浙江萧山跨湖桥遗址、
距今约 7000 年的裴李岗遗址和河姆渡遗址等。被认为是黄帝文化源头的仰
韶文化遗址，跨度为公元前 5000 年至公元前 3000 年。也就是说，到黄帝时
代，中国的古文明就已经有了数千年的积累。因此，现在学术界对中国历史
的表述是：上万年文化，5000 年文明。尽管早期文化是比较落后或简陋的，
但日积月累，不断丰富，也为黄帝时代集大成式地发展奠定了基础。

　　陶弘景在《本草经集注·序录》中描述了黄帝之前医药学的发展情况。
他说神农氏曾"宣药疗疾，以拯夭伤之命"⑤，这与上古"神农尝百草"传
说相符。据说神农生活在距今大约五六千年前的黄河流域，号烈山氏，是上

---

① （宋）周守忠原撰，邵冠勇、邵文、邵鸿续编注释《历代名医蒙求》，齐鲁书社，2013，
　　第 56 页。
② （宋）唐慎微撰，尚志钧等校点《证类本草：重修政和经史证类备用本草》，华夏出版
　　社，1993，第 5 页。
③ （明）徐春甫编集《古今医统大全（上册）》，人民卫生出版社，1991，第 3 页。
④ （明）李时珍：《本草纲目（上、下册）》，中国文史出版社，2003，第 2 页。
⑤ （宋）唐慎微撰，尚志钧等校点《证类本草：重修政和经史证类备用本草》，华夏出版
　　社，1993，第 5 页。

古时期姜姓部落的首领，《补史记·三皇本纪》载"神农氏作蜡祭，以赭鞭鞭草木，尝百草，始有医药"①，《淮南子·修务训》中也有神农"尝百草之滋味，水泉之甘苦……当此之时，一日而遇七十毒"②的记载。但陶弘景又指出"轩辕以前，文字未传"③，因为据说文字是黄帝臣子仓颉所创，而神农氏早于黄帝，故当时并无文字。在文字诞生之前人们只能画卦象以记事，而"尝百草"得到的药性知识难以用简单的卦画来表达，故陶弘景认为是通过"识识相因"亦即口口相传流传下来的。后来黄帝代神农氏为王，司马迁《史记·五帝本纪》载："轩辕之时，神农氏世衰……诸侯咸尊轩辕为天子，代神农氏，是为黄帝。"④黄帝时代文字被创造出来，人类文明的传承有了更好的载体。于是本草知识"至乎桐、雷，乃著在篇简"⑤，即桐君、雷公受命将中药知识编成著作，这就是《神农本草经》的来由。按此说法，该书虽然因纪念神农而命名，实际上桐君、雷公的贡献不小。

在传说中，黄帝时代人才济济。在医药方面除桐君、雷公之外，还有岐伯、俞跗、巫彭、僦贷季、马师皇、伯高、少俞等多人。其中岐伯与桐君的地位比较重要。清代王宏翰《四诊脉鉴大全》所说："神农辨药性，制本草。黄帝究百病，详运气，咨岐伯而《灵》《素》出，桐君撰药性，伊尹制汤液，祛疾疗人，皆古神圣也。"⑥可见在传统医药文化中桐君被认为是上古圣人之一。

二 桐君与医药知识的关系

根据记载，桐君不仅是神农所传本草知识的整理者，本人还写有《桐

---

① （唐）司马贞：《补史记·三皇本纪》，载万里、刘范弟、周小喜辑校《炎帝历史文献选编》，湖南大学出版社，2012，第 29 页。

② （西汉）刘安：《淮南子》，北方文艺出版社，2013，第 441 页。

③ （宋）唐慎微撰，尚志钧等校点《证类本草：重修政和经史证类备用本草》，华夏出版社，1993，第 5 页。

④ （西汉）司马迁：《史记》，中华书局，1959，第 173 页。

⑤ （宋）唐慎微撰，尚志钧等校点《证类本草：重修政和经史证类备用本草》，华夏出版社，1993，第 5 页。

⑥ （清）王宏翰撰，吴昌国校注《四诊脉鉴大全》，中国中医药出版社，2015，第 1 页。

君采药录》一书，因此他成为传统药学的代表人物之一。而据说他也通医，文献记载的桐君贡献有如下几方面。

一是识药辨药。他著有《桐君药录》或《桐君采药录》，内容就是关于这方面的。南朝宋谢灵运《山居赋》中说："《本草》所载，山泽不一。雷桐是别，和缓是悉。"自注："雷公、桐君，古之采药。"① 南朝梁陶景《本草经集注·序录》中说"又有桐君《采药录》，说其华叶形色。"② 目前所见的《采药录》佚文主要出自《太平御览》转引的《吴氏本草》，大部分是关于药性的记载，也有关于药物形态的，多不同于现本《神农本草经》。

二是记载药性和用药法则。《北齐书》"方伎列传"总论中说："神农、桐君论本草药性，黄帝、岐伯说病候治方。"③ 唐代《外台秘要》卷 37 引《延年秘录论》说："神农、桐君，深达药性，所以相反畏恶，备于本草。"④ 其中都提到了药性。药性包括几方面：第一，"四气""五味"，第二，"相反畏恶"，即药物搭配的宜忌，又称"七情"。现存的《桐君采药录》条文中都有关于药性的记载。明代徐春甫《古今医统大全》卷一又说："少师桐君……识草、木、金、石性味，定三品药物，以为君、臣、佐、使。"⑤ 里面提到"君臣佐使"原则，也是中药组方的基本法则。若依此说，则目前《神农本草经》总论部分的不少内容出自桐君手笔。

三是临床治疗。南宋罗泌《路史》卷四说："（黄帝）命巫彭、桐君处方盄饵，湔汗刺治，而人得以尽年。"⑥ 处方指汤药；盄（diào）是煮熬的意思；饵指药饵，有时是药物的代称，而如果与方或药相并称的话，则偏指以养生食疗为主要功效的品种，例如后世道教所说的"服饵"。所以，"处

---

① 马积高主编《历代辞赋总汇·先秦汉魏晋南北朝卷（第 1 册）》，湖南文艺出版社，2014，第 889 页。

② （宋）唐慎微撰，尚志钧等校点《证类本草：重修政和经史证类备用本草》，华夏出版社，1993，第 5 页。

③ （唐）李百药撰《北齐书》，中华书局，2000，第 465 页。

④ （唐）王焘撰《外台秘要方》，山西科学技术出版社，2013，第 1116 页。

⑤ （明）徐春甫编集《古今医统大全（上册）》，人民卫生出版社，1991，第 3 页。

⑥ 周明：《路史笺注（上）》，巴蜀书社，2022，第 225 页。

方蛊饵"可以说包括了养生和治病。湔（jiān）是洗的意思，这里指温浴以发汗。刺治指针刺治疗。这里未区分巫彭与桐君的职责，可以理解为共同参与。可见桐君也是精于临床治疗的医者。在后世的《小品方》中就引用了桐君的药方。由此，"桐君"在后世也常作为名医、医术的代称。例如北宋钱若水等修撰的《太宗皇帝实录》卷四中记载宋太宗诏书中有"卢扁之方、雷桐之术，佇之以十全之效，言之于七日之前"[1] 的说法，"雷桐之术"将雷公、桐君并称，代指医术。清代名医黄元御以"门擅桐君之术，家传葛氏之方"[2] 来形容医者，其中"桐君之术"也是指医术。

四是采炼丹药。《拾遗记》卷七载："道家云：昔仙人桐君采石入穴数里，得丹石鸡，舂碎为药，服之者，令人有声气，后天而死。"[3] 这一条将桐君称为仙人，并有服丹药之事，可能是道教兴起后的说法。但在黄帝时代，也有关于炼丹的说法。《史记·封禅书》中记载方士们关于黄帝升仙的说法，如说"黄帝仙登于天"，又载："公孙卿曰：黄帝采首山铜铸鼎于荆山。鼎既成，有龙垂胡髯，下迎黄帝。黄帝上骑，群臣后宫从上者七十余人。龙乃上去，余小臣不得上，乃悉持龙髯，龙髯拔堕，堕黄帝之弓。百姓仰望黄帝既上天，乃抱其弓与胡髯号，故后世因名其处曰鼎湖，其弓曰乌号。"[4] 黄帝铸鼎之事，在后世被认为用于炼丹。

三　地方文化视野下的桐君形象

浙江桐庐县名及境内桐君山、桐江、桐君塔等山水，都因"桐君"而得名。但此桐君是否黄帝身边的医药臣子，有的资料未见提及。如北宋乐史《太平寰宇记》卷 95 载："桐溪有大椅桐树，垂条偃盖，荫数亩，远望似

① （宋）钱若水撰、燕永成点校《宋太宗实录》，甘肃人民出版社，2005，第 117~118 页。
② （清）黄元御：《金匮悬解》，载（清）黄元御撰、麻瑞亭等点校《黄元御医书十一种》，人民卫生出版社，1990，第 290 页。
③ （晋）王嘉撰，孟庆祥、商嫒姝译注《拾遗记译注》，黑龙江人民出版社，1989，第 203 页。
④ （西汉）司马迁：《史记》，中华书局，1953，第 1394 页。

庐，遂谓之桐庐县也。"① 南宋祝穆《方舆胜览》卷 5 也有类似记载："桐君山在桐庐。有人采药，结庐桐木下。人问其姓，指桐木示之，因山名桐君，郡曰桐庐。"② 这些说法代代相传，成为桐庐地方的区域印记。

也就是在此时，桐庐地方官员开始探寻桐君渊源，并注意到黄帝臣子桐君的事迹。光绪《严州府志》载："桐君祠，在县东桐君山顶……宋元丰中，县令许由仪尝访《桐君药录》，已失传。"③ 显然许由仪认为桐庐的桐君正是黄帝时的桐君，故寻访其著作，并立祠纪念。但也有人持审慎态度，如南宋楼钥《桐庐县桐君祠记》说："兹邑以一桐之大，垂邑如庐。古有隐者采药求道于此，或问其姓，则指桐以示之人，因称为桐君。故桐江、桐溪、桐岘皆以此得名。既以为县，又因以名郡焉……桐君不知为何人，身既隐而姓名竟不传。"④ 没有提到他的来历。明代嘉靖年间编修的《浙江通志》卷 67 中，汇集以上内容，审慎地用"或云"来记载其来历云：

> 桐君，不知何许人，亦莫识其姓名。相传尝采药求道，止于桐庐县东山隈桐树下，其桐枝柯偃盖，荫蔽数亩，远望如庐舍。或有问其姓者，则指桐以示之，因名其人为桐君，县为桐庐，江为桐江，溪为洞溪，岭为桐岘，而山亦以桐君名焉。或云黄帝时尝与巫彭同处方饵，有《药录》一卷行于世。⑤

方志记载比较慎重。如果翻看桐庐地区的历代诗文，其实很早就认定来桐庐的"桐君"即《采药录》之作者了。如北宋词人毛滂（1056—约

---

① （宋）乐史：《太平寰宇记》，中华书局，2007，第 1911 页。

② （宋）祝穆编、祝洙补订《宋本方舆胜览》，上海古籍出版社，2012，第 88 页。

③ （清）任风厚、吴士进、吴世荣修纂，孙平点校《清光绪严州府志（上）》，方志出版社，2017，第 238 页。

④ （宋）楼钥：《桐庐县桐君祠记》，载曾枣庄、刘琳主编《全宋文》第 265 册，上海辞书出版社、安徽教育出版社，2006，第 11~12 页。

⑤ （明）薛应旂：《嘉靖浙江通志》，中国方志丛书·华中地方第 532 号，（台北）成文出版社有限公司，1983 页。

1124），衢州江山（今浙江衢州）人，作有《桐君山》（邑人呼为小金山桐君所庐也）诗云：

> 塔设新严迹半空，山前山后但孙桐。楼台影压浮天浪，钟鼓声随过岸风。
>
> 定有龙宫在深碧，初疑海市变青红。众医不识人间病，遗篆谁知药石功。[1]

"遗篆谁知药石功"，就是指桐君遗有《桐君采药录》著作。北宋"三苏"之一的苏辙（1039—1112），曾途经桐君山，写了一首诗："严公钓濑不容看，犹喜桐君有故山。多病未须寻药录，从今学取衲僧闲。"[2]"多病未须寻药录"一句，对应前面"犹喜桐君有故山"，说明其也了解当地关于桐君来历的说法。

四　历代对桐君的尊奉与祭拜

基于桐君对桐庐的特殊意义，该地区在北宋就开始祭拜桐君。北宋元丰间（1078—1085），桐庐县令许由仪曾令寻访《桐君采药录》，见已失传，于是在该县的桐君山顶始建桐君祠。祠堂建成后，曾请艺术家在堂内塑绘桐君的画像。当时还有名人题句，如"山中百药当年录，砌下双桐旧日苏"[3]，隐含《采药录》的书名在内。祠建成后，两宋文人多登临浏览，留诗颇多，或摩崖石刻为记。但元末桐君祠遭受兵火之灾，严重受毁，旧貌已荡然无存。明初一度重建，至成化时（1465—1487）再度荒废。嘉靖初年，桐庐知县张莹在旧址对桐君祠进行了复建，建成后在祠内悬挂一口大钟，有钟夫

---

① （宋）毛滂：《毛滂集》，浙江古籍出版社，1999，第 53 页。
② 启功等主编《唐宋八大家全集·苏辙集（上）》，国际文化出版公司，1997，第 226 页。
③ 何善蒙主编《君子有终：浙江省祠庙资料汇编》，九州出版社，2017，第 342 页。

每日早晚定时叩击，又延道士主持该词，并将废弃的觉度寺寺产移用于该祠以作维持。万历五年（1577）桐庐知县李绍贤和万历三十年（1602）桐庐知县杨东均捐资重新修葺。清朝时也多次修葺，足见桐君祠在当地的影响。光绪年间仁和（今浙江杭州）人高鹏年作有《桐君山记》记载，"入庙，则桐君当门坐，笑容可掬"，旁边有楹联，句云"大药几时成，漫拨炉中丹火；先生何处去，试询松下仙童"①。

在桐庐之外，桐君虽被视为早期医药人物之一，但不像"药皇"神农、"药王"孙思邈那样有广泛信仰，到元代才随着对"三皇"的祭拜，以配祀的身份被普遍供奉。

元代，以三皇庙作为祭拜医药圣贤的场所，主要祭祀伏羲、神农和黄帝三位圣人。元大德三年（1299），太医院官员提出仿照儒学孔庙的形制，"以黄帝臣俞跗、桐君、鬼臾区、岐伯之属十大名医，视孔子十哲配享庙廷"②。一般来说配祀人物与主神应有关系，故当时选出的都是黄帝时期以医药留名的人物，其中就包括桐君。但当时有文人反对此举，他们认为医药乃小道，而三皇是汉民族的圣贤，其贡献不仅仅在于医药，如果只用名医配祀，似乎降低了三皇的身份。《元典章》卷30《礼部三·配享三皇体例》记载反对意见说："今乃援引夫子庙堂十哲为例，拟十代名医，从而配食。果若如此，是以三皇大圣限为医流专门之祖，探之以礼，似涉太轻；兼十代名医，考之于史，亦无见焉。"③ 意见中除了认为以名医配祀不够隆重外，还认为桐君等人缺乏翔实史料依据。

由于有反对声音，朝廷当时没有采纳配祀的建议。元至大元年（1308），湖广行省再次提出类似动议，得到了元政府的同意。据《增城三皇庙记》记载："至大元年，中书又以湖广行省言，如太医院所请配享事下

---

① 李龙、谢云峰主编《桐君山诗文选》，北京日报出版社，2020，第195页。
② （元）揭傒斯著，李梦生标校：《揭傒斯全集》，上海古籍出版社，1985，第324～325页。
③ 《元典章》，故宫博物院，1976，第1091～1092页。

礼部议，请以十名医视孔庙诸大儒列祀两庑，遂著为令。"① 所选的十大名医中仍然包括桐君。由此桐君更广为人知。

到明代，仍照元代三皇庙旧制实行拜祭之礼，特别是紫禁城中的三皇庙，每年由太医主持祭礼。明代中期，嘉靖二十一年（1542）因见宫中三皇庙狭小，下令将其展拓，并将从祀者增加到 28 人，新增的有伊尹、扁鹊、淳于意、张机、西庑王叔和、华佗、皇甫谧、巢元方、葛洪、孙思邈、韦慈藏、王冰、钱乙、朱肱、刘完素、张元素、李杲、朱彦修等，覆盖了从商周到元代的时间段。到了清代，太医院三皇庙祭祀先医的传统仍在延续，均沿用明嘉靖时的制度。

五　桐君文化的活态传承与发展

桐君在中药行业影响最大。清代以来，我国中药商业得到快速发展，中药名店层出不穷。其中就有不少尊奉桐君文化的老字号。其中，西部的桐君阁和东部的桐君堂，都以"桐君文化"为主要精神，并均成为国家级非物质文化遗产。

（一）国家级非物质文化遗产——桐君阁传统丸剂制作技艺

位于我国西部的重庆桐君阁药厂是以"桐君"为号最为知名的药店。该厂于清光绪三十四年（1908）在重庆创办。其主人是药材商人许建安，曾到广东等地经营戒烟丸业务，至 1907 年联络兄弟集资筹备，次年在重庆正式开设药房，名"桐君阁熟药厂"，首个门店设在重庆的鱼市口。此地是重庆官府处决犯人之处，在桐君阁开张之日正逢行刑，以致后来流传"杀人开张"的说法，"该地许姓所贸之桐君阁药号，适当其事，故遐迩皆

---

① （元）揭傒斯著，李梦生标校：《揭傒斯全集》，上海古籍出版社，1985，第 324～325 页。

知"①。这种巧合也使桐君阁成为民众谈资，从而广为人知。该药厂编写了《丸药提要》一书，书前有许建安所作的《桐君阁药室自序》说："鄙人以药材贩贸，足迹遍江淮闽粤诸地，精心殚力，以穷究医之奥旨，采中外良方，择其历经试验而有奇效者，不敢自秘，以贡于人。"特别强调"医药所关，动及于种族家国之大"，开办药厂绝非单纯为了"牟利"②。这反映了桐君阁药厂所处中西医文化碰撞的时代环境，故许建安强调振兴中医药的重要性。厂名冠以传统药业祖师之名，既体现着弘扬我国固有医药的宗旨，又包含了要坚守药业道德和确保药材质量的理念。正如为其桐君药室作跋的唐风俭所言："主人此举，愿普桐君妙诀，故即以是名。"

《丸药提要》一书共收录了229种成药名称，并列有功效说明和价格。所收录的多为传统古方，又有该号的制作特点。如"下乳涌泉丸"说明中说："小记得名人传授，炼制合法，能理气和血，通经利窍，最宜常服。""黑驴皮胶"说明中说："小记采买真正黑驴皮，亲自督工熬炼，存心可问，服者自知。""真虎骨胶"说明中说："小记不惜工本，亲身督工熬炼，存心可以对天。"这些都是传统药业道德文化的体现。

桐君阁熟药厂很快声名鹊起，经售的膏、丹、丸、散等多达240余种，炮制饮片达400余种，成为西南地区有名的药店，在广州、汉口等地都开设有经营点。中华人民共和国成立后，1951年桐君阁与当地的光华、国新、胜利、亚西五家药房合并，成立"桐君阁药厂股份有限公司"，1955年重庆桐君阁药厂实行公私合营，1964年正式转为国营企业。1981年为21家全国重点中药厂之一。1987年开展股份制改革，与重庆中药材站等14家中药企业联合组建全国第一家中药股份制企业重庆中药股份有限公司。1998年进行资产重组，加盟太极集团，后改制成为太极集团重庆桐君阁药厂有限公司。

桐君阁药厂坚持传统制剂工艺，重视自身文化建设。1984年，在厂区

---

① 刘残音：《重庆通信箱汇刊：第1集》，重庆商务日报社，1937，第165页。
② 许建安：《桐君阁药室自序》，载《丸药提要》，桐君阁药厂，1908，第3页。

内建成"桐君苑"，内有桐君亭。后迁到新厂区后，又建有"桐幸湖"，湖畔建有桐君阁亭，湖边有桐君老人汉白玉雕像。2011 年 5 月，"桐君阁传统丸剂制作技艺"作为"中医传统制剂方法"的组成部分，被评为第三批国家级非物质文化遗产。

（二）国家级非物质文化遗产——桐君传统中药文化

在长期尊奉桐君的浙江省桐庐县，当地的医药业自然一直以桐君为象征。该县药业有史可考的最早可上溯至明洪武十七年（1384）的惠民药局。清康熙二十二年（1683）桐庐设药材会馆，抗战期间当地药店多数被毁。抗战后始逐渐恢复。1956 年，全县中药全行业公私合营，先后经过桐庐县商业局中新药采购批发站、桐庐县中西药公司、桐庐县医药公司、桐庐县医药药材有限公司等演变，至 2005 年改制成立桐君堂医药药材有限公司，2015 年更名为桐君堂药业有限公司。

基于桐庐拜祭桐君的传统，该公司注册"药祖桐君"商标，把桐君文化贯穿到中药各项业务中。如提出传承中药鼻祖桐君老人的"悬壶济世，求真济人"的精神，喊出"中药质量干系大众百姓，从严把关莫负药祖桐君"等口号，2012 年，建成桐君中医药文化博物馆，还制作了桐君中药文化墙长廊、桐君百草园、药祖广场，设有红曲生产工艺复原场景等。2014 年起创办每两年一届"桐君堂"杯中药材（中药饮片）真伪鉴别全国大赛，此后连续举办，在全国产生较大的影响。2021 年，桐君堂药业有限公司申报的"桐君中药文化"被列为第五批国家级非物质文化遗产。

除了以上两家，桐君文化还在许多药号中都有体现。如杭州著名中药老字号胡庆余堂流传着一个桐君老人托梦的故事。据说该药号生产的"龙虎丸"内含剧毒药品砒霜，虽然用量不多，但如制药不均匀则容易出事故。怎样能保证让砒霜分布均匀呢？在当时只能让工人反复多次搅拌来实现。为了确保做到这点，胡庆余堂创始人胡雪岩想出了一个办法。他宣称夜得桐君托梦，传授了一种妙法，制此药时让药工在密室中将药粉摊在竹匾上，再用木棍在上面反复书写龙、虎二字，共书写 999 遍。[1] 这实际上是借用桐君仙人的名义，使药工崇信而不会偷懒，以保证充分的搅拌。从中可见桐君对药业同人的影响。

还有著名的山东济南宏济堂药号，其建于 1920 年的宏济堂西记商号的南楼建筑上，有四块牌匾，内容分别是"法遵岐伯""韩康遁迹""抱朴游仙""採授桐君"。"採授桐君"意为采药制药均遵照桐君的传授。可见桐君作为医药学史上四位代表性人物之一，受到当地药业的敬仰。

六　对传统中药业文化传承发展的启示

我国中药业源流久远，习近平总书记说："中医药学凝聚着深邃的哲学智慧和中华民族几千年的健康养生理念及其实践经验，是中国古代科学的瑰宝，也是打开中华文明宝库的钥匙。"[2] 当代社会民众的生活条件不断提高，对医药和保健的需求迅猛增长。中医药作为中华民族的瑰宝，在"治未病"、慢性病的调理、日常养生保健等方面有着其独特的疗效，中医药产业具有广阔的发展空间。随着时代的进步，传统中药业如何顺应时代潮流，对悠久的品牌历史和品牌文化加以精炼，不断发掘新的契合点，已是迫切的课题。以"桐君文化"的流变与传承为例，其对发展中药业有两点启示。

（一）优秀传统文化应当品牌化

优秀的品牌蕴含独特的文化价值，寄托着大众的情感认同。"桐君文化"时间跨越数千年，在历史中对中药学体系发挥过积极作用，无疑是一个优秀的中药文化品牌。不过很久以来，这个品牌停留于文人雅士的诗歌词

① 何平主编《杭州市非物质文化遗产大观：民间文学卷》，西泠印社出版社，2010，第166页。
② 《习近平：中医孔子学院将有助于澳民众了解中国文化》，《海外华人教育动态》2010年第5期，第127~138页。

赋中，没有与产业相结合。近代商人许建安创办药业，使用"桐君"为号，或许也是从典故出发，对其用意并没什么做出说明。以致后来桐君阁药厂员工也不太明白厂名来由。据载该厂曾到洞庭湖君山寻访，也未找到取名之由。至 20 世纪 80 年代，该厂一位上海籍职员偶然桐庐旅游，得知有"桐君"结庐炼丹胜地"桐君山"，转述后引起厂方重视，派人来到浙江桐庐深入了解，从此将桐君文化作为企业文化的重要组成部分。[①] 该公司后来请人创作《桐君阁赋》，赋文说："皇皇中华兮，人杰地灵；初祖炎黄兮，始创人文。黄帝有臣兮，号曰桐君；尊为药祖兮，黎庶蒙恩。有许公字建安兮，效药祖以爱民，悬药壶于渝城兮，以桐君为阁名。修合虽无人见兮，世间岂无公论？诚心自有天知兮，苍天不负真心。数药界之风流兮，唯我桐君！"由此，将企业文化带上了一个更高的台阶。

在浙江桐庐，该县虽然世代敬仰桐君，但以前没有形成药业品牌。中华人民共和国时期通过合营整合，才形成了较为集中具有代表性的企业。企业深挖地方文化底蕴，通过大力弘扬"药祖桐君"文化，并不断调整适应市场经济，从而在较短时期内取得良好的发展。

我国有许多优秀的传统文化符号，有的没有得到发掘，有的虽被注册却没有很好地发展。从桐君文化的演变可以看到，必须深入了解品牌的历史和价值，赋予品牌以情感和生命，才有可能真正地、持续地弘扬好和发展好品牌文化。

（二）从形象文化向质量文化转化

品牌的意义和价值有哪些？塑造企业形象、增进社会认同固然是一方面，但仅此并不足够。我们看到秉持"桐君文化"的企业不约而同地将其文化内涵向产品质量文化转型，如重庆桐君阁药厂赋中的"修合虽无人见兮，世间岂无公论？诚心自有天知兮，苍天不负真心"，还有桐君堂药业有

---

① 潘裕成：《从寻祖到朝宗——药祖桐君圣地记胜》，载《桐庐文史资料（第一辑：桐君·桐君山）》，政协浙江省桐庐县委员会办公室印，1989，第 15~18 页。

限公司的"中药质量干系大众百姓，从严把关莫负药祖桐君"，都体现了这一意识。两家企业都被评为国家级非遗保护单位，也是因为这一点。

国家对于非物质文化遗产的评定有相应要求，强调的是知识、技术和技能，而不是一般意义上的文化思想。两家企业都为桐君文化赋予了很好的技艺载体，才能满足相关要求。如重庆桐君阁药厂拥有一批技艺精湛的药工，老药工陈席璋在 1959 年就当选为中国药典委员会委员，精于认药辨药，有"药王菩萨"之称；另一位老药工毛辑熙在 1965 年起草制订了《重庆市中药成方制剂标准（草案）》，后又完成了 1977 年版《中国药典》中 12 个产品工艺和四川省药品标准中约 100 个品种标准的起草工作。企业在行业标准和规范中发挥着积极作用，以此来实践"桐君文化"精神。

桐君药业有限公司的"桐君传统中药文化"也不是一味地述说历史，而是在总结和凝练桐君"结庐采药，修制惠民"精神基础上，将其贯穿到生产实践的各个方面之中。如采集采购中药材时强调应用道地药材，炮制时注重传承传统古法等，该公司还通过堆放及温度湿度的特定差异管控和曲菌活性变化总结出独特的中药发酵工艺，已成为"浙帮发酵"的代表，其主要产品百药煎、六神曲等荣获"浙产名药"，同时通过创办中药材（中药饮片）真伪鉴别全国大赛等拓展影响力，相关技术负责人还曾获首届"紫禁城"杯中华老字号文化创意大赛的"中华老字号杰出工匠奖"。"桐君文化"以这样的方式体现和传承，更能得到社会认同和客户信赖。

我国传统医药历史悠久，有众多名医名家。名人是品牌文化的重要资源，名医文化富有时代价值，是弘扬中医药文化的重要抓手。桐君文化的传承特点，是将原本见于文献记载的历史传说转化为传统技艺实践，将信仰崇拜转化为弘扬工匠精神，形成可知可感可传承的形态。这对在当代如何传承发展中医名人品牌文化将是有益的启示。

名家流派

何天祥艺术医学是中医传承创新实践的示范*

张　磊　曹　帅　何浚治**

摘　要　本文全面回顾何天祥研究员在中医骨伤科领域的杰出贡献，特别是他结合多学科知识创立中医艺术形体损伤诊治学，以及这一学科的学术体系、创新理念、主要成就与影响。同时展现了何天祥研究员在 70 多年的中医骨伤临床及学术研究中的传承与创新精神、孜孜不倦的努力奋斗状态，并对何氏骨科流派未来学科发展进行展望，以增强中医人对中医药文化的自信自觉自强，弘扬大医精诚之医德医风。

关键词　何天祥　中医　艺术医学　传承创新

一　引言

何天祥（1923—2019），著名中医骨伤科专家，研究员，蒙古族，特呼尔氏（汉姓：何氏），何氏骨科第五代嫡传传人。全国人大代表、全国五一劳动奖章获得者、全国首批 500 名名老中医药专家学术经验继承指导老师、

---

* 本文系基金项目四川省中医药管理局科学技术研究专项课题（项目编号：2023MS404）的阶段性研究成果。

** 张磊，四川天祥骨科医院院长助理，筋伤科主任，四川省非物质文化遗产保护项目"何天祥传统疗伤手法技艺"代表性传承人；曹帅，四川天祥骨科医院正骨科主任，四川省名中医何浚治学术思想继承人（国家级）；何浚治，四川天祥骨科医院院长，四川省名中医，成都中医药大学硕士生导师，四川省非物质文化遗产保护项目"何天祥传统疗伤手法技艺"代表性传承人。

中国艺术医学协会副会长及名誉会长、四川省首批名老中医、四川省舞蹈损伤研究所原所长，四川天祥骨科医院名誉院长。在 70 多年的中医骨伤科学术研究和临床工作中，何天祥全面继承了何氏骨科理、法、方、药，在传承的基础上进行创新性发展，逐渐完善何氏骨科的学术思想和诊疗技术。他以中医骨伤科诊疗基础理论及实践为本，结合舞蹈形体艺术、运动医学、生物力学、影像学等多学科知识，首创了具有中医药文化特色的艺术形体损伤诊疗学，为中医骨伤科学开辟了一条崭新的学术发展道路，在中医骨伤科领域独树一帜，享誉海内外。他始终坚持践行"大医精诚"，将良好的医德医风贯穿于医疗临床实践中，在为患者诊疗取得确切疗效的同时，还构建出友善的医患关系，其医术和医德在国内外患者中口碑相传。2009 年"何天祥传统疗伤手法技艺"入选四川省非物质文化遗产项目名录。2012 年，国家中医药管理局首批批准"四川何氏骨科流派"为全国 64 家中医学术流派传承项目之一，何天祥被指定为代表性传承人。著有《中国艺术形体损伤诊治学》《何氏骨科学》《舞蹈损伤防治讲义》，其中《中国艺术形体损伤诊治学》获文化和旅游部科学技术进步奖。在国内外医学杂志发表学术论文 80 余篇。今年，正值何天祥研究员诞辰 101 周年，我们怀着崇敬与感恩之情，聚焦于他所留下的宝贵遗产——《中国艺术形体损伤诊治学》，这一创新之作不仅是四川何氏骨科流派的传承与发展的结晶，更为中医药在文化科技领域填补了一项空白。

二 《中国艺术形体损伤诊治学》的诞生背景、形成和发展

艺术形体定义，何谓"形体"，在《庄子·外篇·达生》中对"形体"进行解释："齐七日，辄然忘吾有四肢形体也。"《黄帝内经》中也对形体进行阐释，《素问·上古天真论》载："形体不敝，精神不散，亦可以百数。"广义的形体即指身体，是指包括人的表情、姿态、体形在内的外在表现总和。而艺术形体则更强调形体的美，将舞蹈与形体相融合，此时

的形体是动态的、立体的，而非只关注静态的外表。艺术形体是一项以人体和音乐为基础，韵律与动作相结合，以肢体动作造型的变化，运用艺术手法把各种动作编排在一起，呈现一幅立体图案，展示柔韧、速度、灵敏的外在美与和谐、自然、优雅的内在美。同时，也是通过这些形式来表现人类思想和肢体语言。由于艺术形体损伤的特点，艺术形体的展现依赖每一个动作的完美呈现，其中很多动作更是以超越人体生理活动范围完成的，其损伤的细致变化有别于一般损伤和运动损伤。随着日常练习次数的增加、动作难度的提高，加之教学缺乏针对性，以及演员、学生动作完成不标准等因素的叠加，其损伤在所难免。教学训练内容、训练量大小、动作难易程度与损伤发生率相关。随着年龄的增长，舞蹈学生的训练难度加大、训练量增加，训练时长逐年延长，因此对学生的力量、耐力及技巧的要求也不断提高。如果长期训练不科学、训练量过大、负荷过重、技术动作不规范及心理与体能失衡都极易导致损伤。训练负荷及动作难易与损伤性质、程度、频率密切相关，如学生形体柔韧度不佳，在下腰、变身等动作的训练中，容易产生腰伤；踝关节不能完全绷直（足跖屈），较易扭伤踝关节；髋关节开度不好，靠双足外开代偿，则足舟骨损伤机会较多。上肢损伤较少，这与舞蹈动作与技巧很少运用上肢支撑负荷有关。躯干部分损伤较多，下肢损伤最多，这与舞蹈需要靠腰部发力、下肢支撑身体及弹跳负荷有关。学生损伤规律是"两头小""中间大"的特点，即低年级学生一般是进行素质训练，动作比较简单，节奏比较缓慢，强度、负荷都不大，故损伤较少；中年级学生技巧动作要全面"开范儿"，由于技巧动作要领未掌握好，面对动作负荷肢体承受力不够，故损伤较多，程度也较重。高年级学生身体素质较为成熟，对技巧动作熟练，心理状态也较平稳，故损伤较少。损伤发生率男性高于女性，由于男性运动量及强度大，舞蹈编排中力量动作及翻腾动作比女性多，故损伤发生率高于女性。致伤因素主要为生理结构的异常、技术不标准、力量不足及教学不规范等，此类因素引起的损伤与人才选拔、动作难度及训练的科学性息息相关。技术性损伤本质特点为技术动作不规范，导致正常生理力线形态丢失以及应力点偏移，错误动作重复次数累积，极易导致相应部位出现损伤。所有舞蹈动作的完成均需要肌肉参与，特别是高难度动作更需要足够的肌力作为保证。因此，舞蹈者在某些动作中可因肌力不足而动作变形，并对肢体控制力下降，此时更容易发生损伤。教学模式不科学、训练量安排不合理、教学欠缺针对性等都是易造成损伤的教学因素。

何天祥研究员在长期为演员、学生防治损伤的医疗实践中，认识到有的演员、学生因自身损伤未得到正确的医治，临到大赛、演出前失去宝贵的演出机会。有的由新伤转为旧伤，或重复受伤，日积月累，形成劳损，甚至提前终止了职业生涯。究其原因，主要是因为医学与艺术形体之间存在壁垒，医生不了解舞蹈、戏剧等艺术形体的专业特点，不了解艺术形体的运动轨迹、生理负荷，亦不了解舞蹈、戏剧错误动作的致伤病因，只是从临床症状的角度进行被动医疗，知其然（因何动作受伤）而不知其所以然（这个动作为何会致伤）。同时，大多数医生未着重考虑到艺术形体从业者在伤愈后，仍需要继续从事大运动量的体能训练及做跳、转、翻、旋等技巧动作。演员、学生在学习艺术形体的过程中，若教练未深入研究人体结构、功能与生理极限，未掌握演员、学生的生理特点，训练、人才选拔不够科学严谨，出现损伤则在所难免。既通医又懂艺术形体的医生数量较少，防治损伤与完善现有疗法的艺术形体医学专著数量不足，影响了艺术医学的发展。我国防治体育运动损伤的运动医学早已兴起，围绕体育赛事均有大量运动医学人员与之配合并进行相关研究。何天祥秉承家学，又取西医之长，充分发挥中医药治伤的优势与舞蹈治伤祛病的功能，并结合长期为演员、学生治伤的经验，在实践中探索出一套医舞结合的治疗新方法，即从研究艺术形体损伤的规律、特点入手，创立了"医舞结合、边医边舞、寓舞于医、以医促舞"及临场征兆性诊断等新理念、新学说、新疗法，从实践上升到理论，建立起中医全面诊疗艺术形体损伤的学科体系，从而构建了有中医特色的艺术形体损伤新学科。

（一）享誉业界，创立协会

1988 年第二届"桃李杯"全国青少年舞蹈教育教学成果展示活动学术委员会来函邀请何天祥赴京讲学并为参赛选手治伤，时任北京舞蹈学院科研所（现北京舞蹈学院研究中心）所长的朱清渊教授邀请何天祥联合开展科研工作。1990 年 12 月，由文化部（现文化和旅游部）主办全国第一届艺术医学学术交流大会，来自全国 22 个省份的与嗓音、艺术形体、表演心理、科学选才等相关的科研院所、医疗机构的专家、学者赴会。在 40 个参会单位中，从事艺术形体研究的院所、机构共 8 个，占 20%。参加学术交流的会议论文共 66 篇，其中，艺术形体方面的论文共 15 篇，只占 22.7%。其中，与艺术形体损伤诊治学相关的论文有 6 篇，分别为《预防舞蹈损伤的意见》《浅谈舞蹈损伤的防治体会》《浅谈动静结合治疗原则对治疗舞蹈损伤的特殊意义》《浅谈舞蹈损伤恢复功能的锻炼方法》《髋关节外旋幅度的 X 光测量方法探讨》《Portde bras 练习的生理机制及医学价值》。中国艺术形体损伤诊治学的相关内容首次以文字形式在国内学术会议上向业界集中展示。1991 年，四川省舞蹈学校（现四川艺术职业学院）举办全国首届艺术形体损伤防治培训班，由何天祥主讲，旨在培养艺术形体医学人才，壮大艺术形体医学队伍。为此，何天祥着力呼吁大力培养艺术形体医学专业人才，建立艺术医学行业专业协会，以团结广大同仁，为艺术医学事业的发展作出贡献。所幸的是，在文化部（现文化和旅游部）的努力下，中国艺术医学协会于 1992 年经文化部（现文化和旅游部）、卫生部（现健康卫生委员会）、民政部批准成立，何天祥当选为副会长。行业协会的成立，对艺术医学的发展起到积极的促进作用。

（二）走出国门，蜚声海外

1992 年 3 月，为了在国际上扩大影响，传播中国艺术形体医学，应国际艺术医学协会（International Arts-Medicine Association）的邀请，何天祥赴美国纽约出席首届国际艺术医学大会，做学术报告并医疗示范，在美引起轰动，论文载入美国《南方医学杂志》（*Southern Medical Journal*）及"国际艺术医学最新进展丛书"。时任中国驻纽约总领事馆文化领事王家栋称赞何天祥开辟了从文化科技领域将中医推向世界的成功渠道，是我国中医药文化的传播者。此行为中医药走向世界架起了桥梁，在国际艺术医学史上写下了光辉的一页。之后，加拿大西蒙弗雷泽大学舞蹈教授桑塔·阿诺依来华，在参观何天祥的研究所后说道："您（指何天祥）的工作会给现在和将来众多舞蹈家带来巨大的好处……"1995 年 6 月，第 5 届国际舞蹈医学年会在以色列特拉维夫市召开，何天祥与其子何浚治主任医师应邀出席。会上着重介绍中医学与舞蹈损伤相结合创立的临场征兆性诊断在艺术形体损伤防治中的应用价值，还介绍了中医治疗与舞蹈训练相结合对损伤康复价值的研究。此新观念、新学说在大会引起了极大反响。会议期间，大会主席依扎克先生邀请何天祥及何浚治父子前往以色列特拉谢米尔医院展示中医特色与优势疗法。为正在特拉维夫市演出的俄罗斯芭蕾舞演员现场诊治伤病，其突出的疗效折服了现场与会人员。为了让更多国际医舞学者能到中国学习中国艺术医学体系，会后大会主席依扎克先生还特别提议第七届世界舞蹈医学年会由中国承办。

（三）科研硕果累累

为了更系统、科学地总结实践经验，从临床实践升华为科学理论，再指导临床实践，增强其科学性与创新性，何天祥针对舞蹈专业急需解决的关键问题，积极设计课题，对艺术形体医学进行跨学科研究，赴全国艺术院校调研损伤防治情况，有计划、有步骤地探索舞蹈损伤规律、特点，临场诊断病因病机，推动建立起预防损伤和科学选才等较完备的科研体系。"舞蹈损伤规律、特点及防治研究"由四川省科学技术厅拨款支持，率先在我国研究出舞蹈损伤规律、特点及防治的理论体系与实践体系，为开创中国艺术医学新学科的基础。该成果于 1993 年获国家科学技术进步三等奖。在"祛痛强筋丹治疗软组织损伤的临床研究"中，对"扶正祛邪、有破有立、祛痛强筋、滋血生力"治伤原则下创研的"祛痛强筋丹"在舞蹈损伤中的运用进行临床研究及疗效评价。该研究被列入四川省人民政府文化和旅游产业招商项目，并于 1988 年获文化部科学技术进步奖。"全国舞蹈损伤防治现状和对策研究"项目由文化部（现文化和旅游部）批准，赴全国多家艺术院校进行调研，广泛收集资料并研究，向文化部提出舞蹈损伤现状和防治对策。"髋关节外旋幅度的 X 线检测在舞蹈演员选才中的应用研究"项目经文化部（现文化和旅游部）批准立项。创新使用"X 线片法"检测髋关节的外旋幅度，从过去舞蹈人才选拔借助经验性目测、手摸等外部手段转为借助医学影像学检查，提出了"髋关节外旋幅度宜在 25°以上"这一选才重要参考依据，增强了选才与训练的科学性，减少了舞蹈人才的损伤和淘汰率，具有显著的社会效益与经济效益。该课题于 1995 年完成，1997 年获文化部科学技术进步三等奖。

（四）不断发展

何天祥之子何浚治（何氏骨科流派第六代传人）随父学习几十载，将中国艺术形体损伤诊治学继续传承并发展。随着时代科技的进步，何浚治并不守于中医药理论体系而固步自封，而是在原有理论体系的基础上充分融入现代知识，逐步将心理学、生理学及营养学等内容与舞蹈教学、动作编排及训练量等方面相结合，使其更为科学、安全、系统。何浚治将何天祥对艺术形体损伤诊治学的毕生经验与成就汇编成《艺术与医学交相辉映——何天祥研究员艺术医学生涯 60 春秋》一书，该书详细记录了中国艺术形体损伤诊治学的特点、理论体系、学术成就以及发表的重要学术文章等内容。并编著《何天祥正骨经验》《全省少数民族骨科医生培训班教材》《何氏伤筋论治》等学术论著。发表国内外期刊论文及科普文章近百篇，先后有 9 项科研成果获国家级、省部级及军队科技进步奖。何浚治及其第七代传承人（杨云霏、张磊、张聪、曹帅、谭明刚、伍春梅、蒋莉、舒福、雷华明、刘永康等）不断对何天祥传统疗伤手法进行传承、总结、归纳。为了将近些年的临床经验与科研成果更好地总结与交流，特编著《何天祥伤科学术及艺术医学论文选编》，其中全面收录了何天祥、何浚治及第七代传承人在艺术形体损伤治疗理论、治疗方法、药物研究及预防等方面的学术论文。编著《何天祥骨伤科精粹》一书，该书集何天祥毕生所学及成就，详尽阐述了何天祥的治伤理论、特点及方法，对各类疗伤手法及各剂型常用药物做了全面介绍。并对全身各部位常见损伤的诊治要点，特别是疗伤手法及自制药物的辨证施治进行了详尽描述，该书与《中国艺术形体损伤诊治学》为何天祥传统疗伤手法技艺的传承提供了坚实的理论基础。

三　《中国艺术形体损伤诊治学》学术要点、内容及治疗原则

中国艺术形体损伤诊治学是在中医理论指导下，以舞蹈解剖学、舞蹈训练学、生物力学、生理学、医学影像学等现代知识为基础，以舞蹈、杂技、戏剧等艺术形体损伤特点为依据，以舞蹈动作为健身防病及功能康复的方法，研究艺术形体损伤诊断、治疗、康复、预防等诊疗技术的学科。本学科融合了中医学、西医学与舞蹈教学、生物力学、影像学等。它既针对艺术形体活动中损伤的特殊性和特殊需求提出医疗解决方案，又将舞蹈动作练习作为一种独特的治疗方法引入医疗实践。由于表演艺术对形体及肢体动作的要求极高，其损伤的预防及治疗常常与一般运动损伤有所差别。因此，形体艺术的损伤诊治应高度重视将临场征兆性诊断与临床症状性诊断相结合，并注重演员、学生身体素质与训练强度之间的平衡，在治疗中强调内外兼治、注重外治。本学科总结了舞蹈动作的损伤规律、特点与课程进度、训练频率、强度、动作难度及人体生理、心理三者之间的关系；提出了舞蹈损伤由被动治疗转为主动预防，防治必须与教学同步、与生理发育同步，临床诊断与临场诊断相结合等新理念；结合中医学"整体观念，辨证论治，筋骨并重，扶正固本，动静结合"的治则，提出了"医

舞结合，边医边舞，寓舞于医，以医促舞"的治疗新原则。治疗中强调"辨证施练"，以求最终达到"好、快、美"的治疗效果。它既是舞蹈损伤规律特点及防治的研究成果，又是中医学与艺术形体相结合的产物。中国艺术形体损伤诊治学的创立，填补了中医在艺术形体损伤诊治领域的空白。

（一）开拓中医学与舞蹈艺术的融合

中医学与舞蹈都源自我国古代人民的长期生活与劳动实践，自古以来，医与舞就有密切的关系，均有强身健体、治伤祛病、延年益寿的作用。以舞蹈治病属于艺术医学的范畴，这虽然是一门新兴学科，但我们的祖先很早就在该方面取得成就。可以说，舞蹈对人类的医疗保健和运动医学的发展都做出了重大贡献，因此提出"医舞同源、医舞同功、医舞相通"的学说。在历史发展过程中，很多民族都将医和舞包括在共同的文化体系之内，如《说文解字》对"巫"字的解释道："巫，祝也。女能事无形，以舞降神者也。像人两袖舞形，与工同意。""巫"字在形态上看是一个轻柔起舞的女子形象，引申为能够以舞蹈降伏无形的鬼神（疾病）的人。中国最早的医疗形式，就是以特定动作来降服鬼神（疾病）的舞蹈。《医学入门》中就说："古导引法……究而言之，亦不过吾儒舞蹈意也。"早在春秋战国时期就有"二禽戏"用于保健锻炼，直到东汉末年华佗所创"五禽戏"，一直沿用至今。今在马王堆汉墓出土的汉代导引图中，也绘有许多模仿飞禽走兽的动作，又如蒙古族表达情感的安代舞、东晋书法家王羲之观鹅飞翔而创的"鹅掌戏"等。中医骨伤科的疗伤手法与功能康复的导引与舞蹈一样，可以说是属于形体运动的艺术。舞蹈优美的韵律、明快的节奏，与疗伤手法的轻重疾徐、刚柔相济，有异曲同工之妙。

（二）首创征兆性诊治新说

形体艺术的各种肢体动作都具有一定的规律性，这是区别于一般损伤的重要特征，若违背了这些规律去训练、表演（包括比赛等），则容易发生损伤。在长期的观察中发现，许多艺术形体损伤不是突然发生的，而是由许多欠规范、欠准确的动作导致关节或肌肉受力不均，产生轻微的劳损，经长期慢性的积累而来。这种轻微的劳损在早期缺乏典型症状，也不影响肢体活动及功能，因而难以发现。这种劳损虽然不甚严重，但毕竟违背相应的力学及解剖学原理，因而也必然有一定的征兆。若及时发现这些征兆，并对演员及学生欠规范、欠准确的动作及早提示并加以纠正，必然可以大大减少艺术形体损伤的发生。这种及早发现的过程，就是征兆性诊断的过程，也是对其动作加以纠正的过程，实质上便是征兆性治疗的过程。这种防患于未然的积极防治理论具有较高的价值。如芭蕾训练从开始到结束，双足均处于外开位，如髋关节开度不好，学生以足外旋代偿，勉强站成"一位"（即双足各外旋90°），在做屈膝、跳跃类动作时，就会出现损伤征兆。为了使足尖外旋，小腿外侧的腓骨长肌过度收缩，其肌腱经外踝从足底牵动第 1 趾骨、内侧楔骨，使足纵弓降低，足舟骨下降，足的重心移向足内侧缘，故在做屈膝、跳跃类动作时，当体重下压，足的外缘必然离开地面，足部呈外翻位支撑，导致足舟骨受到韧带的反复牵拉及重力挤压，逐步向外偏移，日积月累则可发生足舟骨外突畸形、损伤。所以，医生须在训练场上，从上述形体征兆上预见发生损伤的病因，并提出纠正此项错误动作的建议，才能防患于未然。

（三）充分发挥中医骨伤治疗的优势

以中医学"整体观念、辨证论治、筋骨并重、扶正固本、动静结合"为理论基础，充分发挥中医骨伤科见效快、毒副作用少、创伤小及功能康复好的优势，将中医推拿手法和多种剂型外用药广泛应用于艺术形体损伤的治疗中，逐步形成以中医系统诊疗艺术形体损伤的治疗体系。

（四）强调治伤防伤结合的预防思想

艺术形体运动，有其特定的运动轨迹与动作负荷，医者必须亲临现场才能了解其真正致伤的原因。如跳跃类动作不规范，落地不稳；足舟骨外突；踝关节控制力量差，关节失稳等。临场观察到这些踝关节致伤的征兆，判断病因，既利于针对性治疗，又利于提出预防措施，从而有效地预防"训练—损伤—治疗—再训练—再损伤"的恶性循环。

（五）提出了"好、快、美"舞蹈损伤治疗新观念、新疗法

演员、学生因损伤不能及时治愈，休息时间长，会导致形体不良与技术"回功"，故除及时正确治疗外，可选取特定舞蹈动作对健肢进行锻炼，如上肢损伤练下肢，边医边练，这样既不误练功，又能保持与增强关节的柔韧性、灵活性及肌肉力量。以收"快"（恢复速度快）、"好"（治疗后经得起跳、转、翻、旋等大运动量的考验）、"美"（形体美）的治伤之效。

艺术形体损伤的主要内容：《中国艺术形体损伤诊治学》自第一版专著出版已时隔三十一载，其主要内容涵盖舞蹈应用解剖、舞蹈生理与心理、舞蹈损伤的病因与分类、舞蹈损伤的诊断、舞蹈损伤的治疗原则和方法、舞蹈损伤的预防，以及常见各部位损伤的诊治等部分。其中舞蹈应用解剖详细描述了舞蹈训练对人体外部形态特征及内部结构、机能的影响，在讲解人体不同部位时列举常见舞蹈损伤动作与解剖结构之间的关系，以最真实且贴近日常舞蹈训练及演出的内容讲解解剖学与舞蹈之间的必然联系。在舞蹈损伤的病因中更是翔实地从八大方面来层层剖析舞蹈损伤的起因，无论是从全身各部位形体机能因素还是从舞蹈动作技术细节出发，都完整且全面地分析不同损伤病因是如何发生的。在舞蹈损伤的诊断中则更是首创"临场征兆性诊断"概念，这是中医"治未病"理念与疾病临床诊断完美结合的产物。其通过对演员及学员日常欠规范、欠准确的训练及演出动作的观察，发现潜在危险，及早"亮黄牌"加以纠正，从而减少艺术形体损伤的发生。损伤的诊治部分则是对舞蹈常见各部位急、慢性损伤病症从损伤机制、诊断要点及特色中医内外治法等方面进行全面讲解，并且在损伤康复部分创新性地融入舞蹈动作作为康复手段，体现出"寓舞于医"的治疗原则。

　　随着时代发展，医学基础理论及多学科联合应用也日新月异，为满足现今舞蹈教学及艺术形体损伤防治的需求，为了更好地适应专业需求，何浚治主任医师带领其弟子——"何天祥传统疗伤手法技艺"第七代代表性传承人张磊，"第七批全国老中医药专家学术经验继承人"曹帅、伍春梅，在忠实于原书的基础上，进一步挖掘，整理和修订增补了舞蹈动作的神经调节、舞蹈动作核心力量、思维意识与舞蹈动作相关内容，详尽地分析舞蹈动作与人体之间的关系，为提升舞蹈动作质量及预防伤病提供更多的理论基础。在损伤的诊断中补充神经系统检查、各部位临床检查法。结合近 30 年临床经验，完善损伤治疗中内服及外用基础方药种类、剂型。系统归纳特色疗伤手法，并根据临床教学需要，重新制作手法展示图，以便更清晰展示手法要领及细节。对各部位常见损伤的损伤机制、病因病机加以详述，结合日常临床治疗经验，增加各病种的治疗手段以及完善手法治疗细节。

　　艺术形体损伤的治疗原则如下。

　　1. 注重整体论治

　　舞蹈动作的完成与呼吸密切相关，做动作前需深吸气，以掌握好身体的重心及稳定、控制能力。此外，还要保持良好的肌肉力量及各关节韧带的柔韧性及负荷能力，故舞蹈损伤与气血、筋骨息息相关。明代《正体类要》指出："肢体损于外，则气血伤于内，营卫有所不贯，脏腑由之不和。"局部受伤可影响整体，因此必须辨明病因、外力大小、伤筋伤骨、伤气伤血、孰轻孰重，才能使治疗有的放矢。舞蹈是人体肌肉、关节协同动作的表演艺术，是以骨骼为杠杆来完成的。《圣经总录·折伤门》云："诸脉从肉，诸筋从骨……连续缠固，手所以能摄，足所以能步。"明确指出了人体四肢的运动，必须依赖筋骨、关节"连续缠固"来完成，故治伤要筋骨并重。《杂病源流犀烛》曰："跌扑闪挫，卒然身受，由外及内，气血俱伤病也。"此外，因"气为血帅，气行则血行，气滞则血瘀"，"形伤痛，气伤肿"，筋骨离不开气血的濡养，所以治疗又应气血同治。人体是有机整体，必须注重整体论治。

2. 注重功法与技巧

在《医宗金鉴·正骨心法要旨》《仙授理伤续断秘方》中反复强调"手摸心会"。手摸心会是一种诊断性整骨手法，古称摸法，《仙授理伤续断秘方》中亦称之为"相度损处"，多在实行其他整骨手法之前及过程中应用，为诊治折伤之要领。了解损伤的深浅及程度，可补诊断之不足，是检查和治疗的外用法。医生要练好扎实的功法，肩、肘、腕、指齐力配合，劲达指端，施术时意到、气到、力到，力透肌肤，深达病灶。凭借熟练的技巧，熟悉经络腧穴，按经络起止与循行路线，有节奏、有韵律地灵活施术治疗，轻重疾徐，收放自如，施术才能持久，产生适当的有频率、有节律的振动，收到疏通经络气血的效果。要因人、因伤量体施术与量伤施力，而且要施术有度，全在医者存乎于心。

3. 辨证施治，灵活用药

在形体损伤的过程中，不会是单一的伤气、伤血、伤筋、伤骨，应动态、发展地观察损伤过程。不主张"专从血论"而采用破血理气、只破不立的用药模式，而应气血兼顾和有破有立，以强筋壮骨、滋血生力为原则立方遣药，方能收到又快又好的疗效。在辨证准确的基础上，组方用药，应以药投证，而不是以病就药。

4. 治伤用药，侧重外治

伤由外受，治宜外取。低龄学生脏腑未坚，成年演员体能消耗大，均不宜过服伤科攻伐药物。女演员、学生月经期间也不宜内服伤科药物，以防刺激肠胃与经行。外用药局部停留时间长，皮肤可以完全吸收而发挥药效，而且使用携带方便，又不受病情部位限制，连续敷贴外用，也无伤阴败胃之弊，正如清代徐灵胎说："用膏药贴之，闭塞其气，使药性从毛孔而入其腠理，通经贯络……较服药尤为有力。"

5. 辨证施练，寓舞于医

医舞结合、辨证施练，运用舞蹈动作治伤祛病，古已有之。如《吕氏春秋·古乐》篇所述："昔陶唐氏之始，阴多，滞伏而湛积，水道壅塞，不行其原，民气郁阏而滞著，筋骨瑟缩不达，故作为舞以宣导之。"损伤后为恢复机体功能的锻炼，应有目的性、针对性。根据伤员肌筋僵胀疼痛、关节功能受限的程度与部位等，按舞蹈训练的目的要求，筛选舞蹈动作，如屈膝、擦地、踢腿、划圈等训练，指导伤者按动作规范有目的地进行锻炼，既能恢复损伤肢体的功能，增强肌力、灵活关节，又能保持形体优美。

四 纪念何天祥研究员的精神遗产，传承与创新

北京中医药大学中医药文化研究与传播中心主任毛嘉陵研究员在为《中国艺术形体损伤诊治学》作序时写道：中医的最高健康目标是保障人类在生理上无疾无异常、在心理上情绪稳定且精神饱满、在认知思维上无障碍、在社会生存、沟通与行为上具自适应力，也就是达到阴平阳秘、形神合一的健康状态。艺术的作用则是给欣赏者带来审美体验、净化心灵和陶冶性情，从而获得精神心理上的愉悦。从这个角度看，可以认为艺术也具有一定的医疗保健作用。一位在艺术领域从事医疗工作的中医专家，由于种种因缘际会使中医与艺术碰撞出创新智慧的火花，由此创生了一门独特的交叉学科——中医艺术医学。中医艺术医学是在中蒙医骨伤科基础上，根据舞蹈演艺受伤的特点和舞蹈武术健身治疗功效而创立的一个极有特色的骨伤与艺术武术相结合的医学新学科。该学科的创始人是有着深厚的中医蒙医世家骨伤科学术传承历史背景，又长期在舞蹈专业机构从事中医骨伤临床工作的全国知名的中医骨伤大家——何天祥研究员及其子何浚治主任医师。这个新兴的学科，既是针对舞蹈演艺等艺术活动时受伤的特殊性和特殊需求而提出的医疗解决方案，又是将艺术与武术作为一种独特的治疗方式引入医疗实践的科学探索。

在传承何氏骨科学术流派和开创中医艺术医学的过程中，何天祥始终坚持中医药文化的引领和指导作用，坚持中医药天人合一核心价值观，养成和运用中医药思维，以指导临床实践。他不仅为蒙医特呼尔氏家族正骨医术的

守正传承作出了关键性的贡献，增进了蒙古族文化与其他兄弟民族文化的交流和交融，还开创了"艺术医学"新的医学研究领域，在中医药创新发展的道路上独树一帜、独领风骚。国家中医药管理局原副局长、中国民族医学研究会会长诸国本对何天祥所开创的艺术形体损伤医学，进行了高度评价："奠定了何天祥在艺术形体损伤医学领域的大师地位。"传承是基础，创新是目的，传承创新始终是中医药发展中的主旋律，这也是何天祥一生为中医药学术发展和临床诊疗水平提高而不懈努力的真实写照。

五 结语

《中国艺术形体损伤诊治学》作为何氏骨科流派的传承创新之作，凝聚了何天祥研究员的智慧和心血。在纪念他诞辰 101 周年之际，我们于 2023 年得到中国健康传媒集团及中国医药科技出版社的大力支持，修订再版了《中国艺术形体损伤诊治学》，以铭记他的功绩，传承他的精神，不断推动这一学科的发展，这对我们中医药人不断增强中医药文化的自信自觉自强，发扬大医精诚之医德医风，不断努力提高临床疗效，无私地为广大患者服务，都将是一个巨大的激励和永远用之不尽的精神财富。

参考文献

何浚治编著《艺术与医学交相辉映——何天祥研究员艺术医学生涯 60 春秋》，四川科学技术出版社，2003。

何浚治主编《何天祥骨伤科精粹》，人民卫生出版社，2023。

何浚治编著《中国艺术形体损伤诊治学》，中国医药科技出版社，2023。

扶阳学术乃至学派历史内涵与时代价值统论[*]

刘立安　孙永章　宋添力　李海霞　陈泽霖[**]

摘　要　本文从中医扶阳学术乃至学派传承研究切入，将明朗的"扶阳"之说从清代郑钦安追溯至《后汉书》，并钩沉其先秦易道渊源，"退身阔局"式延展了扶阳及其学派、学术传承的时空尺度，探讨了相应历史内涵。进而在扶阳传承溯源基础上，结合扶阳的历史积淀，探讨了以"致千里之奇士，总百家之伟说"为指导宗旨《扶阳研究大成》之编纂，并以《扶阳研究大成》编纂为先导，全面勾勒出扶阳在时代背景下传承发展的格局大貌。最后结合历史传承与时代发展，在健康中国与人类命运共同体建设视域下，瞄准困扰人们的低生育率、老年性疾病、情志抑郁等全球性问题，初步展望并提出了相应具备中国特色的扶阳解决方案理路。

关键词　扶阳　扶阳学派　《扶阳研究大成》　学术与学派研究中医药时代战略价值

---

[*]　本文系基金项目：中国科协"科技智库青年人才计划"（项目编号：XMSB20240711027）；北京中医药大学"岐黄英才·优秀青年科技人才培育计划"（项目编号：K2023D01）；世界中医药学会联合会与北京中医药大学合作课题（项目编号：BUCM-2022-JS-ZX-006；BUCM-2023-JS-ZX-003）；国家社会科学基金冷门绝学项目（项目编号：21VJXG037）的阶段性成果。

[**]　刘立安，医学博士，副教授，主治医师，北京中医药大学教师，主要研究方向为中医医史文献与学术流派；孙永章，研究员，主任医师，世界中医药学会联合会扶阳专业委员会会长，主要研究方向为扶阳医学及学术流派，中医非物质文化遗产；宋添力，医师，世界中医药学会联合会扶阳专业委员会理事，主要研究方向为中医学派传承；李海霞，博士，主任医师，中国中医科学院广安门医院，主要研究方向为扶阳医学与心血管病临床；陈泽霖，北京中医药大学在读，主要研究方向为中医理论与临床。

　　党的十八大以来，习近平总书记提出了一系列关于发展中医药的重要论述，表明了党和国家对中医药事业的高度重视。习近平总书记指出，中医药学包含着中华民族几千年的健康养生理念及其实践经验，是中华民族的伟大创造和中国古代科学的瑰宝①。孙春兰副总理指出②，要深入贯彻习近平总书记关于中医药工作的重要论述，完善中医药学科体系、学术体系、人才培养体系。要深化中医药基础理论、诊疗规律、作用机理研究阐释，开放包容中医药不同流派，使中医药百花齐放、更好服务人民健康。中医药学，这一植根于中华大地、璀璨夺目的文化遗产，与中华民族的生命福祉和幸福生活紧密相连，扮演着不可或缺的角色。在历史的长河中，众多中医学术流派如繁星点点，它们不仅承载着深厚的学术积淀与文化底蕴，更以卓越的临床效果和鲜明的特色优势，赢得了民众的广泛赞誉与信赖。这些学派，历经世代传承与创新，犹如中医药学领域的璀璨明珠，不仅丰富了中医药的理论宝库，还极大地促进了临床诊疗体系的多元化与精细化发展。它们各自独特的理论见解、治疗方法及用药特色，既是对传统中医药智慧的继承与发扬，也是针对时代变迁下疾病谱变化所做出的积极应对与探索。通过这些学术流派的交相辉映、互相促进，中医药学得以在保持其本真特色的同时，不断融入新的科学元素，实现传统与现代的有机融合。这一过程不仅推动中医药理论的持续创新与深化，更使得中医药在临床实践中展现出更加旺盛的生命力和广泛的适用性，为保障人民健康、提升生活品质贡献了重要力量，扶阳医学及其学派便是其中的熠熠之星。因此，可以说中医学术流派的繁荣发展，不仅是中医药学自身活力与魅力的体现，更是中华民族智慧与文明进步的重要标志，对于推动健康中国建设、促进人类卫生健康共同体构建具有不可估量的价值。

---

① 《习近平对中医药工作作出重要指示强调传承精华守正创新 为建设健康中国贡献力量》，《中国中西医结合杂志》2019 年第 11 期。

② 本刊综合报道：《第四届国医大师和第二届全国名中医表彰大会在北京召开》，《江苏中医药》2022 年第 8 期。

一　扶阳学术乃至学派的历史及内涵考溯

在中医发展史上，基于差异化的时代、地域和人文综合背景，审视、解读中医经典著作及理论，即会推动学术流派的产生。换言之，某一派的学理，实际上是一种在相应背景和天、地、人交互视角下出现的学术杠杆，以之可以撬动整个中医经典理论体系。扶阳学派即从"阳气"视角切入中医经典学术大局的流派，传统上一般认为其等同于清代郑钦安所传"火神派"[1]。2023 年 10 月，世界中医药学会联合会扶阳专业委员会整合北京中医药大学、中国中医科学院广安门医院完成的"扶阳学派传承对中医药传承示范作用研究"获得中国民族医药协会科技进步一等奖[2]。这一研究围绕推进国家中医药管理局确定的当代中医药学派（64 个）中的扶阳学派传承工作，致力于打造中医学派传承的样板，进而为中医药传承创新发展提供示范和参考。这对新时代的扶阳学术乃至学派的内涵与格局提出了新要求。

"扶阳"一词在汉代即可见，《后汉书卷二十五·崔骃列传第四十二》记载[3]："骃拟杨雄《解嘲》，作《达旨》以答焉。其辞曰……《易》称'备物致用'，'可观而有所合'，故能扶阳以出，顺阴而入。"崔骃使用的"扶阳"一词见于解《易》之句，由此则可将扶阳相关思想追至华夏"元典"——《易经》。从更宏阔的文化视角看，实际上，易学中的"扶阳抑阴"思想在古代已为学者明确总结指出并受到广泛关注，如三国·王弼正义、晋·韩康伯注、唐·孔颖达疏的《周易注疏》[4]、宋·朱熹的《周易本

---

① 张存悌：《"火神派"的理论要点和现实意义》，《中医药文化》2009 年第 1 期。

② 刘立安、李海霞、孙永章等：《扶阳学派传承对中医药传承示范作用研究》，中国民族医药协会科技进步一等奖，中国民族医药协会，2023。

③ （南朝宋）范晔：《后汉书》，团结出版社，1996。

④ （魏）王弼、（晋）韩康伯注，孔颖达疏，（唐）陆德明音义《周易注疏》，中央编译出版社，2013。

义》①、清·惠栋《周易述》② 等书中均多见有记。从医学文献来看，扁鹊（秦越人）的学术思想具备鲜明的"重阳""扶阳"气质，其所撰的《难经》中首次系统论述了与相火勾连的"命门学说"，据笔者考察③，其从"命门"至三焦"元气别使"的学术立论合于扶阳之用。后世至于宋代，可见设专篇讨论扶阳之著作，即窦材的《扁鹊心书》。由此承上启下，可钩出元明清李东垣、张景岳、赵献可、孙一奎等从阳气机能及命门着眼的医家。在世界中医学会联合会扶阳专业委员会（以下简称世界中联扶阳专委会）2023 年学术年会上，世界中联扶阳专委会名誉会长张大宁国医大师提出了基于扶阳学术考证与延拓探索学派内涵延拓的倡议。上文中在文明与医学综合视域下，所考梳出涵盖人物、著作、学说的扶阳思想及其传承脉络有关诸要素，则均可被纳入扶阳学术及其学派传承体系。

清代郑钦安为古代医家中论述扶阳最周到者，郑钦安抓住阴阳纲领，在医易汇通的重阳视域下，重申"阳主阴从"，认为立命在于以火立极，外在的有形之体与外化的生命运动皆有内在的无形阳火推动，内在阳火中居核心就是肾中"真阳"（即坎中一阳、水中之火）；同时认为立法在于以火消阴、用阳化阴，逐步形成了重阳的病因病机分析、扶阳的辨证论治以及善用温补肾阳药物的个性化理论特征。可以说扶阳学术思想及流派是因郑氏显化，因其推动而缔造了扶阳史上的一座高峰，其紧扣"法宜扶阳""扶阳抑阴"之旨的学说也是学界传统上所认为的严格意义上的扶阳之学。围绕郑钦安的扶阳之学及以之为源头，即形成了现今学界所称道的扶阳学派，又名"火神派"。其"人本"的传承者自郑钦安以降有近现代的卢铸之、补晓岚、祝味菊、吴佩衡、戴云波、刘民叔、龚志贤、范中林、唐步祺等乃至当代的李可、孙永章、刘力红等；其代表性著作传承自郑钦安的《医法圆通》《医理

① （宋）朱熹：《周易本义》，天津市古籍书店影印，1986。
② （清）惠栋：《周易述》，九州出版社，2005。
③ 刘立安、孟月、关澳等：《以"命门考"为先导的神气互用探微》，《中华中医药杂志》2023 年第 11 期。

真传》《伤寒恒论》三书以降，可见卢铸之《郑钦安先生医书集注》《卢氏医学心法》《卢氏临证实验录》，祝味菊《伤寒质难》《伤寒新义》《伤寒方解》，吴佩衡《伤寒论新注》，唐步祺《郑钦安医书阐释》，孙永章、刘力红等《扶阳论坛丛书》，孙永章、刘立安《扶阳研究大成》（在编中）等。

二 以《扶阳研究大成》编纂为重点的扶阳时代传承格局勾勒

扶阳医学传承发展的历史积淀深厚，在扶阳医学从古至今的传承、发展中，文献、学理、临床、教育、文化、产业各维度的成果有序积累。基于扶阳学术的学派传承发展为中医药的传承发展提供了很好的答案和示范作用，正如国家中医药管理局原局长王国强所说："古有伤寒论，今有扶阳派。"基于以上积累，世界中联扶阳专委会启动了《扶阳研究大成》编纂工作。《扶阳研究大成》以"致千里之奇士，总百家之伟说"为宗旨，瞄准古今有关研究扶阳医学的全面、系统的基础资料，涵盖以下方面内容：扶阳医学经典与文献研究、扶阳医学学术研究发展史、扶阳医学理论研究、扶阳医学病症与临床研究、扶阳医学多学科研究与实验研究、扶阳医学产业化与全球传播、扶阳医学研究文献汇编等。编委会拟纳入扶阳专委会核心专家队伍、民间扶阳临证实践人才、北京中医药大学、中国中医科学院等高校及科研院所研究队伍等，拟实现著作编写与创新研究的联动，使著作综合具备高度总结性、客观科学性、鲜明创新性。《扶阳研究大成》的编写与出版，将标志着学界完成了对发源于2000多年前的扶阳医学研究工作的第一次总结，同时也是新时代学术研究的创新，瞄准"大成一出、谁与争锋"的编纂目标，力争实现扶阳事业之不朽。继续推进中医药学术文化的传承和发展，充分发挥中医药在维护和促进人民健康中的独特作用。传承扶阳法脉，荷担中医家业，助力健康中国建设。

围绕《扶阳研究大成》总结与编写的学术工作核心，实际上，以世界中联扶阳专委会为主体的扶阳传承团体背靠厚重历史，逐步勾勒出为中医药行业提供示范的扶阳学术与学派传承系统化格局大貌。（1）成立世界中医药学会联合会扶阳专委会和中国中医药信息学会扶阳专委会。以学术团体搭建起扶阳传承研究的综合平台，凝聚起1000余人的会员人才队伍。（2）设立中华中医药学会扶阳基地。综合支撑学术传承、人才培养、产品转化。（3）发起"扶阳学宫读书会""北京扶阳沙龙"。以"致千里之奇士，总百家之伟说"为宗旨发出中医药青年读书倡议，培养扶阳乃至中医药青年人才，推动扶阳老中医的临证经验传承。（4）培养扶阳人才。流派传承"以人为本"，形成了扶阳学派传承谱系，培养出了中国科协"科技智库青年人才"、中华中医药学会青年托举人才、仲景国医传承人、扶阳派弟子等，以人才将扶阳传承优势辐射全行业。（5）出版了扶阳学派系列专著。代表性者如"扶阳学派传承与临床应用丛书"、"扶阳论坛丛书"、《扶阳中土论》、《扶阳显义录》、《中医火神派探讨》、《扶阳导引养生功》等。（6）开发扶阳产品与技术转化。推出了火神饮、扶阳建中茶、扶阳罐疗法、扶阳点穴法、太极扶阳八法、扶阳灸、扶阳床等系列产品与技术，吸引全国范围内中医药产业资源聚合。（7）进行扶阳各类课题研究。项目团队牵头了国家社科基金冷门绝学扶阳三焦研究、世界中医药学会联合会扶阳大成研究、北京中医药大学立项的扶阳中土研究等。（8）开拓扶阳新学科。以中医扶阳医学及学派为切入点与基点，撬动整个中医经典理论体系传承研究，拓展到扶阳针灸学、扶阳疼痛学、扶阳文明溯源等多个子学科。（9）发表系列学术论文。从扶阳传承研究与扶阳带动的中医药新学科拓展出发，发表相关论文数十篇，其中代表性中华中医药期刊分级目录T1论文近20篇。（10）推动学术交流。在中华中医药学会扶阳基地支持下连续举办七届"扶阳论坛"及五届"国际扶阳医学大会"，在世界中联支持下举办首届世界扶阳学术年会，学术影响力覆盖数万人。（11）促进海峡两岸交流。深入发掘扶阳学术与文化价值。

扶阳学术与学派传承的时代特色可结合布局凝练。第一，扶阳学术传承广度与深度并举，内蕴多学科交叉路径。扶阳大成研究全面涵盖文献、学术、理论、临床、实验、产业、传播等；同时在多学科交叉视野下，结合时代需求，细化出扶阳经典理论、扶阳疼痛学、扶阳针灸学等多个子方向，进行深入挖掘，综合取得了系统专著、系列论文、应用专利等综合成果。第二，时时紧扣"以人为本"培养传承人才。培养起青年人才队伍，构建起传承谱系，这是传承中的可持续性要素。基于彭重善、孙永章、王献民一脉所传，培养出的中国科协"科技智库青年人才"、中华中医药学会青年托举人才、仲景国医传承人、扶阳派弟子等，涵盖高校、科研院所、医院、民间医疗机构全人员类别。扶阳弟子结合时代发展扶阳，初步形成了"红山中医"及其医派等扶阳学术、学派支流。第三，扶阳学派传承的系统化与样板性。学派的传承不仅仅囿于传统所围绕的人才与著作，而且在系统化思维指导下，打造包含文化、产业、平台、传播等全要素的立体化、活态化传承工程。搭建起世界中医药学会联合会扶阳专委会等传承平台，基于人才培养与传承并进，初步实现产业转化。第四，致力于为中医药传承提供示范。以扶阳医学及学派切入，撬动整个中医经典传承体系，兼收并蓄院校教育与民间继承传承模式之长，为全行业传承提供参考，并进一步与中华文明探源与传承互动。

三　扶阳在服务健康中国及人类卫生健康共同体中的价值展望

医学归根结底是有关人的学问与技术，"人本"化的医学干预需要以一个人其本身的体质为先导，扶阳医学干预实践的价值探讨也可以从体质切入。中国工程院院士王琦，作为国医大师的杰出代表，其创立的"中医体质学"理论，为中医个性化诊疗与健康管理开辟了新路径。该学说深入剖析了中国人的体质特征，将其细致划分为九大类，即平和质以及气虚质、阳虚质、阴虚质、痰湿质、湿热质、血瘀质、气郁质、特禀质八种偏颇体质。这一分类不仅体现了中医对人体差异性的深刻认识，也彰显了中医"治未病"的核心理念。2009 年全国范围内的中医体质流行病学调查结果显示[①]，中国普通人群中，大约 1/3（32.14%）的人拥有较为平衡的平和体质，而

① 王琦、朱燕波：《中国一般人群中医体质流行病学调查——基于全国 9 省市 21948 例流行病学调查数据》，《中华中医药杂志》2009 年第 1 期。

超过 2/3（67.86%）的人群则呈现不同程度的体质偏颇。在这些偏颇体质中，气虚质、湿热质与阳虚质尤为突出，分别占据了体质分布的前三位，其比例依次为 13.42%、9.08% 和 9.04%。特别值得注意的是，阳虚体质虽不及气虚质与湿热质常见，但仍以显著的比例（9.04%）位列偏颇体质的第三，凸显了其在中医体质分类中的重要性及其在现代人群中的普遍性。根据 2020 年王琦院士团队基于 108015 例样本数据的中国人群中医体质类型分布特征分析①，发现在整体人群中，平和质占 28.98%，8 种偏颇体质占 71.02%，位于前 3 位的为阳虚质、气虚质、湿热质，分别占 16.41%、13.18% 和 10.23%，其中阳虚体质发生率最高。根据近十年的流行病学调查结果比较总体人群分布特征中②③④⑤，平和质的比例相较于过往下降了 3.34 个百分点，这一显著变化或可视为人群总体健康状况可能面临下滑趋势的一个预警信号。平和质作为中医理论中最为理想的体质状态，其比例的减少或许反映了现代生活节奏加快、不良生活习惯增多以及环境压力增大等因素对人体健康的综合影响。与此同时，偏颇体质类型的排序也发生了显著变化，特别是阳虚质，这一在 10 年前尚居第三位的体质类型，如今已跃升至首位。这一转变不仅凸显了阳虚体质在当代人群中的普遍性增加，也暗示了人们可能更多地遭受阳气不足、寒邪易侵等健康问题的困扰。阳虚体质的上升，可能与现代社会的饮食习惯、缺乏运动、熬夜等不良生活方式密切相关，这些因素均可能导致人体阳气耗损，进而影响整体健康。

阳虚质居于偏颇体质的首位，是一种由于体内阳气长期不足而形成的体

---

① 白明华、王济、郑燕飞等：《基于 108015 例样本数据的中国人群中医体质类型分布特征分析》，《北京中医药大学学报》，2020 年第 6 期。

② 白明华、王济、郑燕飞等：《基于 108015 例样本数据的中国人群中医体质类型分布特征分析》，《北京中医药大学学报》2020 年第 6 期。

③ 王琦：《中医体质学运用复杂系统科学思维解码生命科学》，《北京中医药大学学报》2023 年第 7 期。

④ 李邱诺、杨柯、杨春红等：《1568 例大学生中医体质调查与调护——以贵州中医药大学为例》，《贵州中医药大学学报》2024 年第 2 期。

⑤ 戚秀中、陈琦：《不同类别海军特勤人员中医体质分布规律及其与健康状态的相关性研究》，《海军医学杂志》2024 年第 4 期。

质状态，以伴随畏寒怕冷、面色苍白、精神不振、腰膝酸软、手足不温等一系列虚寒表现为主要特征的体质类型。随着社会现代化的发展，越来越多的人追求快节奏的生活，形成了众多不良的生活习惯，如喜食冷饮、嗜酒、房劳过度、缺少户外运动、不当的穿衣以及疾病、药物、医疗过度等，严重损伤身体阳气，导致阳虚体质的形成。先天不足或后天失养，是阳虚质的主要成因。中医体质学指出：阳虚体质调体原则为补肾温阳，益火之源，与扶阳医学所倡导的"治病养生，以扶阳为纲"高度匹配。郑钦安认为"人之所以立命者，在活一口气。气者，阳也""阳气充足，则阴气全消，百病不作；阳气散漫，则阴邪立起""夫人所以寿生而不知死者，唯赖此先天一点真气耳。真气在一日，人即活一日，真气立刻亡，人亦立刻亡，故曰人活一口气，气即阳也，火也。又曰人非此火不生"。他着重强调气对于人体生、长、壮、老、已整个生命活动周期的重要作用①。其所传弟子卢铸之以及卢永定、卢崇汉、吴佩衡、祝味菊、范中林和李可等后世扶阳医家在治病过程中皆以强调阳气，匡扶正气为学术思想。在治疗过程中，温补元阳的方法应被视为核心，通过温阳散寒、补益正气的药物或疗法，逐步改善患者的虚寒症状，恢复机体的正常生理功能。同时，我们还应注重治疗与调养的相辅相成，即在药物治疗的基础上，结合食疗、药膳、茶饮等多种养生手段，以食物之温性助益阳气，增强治疗效果。此外，针灸、推拿等传统中医疗法也是改善阳虚体质的有效手段。通过刺激特定的穴位，可以激发和调动体内的阳气，促进气血运行，达到温阳通络、扶正祛邪的目的。而适当的运动锻炼，如太极拳、八段锦等，不仅能够增强体质，还能通过活动筋骨、调畅气血来辅助温补阳气，是阳虚体质人群日常保健的重要一环。综上所述，对于阳虚质人群的健康管理，我们应遵循"辨体论治、温补阳气"的基本原则，将治疗与调养紧密结合，注重在日常生活中顾护元阳，以达到改善体质、提高临床疗效、促进疾病痊愈的最终目标。

放眼健康中国与人类命运共同体建设，在困扰全球人群的低生育率、老年性疾病、情志抑郁等问题的干预方案中均宜将扶阳作为重点。大量流行病

---

① 宋添力、孙永章、李奇等：《扶阳学派学术思想评述》，《中华中医药杂志》2024 年第 1 期。

学调查发现①②，在女性不孕症的群体中，偏颇体质的个体占据了较高的比例，尤其是阳虚体质、气郁体质以及阴虚体质这三种体质状态与女性不孕症的发病风险显著相关。其中，肾阳被视为人体内阳气的根本源泉，当肾阳不足时，其温暖身体、促进气化代谢的功能会受到影响，导致体内寒气滋生，气血循环不畅，进而引发调控女性生殖系统的两条重要经脉——冲任二脉的功能失调。这种失调直接干扰了胞宫（即子宫）的正常生理功能，使得女性容易罹患一系列与生殖内分泌相关的疾病，包括不孕症、痛经、多囊卵巢综合征、更年期综合征以及复发性流产等。从中医理论出发，调理肾阳、疏通气血、平衡冲任，对于预防和治疗女性不孕症及其相关疾病具有重要意义。因此，通过以扶阳医学为媒介采取药物调理、饮食调理、情志调节、运动等方式对体质进行干预，从而助孕及降低流产率。体质是按时项展开的生命过程，老年人的体质特点为五脏气虚，尤其是肾阴肾阳虚衰。在老龄化社会"银发浪潮"的背景下，针对老年人群中的阳虚体质进行深入研究和健康干预，不仅对于促进老年体病相关性研究的发展具有重要意义，同时也为体质健康管理、治未病策略以及老年疾病的预防治疗开辟了新途径，中医学理论强调阳气的核心作用，它不仅是生命活动的原动力，还关乎人体的温暖、活力、情绪调节及各项生理功能的正常运作。

老年人群中阳虚体质的普遍存在，与其身体机能逐渐衰退、阳气渐失密切相关。这种体质不仅仅影响老年人的日常精神状态，如表现出性格内向、神疲乏力、情绪低落、缺乏生活热情等，还与抑郁障碍等心理疾病的发病风险高度相关。研究数据显示③④，阳虚体质的老年人患抑郁症的风险显著高

---

① 范佳新：《不孕症中医体质分布特征及其他影响因素研究》，辽宁中医药大学硕士学位论文，2021。

② 高聪：《复发性流产患者中医体质、五态人格、证型之间的相关性探讨》，中国中医科学院硕士学位论文，2023。

③ 高惠贤、李岩、吴涛涛等：《阳虚体质与抑郁障碍的关系解析》，《中华中医药杂志》2021年第8期。

④ 廖小叶、田梦影、蔡嘉洛等：《鲜肉苁蓉联合艾斯西酞普兰治疗阳虚体质抑郁障碍临床观察》，《山西中医》2023年第7期。

于非阳虚体质者，且患病比例高达 61.4%，这充分说明了阳虚体质与抑郁障碍之间的紧密联系。从中医辨证施治的角度来看，阳虚体质所导致的抑郁障碍，其根本原因在于肾阳不足，温化无力，进而影响全身气血运行和情志活动。因此在治疗上，采取温补肾阳的方法，通过增强体内阳气、促进气血流通，以达到调节情志、缓解抑郁症状的目的，这是一种符合中医理论且行之有效的治疗策略。在临床上，许多中重度抑郁障碍患者的症状表现，如情绪低落、兴趣丧失、精力减退等，均可从阳气推动无力的角度进行解读。同时，其舌象、脉象等体征也往往呈现出肾阳亏虚的特征，如舌淡嫩、胖大齿痕舌，脉沉等。这些都为应用扶阳医学中的温补肾阳法干预抑郁障碍提供了有力的临床依据，因此，针对老年人群中的阳虚体质进行深入研究，并在此基础上开展体质健康干预和治未病工作，对于预防和治疗老年抑郁症等心理疾病具有重要意义。通过温补肾阳等中医调理方法，可以有效改善老年人的体质状况，提高其生活质量，为应对老龄化社会的挑战提供有力支持。

原卫生部副部长、国家中医药管理局原局长佘靖教授于 2006 年在中华中医药学会"中医药特色优势及古今学术流派研究专家座谈会"上即已指出[1]，历史上的中医药教育以师承为主，以师承为主的不同中医药学术流派共同促进了中医药学术的发展。在新时代背景下，系统挖掘代表性学派的学术内涵、发展格局与传承应用，必将与院校中医药教育传承形成合力，协同促进中医药的"传承精华"和人才培养。同时，以扶阳及其学派溯源、学术发展格局勾勒、战略应用意义展望为先导，探索新时代需求下当代中医药 64 个学派学术传承及应用范式的优化，以及流派学术在大历史视域下与中医经典"元学术"的互动阐释，当是中医药学派研究中努力的可取方向。

---

[1] "中医学术流派研究"课题组编著《争鸣与创新——中医学术流派研究》，华夏出版社，2011。

北京民间中医药保护发展和传承：现状、问题与完善路径

邓 勇[*]

摘 要 民间中医药是我国中医药事业不可或缺的重要组成部分。北京作为六朝古都，拥有着丰富的民间中医药资源，在相关的挖掘整理、筛选评价、人才培养及医疗服务机构建设等方面也取得了显著成效。但在民间偏方保护、特色诊疗技术保护、民间中医行医资格及人才培养、药材质量及中医药产业化方面仍存不足。经相关政策解析及实践分析后建议，对民间中医药偏方要优化药品注册审批程序，促进其向院内制剂或保健食品转化；促进特色疗法的推广和传承；完善行医资格标准，健全民间中医人才培养模式；加强中药材质量监控，将道地药材与民间中医药结合推广实施；还可以成立专门的中医保护机构或基金会，以信息化支撑民间中医药服务体系建设。

关键词 民间中医药 诊疗技术 行医资格 中医药产业化

民间中医药，这一源自民间、承载深厚临床经验的医学瑰宝，虽未构筑成系统的理论体系，也未被古籍广泛记载，更未全面融入主流医疗体系，却

---

* 邓勇，法学博士，北京中医药大学人文学院法律系教授，博士生导师，主要研究方向为医药卫生法学。

以其独到的疗效，在中医诊疗领域独树一帜。[①] 其疗法纷繁多样，超二百种，诸如针灸（含三棱针、火针、水针等多种细分）、拔罐、经络穴位注射、药棒、药枕等，均以"简便验廉"的特点而著称。在方药运用上，民间中医药更是灵活多变，依据个体差异量身定制，膏、丹、丸、散、酒、茶等形态各异，为疾病治疗提供了多样化的选择。[②] 至于民间中医，他们往往游离于公立体系之外，通过师徒传承、家族秘方或自学成才等非传统教育路径，掌握并传承着中医药的精髓。他们运用自己所学的中医理论、方药、正骨、针灸等技艺，在中医临床领域默默耕耘，为患者带去希望与健康。在我国悠久的中医历史长河中，民间中医药始终是不可或缺的一部分，它以其独特的魅力与贡献，为中医医学的发展注入了源源不断的活力与动力。因此，有必要更加重视民间中医药的挖掘、保护与传承工作，让这份宝贵的医学遗产在新时代焕发出更加绚丽的光彩。

自党的十八大召开以来，习近平总书记针对中医药事业，发表了一系列关于"继承精髓、维护正统并鼓励创新"的重要论述与指示，为新时代中医药的保护与发展提供了根本性的指导原则。2021 年，国务院办公厅颁布了《关于加快中医药特色发展的若干政策措施》，强调需遵循中医药自身的发展规律，深入总结中医药在新冠疫情防控中的实践经验，解决存在的问题，以更有效地发挥中医药的独特优势与比较优势，促进中医药与西医药的互补与协调发展。2023 年 2 月，国务院办公厅进一步出台了《中医药振兴发展重大工程实施方案》，清晰界定了至 2025 年前需达成的八大工程的建设目标、任务、支持措施及部门责任。近年来，国务院办公厅连续发布了一系列关键政策措施，旨在加速推进中医药特色发展路径的落实。2021 年发布的《关于加快推进中医药特色化发展的若干政策措施》着重指出，应遵循中医药自身的

---

① 北京市中医药管理局：《北京市中医管理局关于开展北京市民间中医药筛选评价工作的通知（征求意见稿）》，https://www.bjzhongyi.com/zyb_ spzx_ detail/4539.html，最后访问日期：2023 年 9 月 15 日。

② 邓来送、朱保华、邓莉：《民间验方在中医临床中的作用》，《中国民族民间医药杂志》2003 年第 2 期，第 80~82 页。

发展逻辑，吸收中医药在抗击新冠疫情中积累的宝贵实践经验，勇于应对挑战，旨在充分展现中医药的特有长处，推动其与西医药的相互补充与协同共进，实现两者的和谐共生与发展。而到了 2023 年 2 月，《中医药振兴发展重大工程实施方案》的出台，更是为中医药的未来蓝图绘制了清晰路径，确立了至 2025 年的八项关键工程目标及其实施细节，这一方案不仅是对"十四五"规划的深化，更是国家层面对中医药领域发展的又一次高级别战略指引。

尤为值得注意的是，2023 年 5 月 12 日①习近平总书记在石家庄市国际生物医药园的考察中，再次强调人民健康与生命安全的至上原则，倡导研发更多贴合中国人遗传特征与体质需求的"国粹良药"，特别是要加强中医药的传统继承与现代创新，为中医药事业的发展注入了新的动力。

当下，无论是从国家级层面至各地方，还是从政府官方至民众社会，均对推动中医药事业的进步给予了前所未有的重视，并将其提升至新的战略高度。民间中医药领域，凭借其显著的疗效与独特的诊疗手段及方案，正面临着前所未有的历史性发展机遇。然而，以首都北京市为例进行审视，尽管民间中医药的保护、壮大及传承工作已获得一定程度的关注，但在诸如民间验方与秘方的合法认定、特色医疗技术的守护、中医从业者资质标准化、专业人才培育、药材品质保障及产业链构建等方面，仍存在诸多亟待攻克的关键问题。本文分析总结北京民间中医药保护和传承的现状，探究北京民间中医药发展瓶颈，为加强北京民间中医药的保护发展和传承、更好地服务中医药事业和基层群众提出一些可行的建议和措施。这样既能对中医药传承发展理论展开研究，又能为北京市委、市政府出台相应传承创新保护政策提供决策参考。

一　北京民间中医药保护发展和传承现状

北京作为六朝古都，在古代聚集了大批医术高超的宫廷御医和民间名

---

① 河北日报：《牢牢掌握生物医药产业发展的命脉——习近平总书记考察石家庄市国际生物医药园规划展馆回访》，https：//hbrb. hebnews. cn/pc/paper/c/202305/13/content_183799. html，最后访问日期：2024 年 12 月 8 日。

医，随着历史变迁，许多中医药技术和偏方散落民间，成为北京中医药发展和传承的宝贵资源。举例来说，北京同仁堂乃中华中医药领域历史悠久的知名品牌，其历史可追溯至 1669 年，即清朝康熙八年创立，并于 1723 年起成为皇室御用药材的供奉者，历经岁月洗礼，现已发展成为在海内外享有盛誉的高品质中医药品牌。自 2020 年新冠疫情突发以来，中医药依托其独有的优势，全方位且深入地融入了疫情防控与治疗的各个阶段，成功甄选出"三药三方"这一组合——涵盖金花清感颗粒、连花清瘟胶囊、血必净注射液三种药物，以及清肺排毒汤、化湿败毒汤、宣肺败毒方三个方剂，这些有效药物与方剂共同构建了一个从预防、治疗直至康复的中医药全方位治疗体系，为全球抗击新冠疫情的斗争提供了不可或缺的支持，充分展现了中医药在应对公共卫生事件时的独特价值与重要贡献。其中"清肺排毒汤"的方剂就来源于北京民间中医葛又文之手，他以《内经》理论为基础，对张仲景《伤寒杂病论》经典里面的药剂进行重新配伍化裁为新，得到清肺排毒汤，成为治疗新冠肺炎的特效药。

可见，北京民间中医药蕴含着治疗疾病的重要资源，民间中医队伍里卧虎藏龙。许多民间医药技术、方法、方药和器械在民间长期使用，对一些常见病、多发病和疑难杂症疗效独特，具有不容忽视的挖掘潜力和开发价值，是中医药自主创新的独特领域。近十余载，国家及北京市政府始终将民间中医药的保育与传承视为关键任务，针对北京地区独特的中医药诊疗技术和方药，制定并实施了全面的挖掘、整理、筛选、评估、保护、标准化及推广策略。国家中医药管理局亦确立了民间医药发展的总体战略框架，强调在深入挖掘与科学总结的同时，注重传承保护与市场开发的有机结合，同时发挥政府的引导职能与市场机制的活力，共同推动民间中医药事业的持续繁荣与发展。① 北京民间中医药的发展保护和传承，经过十多年的发展，取得了一定成效。

---

① 国家中医药管理局：《关于加强民间医药工作的意见》，2011 年 6 月 8 日。

（一）北京民间中医药的挖掘整理和筛选评价

民间中医药的"民间"二字可解释为来自民众或者在民众中广泛运用。国家中医药管理局副局长王志勇指出，现在，中医药的宣传途径很多，铺天盖地，其中不乏夸大其词、弄虚作假、恶意诋毁、不公平竞争的现象，常常让老百姓无所适从。特别是有些违法广告，消耗着人们对真正"中医绝技"的信任，也对中医药传承发展产生极为不利的影响。因此，北京民间中医药工作的挖掘整理和筛选评价至关重要，可作为之后保护、传承的资源基础。[①] 中医药行业管理部门有责任替老百姓把好医疗技术关，也有义务让真正好的中医药诊疗技术造福更多的患者。

关于民间中医药的发掘与整理工作，早在 2009 年，《国务院关于扶持和促进中医药事业发展的若干意见》（国发〔2009〕22 号）便已提出"发掘并整理民间医药知识与技能，进行归纳并应用于实践"[②] 的要求。2016 年，《"健康中国 2030"规划纲要》明确强调"发掘民间诊疗技术与药方，推动中医药文化的承继与发展"[③]。同年 12 月 25 日，正式颁布的《中华人民共和国中医药法》亦明确要求采取相应措施，以支持民间中医药技术方法的搜集、研究与实际应用。[④] 2021 年《关于加快中医药特色发展的若干政策措施》中也指出"充分挖掘民间中医特色疗法及技术"。国家层面对民间中医挖掘工作的重视程度提升有效地改变了中医药传承上的"道不轻传""技不外露"等传统观念。与此同时，国家中医药管理局一直重视中医药特色诊疗技术的整理、研究和推广，已通过百项中医诊疗技术项目鉴定、筛选了100 余项临床安全、有效、规范的诊疗技术并加以推广，同时不断进行挖掘中医药特色诊疗技术的新探索。

---

① 杨永锋：《民间中医资源的收集与保护》，《甘肃科技》2020 年第 14 期，第 76~78 页。
② 国务院：《关于扶持和促进中医药事业发展的若干意见》，2009 年 5 月 7 日。
③ 中共中央、国务院：《"健康中国 2030"规划纲要》，2016 年 10 月 25 日。
④ 王丽颖、陈仁波、赵学尧等：《近十年民间中医药发展现状分析》，《中国民族民间医药》2021 年第 12 期，第 123~126 页。

北京市对于民间中医药的保护和挖掘走在全国前列。早在 2007 年，北京市就启动"名老中医药专家学术思想抢救挖掘与优秀传承人才培养联动工程"（简称"薪火传承 3+3 工程"）并制定了《北京中医药"薪火传承 3+3 工程"实施方案》，目的是进一步做好首都名老中医学术思想抢救、整理和挖掘工作，选拔培养一批中医药优秀传承人才。为加强北京中医药传承和发展，2014 年，北京市中医管理局联合首都医科大学附属北京中医医院，共同设立了"北京市中医药特色技术和方药筛选评价中心"（简称"筛评中心"），该中心肩负起挖掘、整理、筛选、评估、保护、标准化及推广民间中医药特色技术和方药的重任。通过全面深入的摸底调查，中心致力于构建北京民间医药特色技术和方药的详尽目录，并对表现突出的特色技术医疗机构及其持有人进行正式命名，以此推动北京民间医药的规范化与传承发展。

有些民间中医诊疗技法因疗效显著，能够获得国家科技成果认证和非物质文化遗产称号，如被国家中医药局确立为首个"中医绝技"的"荆氏疗法"。"荆氏疗法"是北京道合肛肠医院院长荆建华在五代家传中医绝技的基础上创立的一种肛肠疾病无痛治疗方法，采用中医传统手术技术和外用中草药快速无痛治疗外痔、内痔、混合痔、肛瘘等肛肠疾病，手术简便创伤小，一般只需 3~5 分钟即可完成。在中医药理论指导下，该疗法根据患者疾病和恢复情况辨证使用中草药消炎止血止痛，促进创口愈合，彻底解决了肛肠手术后疼痛的临床医学难题。治疗全程不使用抗生素，避免了传统手术治疗方法大量使用抗生素给患者带来的医疗安全和耐药隐患。又如清代王汝清创立的"王氏脊椎疗法"（又称"清宫脊椎疗法"），起源于清代顺治年间，很大程度上解决了清军因受毒箭枪伤阵亡的问题，王汝清也因此被留为清宫御用。经过十几代传承人的发扬光大，"王氏脊椎疗法"目前已获得北京市西城区区级非物质文化遗产、北京市非物质文化遗产和国家非物质文化遗产称号，同时还获得了工业和信息化部颁发的科学技术成果登记证书。83 岁的"中医正骨"传承人孙树椿，其"中医正骨"特色诊疗技术也被列为第一批国家级非物质文化遗产进行保护。

此外，还有一些民间中医虽未获得官方的各类认证，却在老百姓中形成了良好的口碑。这些民间中医往往都熟读药典，有着较为丰富的临床经验，对于治疗疾病有其独特的心得和专长。例如来自山西，现居住在北京的王守慈夫妇，掌握着一种近乎失传的古中医瑰宝——道家足穴指压调理手法，为上千患者缓解了疼痛。北京李源生先生，掌握了针灸拔罐特色诊疗手段，破解脑胶质瘤不能治愈的神话，帮助数百脑胶质瘤患者在不开刀的情况下使病情明显好转。由此可见，北京民间中医药资源丰富，挖掘和整理有很强的必要性。

（二）北京民间中医药的传承保护和成果转化

在民间中医药的传承与保护方面，2019 年出台的《关于促进中医药传承创新发展的意见》明确指出，必须加速"活态传承"的推动进程，完善学术传承的框架体系，加强对名老中医宝贵经验和老药工精湛技术的记录与承袭，借助数字化和影像化技术实现其长期保存。与此同时，要积极搜集并筛选散存于民间的中医药验方、秘方及独特疗法，构建合作开发机制与利益共享平台，以促进其更广泛的推广与应用。① 至 2021 年 4 月 8 日，北京市委联合市人民政府发布的《关于促进中医药传承与创新发展的实施方案》中，进一步凸显了将中医药学术传承与临床实践紧密结合的紧迫性，鼓励名老中医药专家依托其个人工作室，创办体现其学术专长与特色的诊所或门诊部，并将符合条件的机构纳入基本医疗保险定点范畴，以扩大中医药服务的覆盖范围与可及性。2022 年 3 月 3 日，国务院办公厅印发的《"十四五"中医药发展规划》也提出"加强对名老中医学术经验、老药工传统技艺等的活态传承"名老中医学术思想和临床经验的传承是中医传承的重要内容。为发挥中医药传统技能的特色优势，推进中医药传统技能的传承与发展，2016 年北京市中医管理局开展首批中医药传统技能传承工作室建设工作，并制定了《北京市中医药传统技能传承工作室建设项目实施方案》，建设了第一批 10 家民间中医药传统技能传承工作室。② 此后涌现了如

---

① 中共中央、国务院：《关于促进中医药传承创新发展的意见》，2019 年 10 月 26 日。

② 北京中医药管理局：《北京市中医管理局关于开展首批中医药传统技能传承工作室建设工作的通知》，2016 年 3 月 9 日。

"何银萍中医药传统技能传承工作室""任晓艳中医药传统技能传承工作室"等中医药传统技能传承工作室。

构建专门的民间医药科研机构，并加大科研投入，是驱动民间医药稳健前行的关键支撑。在北京，民间中医的学术流派汇聚成燕京医学这一璀璨明珠，它融合了宫廷医学派（涵盖御医、太医院等宫廷医学体系）的深厚底蕴、师承派的实践智慧，以及学院派（如北平国医学院等教育机构）的学术严谨。这些流派间保持开放交流，相互学习，共同推动燕京医学的繁荣与进步。① 2022 年 4 月 22 日，北京中医药学会宫廷医学研究专业委员会在京成立，中国中医科学院西苑医院心血管病中心张京春教授当选首届专委会主任委员，国医大师陈可冀院士为专委会顾问。

北京民间中医药的知识产权保护和科技成果转化工作也得到重视。北京中医医院于 2021 年 5 月 7 日成立了北京中医药知识产权保护中心，加快中医药领域科技成果转化，此外，北京中医医院已开展北京市中医药知识产权保护管理办法的起草工作，并展开两次专家研讨会。下一步将依托北京中医药知识产权保护中心成立专家组编写《北京市中医药知识产权保护管理办法》，并与其他组织协作搭建中医药知识产权保护与成果转化服务管理平台，为北京市中医医疗机构提供政策咨询、专利注册申请、知识成果保护、维权等服务。2023 年，北京市中医管理局正式颁布了《北京市中医药科技成果转移转化及知识产权示范项目管理规定》，此举意在探寻并实施中医药科技成果在全球范畴内的转化新途径与战略，旨在提升中医药领域科技成果的转化效能，并树立中医药成果转化与知识产权保护方面的"北京典范"。

（三）北京民间中医药行医资格规范和人才培养

1. 北京民间中医行医资格的取得

在民间中医的发展历程中，行医资格的获取曾是一大瓶颈。自 1999 年

---

① 徐江雁：《民间中医学术对北京御医群的学术影响》，《光明中医》2004 年第 2 期，第 14~16 页。

《执业医师法》正式实施以来，国家确立了医师资格考试的全国性制度，这一转变对民间中医的发展路径产生了深远影响。很多民间中医跨不过医师资格考试的高门槛，尽管医术高明、药到病除，却依然有大量的民间中医得不到政府部门认可，不能继续从事执业活动，无证行医就成了"黑中医"，成为被打击、被取缔的对象，很多确有专长的民间中医陷入执业窘境。我国《刑法》对"非法行医"有明确的处罚规定，即使确有医术和丰富的临床经验，但如果没有相应的资格证书，可能会面临被停诊甚至罚款坐牢的风险。

尽管《乡村医生从业管理条例》在 2003 年出台后，为部分民间医师向合法乡村医生的转型提供了助力，但其覆盖范围仍显有限。直至《中医药法》颁布，其中第十五条为民间中医开辟了新的道路。该条款明确阐释了，经由师承教育或长期临床实践并展现出确凿医术专长的人员，在取得至少两位中医执业医师的推荐，并成功通过地方中医药管理部门组织的实践技能与疗效评估后，即有资格被授予中医医师的身份。这一规定，无疑为民间中医的合法化进程注入了强劲动力。随后，在 2017 年，国务院更是连续发布了《中医诊所备案管理暂行办法》与《中医医术确有专长人员医师资格考核注册管理暂行办法》两项重要法规。这些法规进一步细化了民间中医的执业路径，允许他们以师承方式学习或以多年实践经验为基础，参与省级中医药主管部门组织的中医医术确有专长医师资格考核。考核通过后，即可获得《中医（专长）医师执业资格证》，这一创新举措为非科班出身的"民间中医"提供了宝贵的行医资格认证途径，也为他们的职业发展奠定了坚实的法律基础。这一系列法规的出台，标志着民间中医"转正"之路的法律框架日益完善。①

根据《执业医师法》《中医药法》《乡村医生从业管理条例》《中医医术确有专长人员医师资格考核与注册管理办法》等相关法律规范，民间中医获取中医执业资质的主要渠道有三项：首要途径是，通过执业医师资格考试并达到合格标准后，申请人可据此申请注册中医类别的《医师执业资格

---

① 廖海金：《尽快将民间中医纳入依法行医轨道》，《中国中医药报》2013 年 12 月 6 日，第 3 版。

证》；其次，中医医术确有专长的人员可通过参与相应的医师资格考核，无论其是通过师承方式学习还是凭借长期中医实践经验，一旦考核合格，均有资格申请注册，进而取得《中医（专长）医师执业资格证》；最后，个体还可以通过获取县级及以上地方卫生健康行政部门颁发的乡村医生资格证书，作为申请注册《乡村医生执业资格证》的前提条件。在这三者之中，后两种途径，特别是师承方式获取执业资格，成为北京地区民间中医获取正式执业身份的主要通道。此外，《北京市中医药条例》第二十五条对此作了更为详尽的规定，明确指出："经至少两名中医医师推荐，且通过市中医药主管部门组织的实践技能与效果考核，师承学习中医或多年实践且医术确有专长的人员，可获得中医（专长）医师资格；在完成按考核内容进行的执业注册后，即可从事中医执业活动。"这一条款强调了中医医师的推荐数量以及主管部门的考核作为关键要素。

2. 民间中医药人才培养师承教育情况

在 2021 年初，国务院颁布的《关于加快中医药特色发展的若干政策措施》中，着重强调了中医药人才培养需深化师承教育，提倡"师承教育在临床教学环节的全面渗透"，并特别指出，在国家级老中医药专家学术传承项目中，"支持符合条件的继承人选择中医古文作为中医专业学位申请考试的外语替代科目"。《"十四五"中医药发展规划》亦将焦点置于"强化中医药特色人才队伍建设"，明确提出实施"中医药特色人才培养工程（岐黄工程）"，以推动名老中医学术精髓与临床智慧的代代相传。作为中医传承的核心环节，我国已积极推进中医药师承教育，至今已建立了 1482 个全国性的名老中医药专家传承工作室，以系统性地传承与发展宝贵的中医药知识与经验。[1]

2021 年 4 月 8 日，北京市委联合市政府颁布了《关于促进中医药传承与创新发展的实施方案》，旨在加强中医药师承教育的系统性发展，并拟制定专门的管理举措以针对北京市内的中医师承教育。同时，该计划全力倡导

---

[1]　孙秀艳、杨彦帆：《让中医"绝技"代代相传》，《人民日报》2022 年 3 月 25 日，第 19 版。

并支持著名老中医药专家开展多元化的师承教学活动，目标在于构建一个覆盖多层次的中医药人才传承体系。为鼓励资深中医医师投身师徒传授工作，政府将构建相应的奖励体系，并将师承经验纳入评选北京市名中医的关键评估要素之一。此外，在中药领域，政府亦将积极推动中药企业构建中药技术人员师徒制度，以培养更多中药行业的"工匠精神"传承者，进而传承并弘扬中药的传统技艺。

在实践中，对依据《传统医学师承和确有专长人员医师资格考核考试办法》《中医医术确有专长人员医师资格考核注册管理暂行办法》开展以师承方式学习中医的需求很大，以师承方式学习中医人员已成为中医执业医师的一个重要来源，对此类师承教育的管理却存在空白，对指导老师、师承人员和临床实践机构的职责以及师承学习的内容、形式、过程管理等均没有明确的要求，导致以师承方式学习中医的教育质量不高，且存在个别机构、个别人员从中非法牟利的违法情形，严重扰乱了正常工作秩序。对此，作为《北京市中医药条例》的配套规范性文件，《北京市以师承方式学习中医人员跟师学习管理办法（试行）》于2022年出台实施，旨在强化该项目的监督管理，提升师承教育质量。

（四）北京民间中医药诊疗服务机构建设

在民间中医药诊疗服务机构方面，《"十四五"中医药发展规划》对"十四五"时期中医药工作进行全面部署，提出"实施名医堂工程，打造一批名医团队运营的精品中医机构。鼓励有资质的中医专业技术人员特别是名老中医开办中医诊所。鼓励有条件的中医诊所组建家庭医生团队开展签约服务。推动中医门诊部和诊所提升管理水平"。

在北京市的地方立法框架内，2020年11月27日，《北京市中医药条例》经北京市第十五届人大常委会审议通过，其第十二条条款明确展现了对民间中医医疗机构的积极扶持与激励政策，旨在激发社会力量参与中医医疗事业的热情，鼓励其兴办中医医疗机构。此类机构在享受基本医疗保险定点服务、科研与教学资源、等级评审等方面，将享有与公立中医医疗机构同等的待遇与权益。此外，在北京中医药管理局已归档的活动中，截至 2019 年 12 月，北京中医健康乡村（社区）试点建设工作已经完成第 209 期，逐步建立政府主办的中医医院与基层社区居民之间的服务纽带，为社区培养自己真正的名中医，提高居民对社区卫生服务中心的信任度，使百姓享受更全面的中医药健康服务。

（五）北京民间中医药的宣传推广

2008 年 11 月 5 日，在首都北京的人民大会堂，隆重举办了首届全国民间名中医学术经验暨特色疗法演示大会。在此次盛会上，共计 110 位杰出的民间中医师被授予了"首届国家民间名医"的崇高荣誉，同时，另有 180 位民间中医师因其在民间特技领域的卓越才能而荣获了首届国家民间特技人才奖项。[①] 时任国家中医药管理局副局长一职的李大宁先生亲自莅临并发表了具有深远意义的讲话。他深入剖析指出，民间蕴藏着极为丰富的中医临床实践经验积累、宝贵的验方资源以及独特的技艺传承。在国家历经的自然灾害与瘟疫肆虐的艰难时刻，民间医生们总是挺身而出，以精湛的医术救治苍生，屡建功勋，为中华民族的绵延发展作出了卓越的贡献。李大宁先生还寄语广大民间医生，要勇于自我提升，不断进取，既要清晰地认识到自身的优势与不足，又要积极学习现代医学与科技成果，力求在继承传统中医诊疗技术的基础上，不断推动其创新与发展，使之焕发出更加璀璨的光芒。全国性的民间名医中医学术传承与特色疗法展示盛会，为民间中医药从业者构建了一个交流中医理论与医疗技能的互动平台，旨在提升民间中医药工作者的专业素养，推动民间中医药事业的繁荣发展。

北京市一些区县还组织举办各类中医药比赛，以促进中医医师加强经典学习，强化中医思维，提升中医经方临床运用能力，如由海淀区卫生健康委

---

① 周颖：《首届全国民间名中医学术经验暨特色疗法演示大会在北京举行》，《中医药管理杂志》2008 年第 11 期，第 873 页。

主办，北京中西医结合医院协办，北京中医药学会仲景学说专业委员会和冯世纶名医传承工作站提供学术支持的以"传承精华 守正创新"为主题的"海淀区 2021 年经方大赛决赛"于 12 月 4 日下午在北京中西医结合医院举行。

《北京市中医药条例》第五十二条还规定："本市鼓励旅游业经营者开发中医药健康旅游路线、旅游项目和旅游产品。"2019 年，由北京市中医管理局携手东城区人民政府联合举办的第十二届北京中医药文化盛典，精心策划了一系列体验活动，涵盖了膳食养生、文化普及、家庭健身、生态游览等多个维度，旨在引领民众深刻体会中医药与日常生活之间的紧密联系，并借助中医药的力量，促进民众健康素养的全面提升。

由上可见，北京民间中医药发展政策的关键为民间中医药方剂和诊疗技术的挖掘、整理、筛选、评价、开发、利用和利益分享，以及民间中医人才培养和传承及医疗服务机构的规范等标准，涵盖了民间中医药可持续发展的全过程。

二　北京民间中医药保护发展和传承存在的主要问题

现代化医药体系建立在西方医药学基础之上，中医药的许多特征与西医体系不相适应，民间中医更是长期以来处于边缘化位置，造成了民间中医药偏方和特色疗法大量流失、后继无人的局面。近十多年来，在国家政策的大力扶持下，北京民间中医获得了长足发展，然而仍存在许多问题，如民间中医偏方秘方经常被认定为"假药"而受到国家法律和政策的严厉打击，一些中医药特色诊疗技术独门绝技没有获得正确认识而大量流失；政府对民间医药的挖掘整理、筛选评价工作财政支持不够，宣传推广乏力；中药材的质量参差不齐疗效欠佳，产业化程度低；许多活跃在基层群众中拥有真材实料的方药和技术的民间中医，尽管上门求医的老百姓源源不断，却属国家打击的"非法行医"之列，而其中还有许多需要我们保护的中医人才，典型例子如拟定新冠特效药清肺排毒汤的葛又文先生，在为国家治疗新冠肺炎拟方时，还是尚未获取执业医师资格证的民间中医。上述问题仍然是限制北京民间中医发展的重大瓶颈，需要打破瓶颈才能取得进一步的发展。

（一）北京民间偏方秘方的"药品"身份难题

民间流传的中医药偏方，是历代医家在临床实践中积累的智慧结晶，它们配方精妙，对某些疾病展现出令人惊喜的疗效。以青蒿素为例，这一著名的中药验方源自东晋葛洪所著《肘后备急方》中的疟疾治疗方案，历经1700 余年后，在中国中医科学院屠呦呦等科学家的努力下，因其成分明确、作用机制清晰，最终被纳入 WHO 基本药物核心清单。[①]

然而，中医药偏方亦伴随着风险，其疗效具有不确定性。由于法律界定的缺失，民间偏方制剂难以明确归类，有时会被错误地视为法律上的假药。2013 年倪海清案件便是例证，尽管他研制的草药秘方对晚期癌症有实效，但因缺乏生产许可及药品批准文号，最终被法院以生产、销售假药罪判处十年监禁。这反映出中医药偏方作为学术乃至生活概念，与法律概念间存在界限与偏差，用法律语境下的"假药"来界定生活语境中的"中医药偏方"显然是不恰当的。[②]

中医药偏方的流传证明了其存在的价值，为众多疑难杂症患者带来了希望。但药品安全作为关乎公众健康的关键问题，需受到国家药品监管部门的严格把控。在西药主导的医疗环境中，中医药因其原料多样、配伍复杂，难以适应当前的药品审批体系。依据国家药品监督管理局药品审评中心所发布的数据统计，2010～2020 年，虽然中药新药的临床研究申请数量达到 514项，然而仅有 252 项获得了批准，而最终能够成功上市的新药数量更是稀少，仅为 23 项，这一批准率低于 4.5%。民间中医药偏方，是指在长期临床

---

① 王君平：《中医偏方待发掘》，《人民日报》2012 年 11 月 22 日，第 19 版。
② 邓勇、邢翰林、王舒：《"倪海清"案折射出的制售中医药偏方制剂的法律思考》，《医学与社会》2016 年第 2 期，第 98～101 页。

实践中总结出来的经验之方，其组方巧妙，然而中药新药审评注册效率低，民间中医药注册率更低，民间偏方被注册认定为"药物"十分困难，很容易就变成法律意义上的"假药"。

（二）北京民间中医药特色诊疗技术流失严重

中医药领域中的民间特色疗法，涵盖了针灸、推拿、刮痧、拔罐、药酒及气功等多种形式，是中华文化宝库中的珍贵遗产，也是民众在长期生活实践中积累的宝贵治病经验。这些疗法以简便、经济、有效著称，且地域适应性强，尤其在慢性病防治上展现出独特优势。[①] 它们源自民间，是实践经验的直接体现，但尚未达到理论系统化的高度，部分知识仅靠口耳相传，缺乏科学解释。由于这些特色疗法主要在民间流传，鲜少被纳入科研机构的研究范畴，因此缺乏临床试验验证和数据支持，科研基础相对薄弱，这给技术的传承、发展以及在综合医院的推广构成了障碍。[②]

尤为值得关注的是，民族特色诊疗技术在理论支撑上的不足，致使诊断标准、应用范围界定、禁忌事项以及疗效评判准则均不够健全，并且缺少具有公信力的认证体系，难以实施标准化的评价。这一现象不仅加剧了病例搜集与筛选的复杂性，也对疗效评价的精确性构成了不利影响。加之疗法种类繁多，难以统一考核标准。此外，部分中医治疗项目未被纳入医保范畴，导致一些北京地区的民间中医药传统疗法面临衰退风险，甚至被迫退出临床治疗。[③] 同时，个体经营的家族传承项目也因难以获得医保定点资格，其发展受到限制。这些问题共同限制了民间中医特色诊疗技术的广泛推广。

[①] 赵晨、商洪才、王燕平：《民间中医特色诊疗技术防治慢性疾病的优势与评价思路》，《世界中医药》2017 年第 6 期，第 1226～1229 页。

[②] 孙歆骏、褚美娜、蒋梦慈等：《民间传统中医诊疗技术现状与发展分析》，《中华中医药杂志》2021 年第 7 期，第 4139～4141 页。

[③] 石雪芹、党迎迎、朱婷钰等：《民间中医特色诊疗技术推广中存在的问题与思考》，《亚太传统医药》2021 年第 11 期，第 4～7 页。

（三）民间中医的行医资格及人才培养制度阙如

民间中医人才培养重视言传身教，但面临行医资质不足的问题。中国中医科学院西苑医院的岳美中先生曾强调："中医学的核心观念之一，便是人与自然界的和谐共生"，"医者在学习医理的过程中，应当时刻关注自然现象中的物理规律，以领悟医学真谛"，"物体本身的特性往往能给予医者独特的启示，这是书本知识所难以涵盖的。因此，卓越的医者还需善于洞察万物之性。"实际上，中医古籍中频繁提及的"医者，意也"这一观念，正是阐述了中医在诊疗过程中依赖直觉与心领神会的重要性。众多民间老中医深知，中医技艺的精湛与否，往往与医者通过感官精准感知人体状况的能力紧密相连，而这种能力往往超越了单纯的理论传授，更多依赖于师徒间的口传心授与丰富的临床实践。然而，当前的研究生教育体系过分聚焦于理论创新的培养，相对忽视了实践的重要性，这在一定程度上阻碍了导师们独特而深刻的中医学术思想的传承与发展。[①]

不过也要考虑到，民间中医师承制的学习方式，虽然适宜中医的发展，却往往无法获得学历学位证明，从而出现行医资质不足的问题。从近年的工作实践来看，民间中医从业人员绝大多数具备一定的临床技能和经验，但普遍缺乏系统的中医药理论教育，现有医师资格考试体系中的评价模式和方法确实不符合其特点，亟须进一步完善有利于评价民间中医从业人员真实能力、有利于其取得合法行医资格的考核考试制度。[②]

拟定新冠特效药清肺排毒汤的葛又文先生，在为国家治疗新冠肺炎拟方时，还是尚未获取执业医师资格证的民间中医。北京市中医药管理局官网显示，葛又文是 2020 年 6 月 15 日才算正式获得"中医医术确有专长人员医师资格"。葛又文出身中医世家，对药典苦心钻研多年，长期治疗流感类传染

---

① 魏子一：《民间中医师资格准入与执业规制研究》，《中国卫生法制》2019 年第 4 期，第 83~87 页。
② 邓勇：《立法让民间中医从业更有保障》，《中国中医药报》2017 年 1 月 11 日，第 3 版。

病疾病，是中国中医科学院特聘研究员，在 2020 年获得"中医医术确有专长人员医师资格"之前也是一位地地道道的"民间中医"。可见英雄不问出身，在北京民间中医药界是确实存在的。

民间中医还因缺乏规范系统的人才培养制度而面临难以传承的问题，一定程度上导致了民间中医药的一些宝贵经验、特色诊疗技术失传。目前中医人才培养主要有三种模式，即师承制、家传制和院校制，民间中医主要是师承制和家传制。当前，一方面，师承制度虽能赋予行医资格，但仍面临三大挑战：带徒模式缺乏多样性、传承人选拔不当及跟师学习时间受限，这些问题直接削弱了师承制度在学术传承上的成效。另一方面，家传制度则面临"验证途径缺失"的困境，家传中医学习者通常专业知识面较窄，即便是名医后代，若缺乏正规教育背景，仅凭家族传授也难以取得行医资格。此外，中医师承体系还存在评价标准不统一、培养机制僵化等问题。具体表现在对名老中医及中医杰出人才的评选上，无论是力度还是范围都显得不足；同时，对优秀民间中医的支持政策欠缺，阻碍了众多宝贵中医技艺的传承与发展。

（四）北京民间中药材质量和来源仍需规范

中医临床实践中，药材的地道性与原生性被视为至关重要的因素，但在实际的方剂配伍过程中，却时有发生以相近种类或非地道药材作为替代的情况。另外，疫情的突发或流行病的肆虐，往往会引发某些中药材市场价格的大幅动荡。中药材，尤其是地道中药材的生产与储备不足，常成为影响治疗效果的因素之一。再者，民间中医药常缺乏统一的药材标准、稳定的采购渠道及明确的产地规范，导致药材质量参差不齐，治疗效果难以稳定。

道地药材不仅是独特的自然资源，也是特色产业的基石。近年来，某些地区对野生优质药材的过度开采，已导致这些资源的蕴藏量迅速减少，其中冬虫夏草、川贝母、红景天等野生药材资源已接近枯竭，因此，加强药材资源的保护工作刻不容缓。同时，对甘草、麻黄等生态型药材的无序采挖，已对草场等生态环境造成了严重破坏。① 北京民间中医药也深受道地药材短缺的影响，尤其是在疫情之下，某些药材优先供应政府主办医院，民间中医药原材料供应不足严重。因此，提升道地药材供应能力、保护野生药材资源也是保护和规范北京民间中药材质量的重要方面。

（五）民间中医药产业化程度低，市场竞争力不足

尽管民间中医药经历了数千年的发展传承，但在当今市场上，民间中医药整体上存在产业化程度低、市场竞争力不足问题。北京民间中医药从药材种植、药品生产制作销售、特色诊疗方法的使用推广、人才培养等环节其实都属于中医药产业上的某一环，现实中这些环节并没有像西医或者官方中医药一样形成完整的产业链和系统化的标准规范。尽管民间中医药有很大的市场潜力，然而各个环节各自分散发展，成长缓慢，导致民间中医药市场竞争力不足。

即便是在首都北京这样的城市，对于民间中医药事业的发掘与推进，资金扶持力度仍然明显不够，且缺少专业的团队来承担挖掘、宣扬及推广的职责。大量的民间中医药技艺主要依靠个体、家族或师徒间的模式传承，地理位置偏远，交通条件受限，主要依靠口碑相传，鲜有资本流入，从而难以达成规模化、标准化及产业化的进步，难以惠及广大民众。因此，为了推动民间中医药的进一步发展与传承，迫切需要大量社会资本的引入，以及专业的宣传、推广与营销方案的实施。此外，中医验方中所蕴含的独特炮制技术，并不适应现代工业化的大规模推广。在医疗市场过度商业化的背景下，中医验方可能因经济效益不佳而遭到忽视与弃用。

民间中医独特的诊疗技术在展现其市场潜力的同时，也承担了推广的职责，然而，当前却面临着良性市场运作机制缺失的问题，这制约了对其蕴含的经济与文化价值的全面发掘，也阻碍了民间中医特色诊疗技术与地方产业

---

① 农业农村部、国家药品监督管理局、国家中医药管理局：《全国道地药材生产基地建设规划（2018-2025 年）》，2018 年 12 月 18 日。

结构体系的深度融合。鉴于民间中医特色诊疗技术实践操作性强、发展线上诊疗面临诸多挑战，加之技术复制难度较大，难以在短期培训课程中有效传授，因此，在线上教学模式下实现其市场化运营与推广显得尤为困难。

三　北京民间中医药保护发展和传承的完善路径

（一）加强北京民间中医药偏方秘方的开发保护

1. 优化民间中医偏方药品注册审批程序

当前，国家已推出一系列政策举措，旨在优化中医特色审批与注册流程，推动中医药事业的特色化发展。根据《关于加快中医药特色发展若干政策措施的通知》，中药注册分类体系将进行革新，旨在创新契合中医药特点的注册申请方式，并推行"三结合"评审证据体系等创新机制。这些措施旨在保持中药的传统优势，同时加大以临床价值为核心的中药创新研发力度。① 此外，该《政策措施》还强调完善中药分类注册管理体系，遵循中药研发规律，对于符合条件的中药创新药、改良型新药、古代经典名方及同名同方药等，探索实施非临床安全性研究及部分临床试验豁免的管理机制。

在中药药品评审体系的构建上，需确立一套基于真实世界证据、患者全面获益、已上市中药新增适应证及用法用量的新发现等临床实践经验为依据的审评审批技术准则与证据框架。此外，还应建立不局限于成分分析的综合质量控制体系，对于符合中医辨证施治原则的新适应证，应适当放宽审批标准，加快审批流程的步伐。

此外，《药品注册管理办法》明确要求新药临床试验及上市许可的申请

---

① 《国务院办公厅印发关于加快中医药特色发展若干政策措施的通知》，中华人民共和国中央人民政府网，http://www.gov.cn/zhengce/content/2021-02/09/content_5586278.htm? trs=1，最后访问日期：2023年9月18日。

主体需具备法人资格，然而，众多民间中医往往以个体身份从业。为了将民间中医的秘方转化为公众可及的药品，同时确保秘方持有者在新药研发过程中的合法权益，国家应当为民间中医秘方的开发工作提供支持。对于已经获得国家认可的民间中医秘方，在新药注册政策上应予以倾斜，必要时，为民间中医秘方的新药注册提供便捷通道。① 对于临床经验丰富且疗效显著的民间中医偏方及秘方持有者，若其与企业开展合作，可适当简化审批程序，提升审批效率。

2. 推动民间中医药偏方走向规范化，促成其向院内制剂或保健食品的转型

国家应当成立一个针对民间中医偏方与秘方的鉴定专家小组，该小组将承担起我国民间中医偏方与秘方的鉴别与管理职责。持有偏方与秘方的个人或团体可向该小组提交详尽资料，涵盖处方内容、制作工艺描述、临床应用情况等。之后，小组将组织专家团队进行严格的保密性审核，对于符合要求的偏方与秘方，将授予民间中医秘方认证证明文件。持证人将有权享受专利申请、新药研发等领域的激励政策。② 此外，民间中医秘方可采纳分级管理策略，例如，将秘方划分为一、二、三级，针对不同级别实施差异化的保护与扶持措施。同时，鉴定委员会可设立专项基金，用于支持那些市场需求大、临床疗效突出且开发潜力巨大的民间中医秘方的研发工作。

北京民间中医药药品种类繁多，根据作用和效力的不同，可以考虑将民间方药转化为院内制剂或养生保健食品，经过临床验证、疗效确切的民间中医药方剂可以转化为院内制剂，同时加强这类转化为院内制剂的民间中医药偏方与中药价格、医保、报销等政策制度的有效衔接，促进民间中医药产业发展；对于不具有医疗功效或者疗效不确切但安全性经过验证的民间中医药偏方、秘方可转化为养生保健食品，进行商业推广。广东在全国首次把院内

① 刘亚力、夏姗姗：《中医民间秘方如何保护》，《北京商报》2013 年 3 月 20 日，第 1 版。
② 张建武、刘伟、肖诗鹰等：《我国民间中医秘方开发和保护的建议及对策》，《中国中药杂志》2009 年第 9 期，第 1182~1184 页。

制剂作为一个中药新药创新的来源，培育岭南特色中成药品牌，《广东中医药条例》中还特别规定了"医疗机构配制的中药制剂，经省人民政府药品监督管理部门批准，可以在医疗联合体和其他指定的医疗机构之间调剂使用。省人民政府药品监督管理部门应当按规定简化审批手续和放宽调剂使用范围，中药制剂调剂使用可以按照品种批准"。"按品种批准"比按批次审批降低了行政成本、提高了效率，也能保证药品的正常供应，这意味着未来患者跨医院购买院内制剂更容易。而中医药转化为保健食品也是我国中医药进入国外市场的常规操作，转化为保健食品的民间中医药获得了合法身份，从而可以更好地促进商业化发展。

（二）促进北京民间中医特色疗法的推广和传承

1. 加大民间中医药非物质文化遗产保护力度

迄今为止，我国已正式公布了五批国家级非物质文化遗产名录，其中第九大类即传统医药类，涵盖了民间中医药的特色疗法。[1][2] 然而，尽管中国传统医药领域拥有数以万计的方剂与疗法，但仅有百余项入选为国家级非遗项目，这一比例在已公布的四批共 1372 项国家级非遗项目中仅占 9.99%，远未能充分反映中医药在我国传统文化中的深厚底蕴与独特价值。这种显著的传承断层现象，严重制约了众多中医药项目的有效传承与蓬勃发展。鉴于此，迫切需要将更多中医药项目纳入国家级非遗代表性项目名录，以加大对其保护与传承力度，确保中医药非物质文化遗产的生生不息，并惠及更广泛的民众。打造集"医、食、养、护、文、体、游"于一体的中医药文化传播体系，弘扬中医药优秀传统文化，强力开拓国内外文化旅游市场。云南、安徽、河南等省份通过文化、健康旅游带动中医药文化传播，广东省以中医药教育和会展举措推动中医药文化传播，江苏省借"一带一路"倡议弘扬

---

① 车前子：《域外中医：从怀疑到认可》，《大众科学》2013 年第 7 期，第 23~25 页。

② 张悦：《非物质文化遗产保护视野下的中国传统手工艺政策研究》，中国艺术研究院硕士学位论文，2022，第 2 页。

中医药文化，加强传承保护、申报中医药非物质文化遗产项目、强化吴门医派教育及科研建设，推进中医药文化传播，创新中医药科普传播。①

2. 实现民间中医特色诊疗技术与现代科研方法的有机结合

为了不断优化和丰富相关理论体系，并为临床和基础研究提供更为坚实的数据支撑，我们应当主动运用现代科技手段。以此为基石，我们应当建立起一支坚实的科研团队，借助科研与教育的紧密结合，以进一步扩充和夯实专业人才队伍。② 科研项目的实施可遵循先试点示范、后广泛推广的路径，同时鼓励跨学科合作，比如将民间中医的独特诊疗技术与人工智能等前沿科技相结合，以创新的方式推动民间中医特色诊疗技术的普及与应用，确保推广工作既扎实又富有成效。全国多个地区都在积极推动中医药创新体系的建设，如云南省注重挖掘原创科学内涵，打造"滇南医学"学术品牌并加强科技创新；广东省构建现代中药创新体系，推动中药产业升级和转型；天津市建立中医药产学研相结合的体系，通过建立海河实验室等方式推进中医药高质量发展。③

3. 确立并完善诊疗技术的认证与评估准则

全国范围内应广泛征集并系统整理民间独具特色的诊疗技术，随后依据一套既定且统一的评估标准来遴选出其中的佼佼者。在此过程中，民间中医的诊疗技术应首先体现其目的性，即紧密贴合临床实践；其次，应凸显其可操作性，聚焦核心技术的精准实施；再次，还需确保技术的可重复性，以验证其疗效的稳定性；最后，强调技术的可推广性，以便在基层医疗中得以普及。④ 为达成这一目标，应组建一个涵盖临床专家、基础研究专家及统计学

① 邓勇：《推动中医药高质量发展的实践与启示》，《中国中医药报》2023 年 6 月 9 日，第 3 版。

② 江淑安：《加强民间中医药技术的开发研究》，《中医药管理杂志》2000 年第 4 期，第 48 页。

③ 邓勇：《推动中医药高质量发展的实践与启示》，《中国中医药报》2023 年 6 月 9 日，第 3 版。

④ 任小巧、葛常祝、何丽云等：《中医特色临床诊疗技术评价研究的特点及内容》，《北京中医药大学学报》（中医临床版）2011 年第 6 期，第 15~17 页。

专家等多领域专家的评审团，共同推动全国范围内统一标准的形成。① 在法律框架内，应当深化相关法规的完善工作，以强化对民间中医特色诊疗技术持有者的知识产权保障，既要保护其现有权益，还需拓宽其权益范畴，例如，确立技术贡献者的知情同意权、收益分配权及技术传承与应用权等。与此同时，通过优化相关技术诊疗规范及评价标准，有效促进国家统一标准的构建与推行。

（三）完善行医资格标准和民间中医人才培养模式

1. 放宽民间老中医行医资质限制

在现行的法律框架中，《执业医师法》为中医从业者设定了较高的行医资格门槛，与此同时，各地在评定中医医术确有专长人员的医师资格时，标准也极为严格，这使得许多尽管年岁较高、学历背景不强但具备丰富实践经验及良好疗效口碑的民间中医，陷入了"非法行医"的尴尬境地，这无疑对中医医术的有效传承与长期发展构成了阻碍。鉴于此，建议对《执业医师法》及其相关考核标准进行修订，适当放宽对民间资深中医行医资格的约束，特别是降低在中医医术确有专长人员医师资格考核中对于指导老师与推荐老师的数量及资格条件的限制，而将重点更多地放在对申请者个人医术实践能力的综合评估上。此举旨在为通过家族传承或自学成才的中医人才开辟合法行医的道路，并为掌握民间中医药技术和方法的人员创造更多机会获得合法的行医资格，从而促进中医医术的广泛传承与健康发展。

2. 坚持师徒传承培养模式

在中医的悠久历史中，其精髓往往深植于民间，通过师徒传承或自学自悟的方式得以延续。鉴于中医发展的这一独特路径，应当打破单一学院教育

---

① 聂明龙：《民间中医验方"绝技"传承与应用》，《中华中医药学会民间特色诊疗技术研究分会第十次学术年会暨上海市中医药学会第六次民间传统诊疗技术研究学术年会大会论文集》，2017，第129~131页。

模式的束缚，积极在政策层面为民间中医的传承与发展提供支持。具体而言，接受正规中医教育的学生应当拥有开放的视野，不拘泥于书本知识与医院实践，追求全面发展与专业精进的平衡，主动向民间中医求教，汲取其丰富的经验智慧。同时，应鼓励社会各界人士学习并实践中医理论，构建一套完善的民间中医管理体系，以促进中医知识的广泛传播与应用。此外，还应激励民间中医积极收徒传艺，不仅限于个人间的师徒传承，更应鼓励与中医院校合作，采用传统的"师徒相授、侍诊观摩、口耳相传"模式，确保中医技艺的有效传承与有序发展。为此，需制定具体而有效的民间中医传承管理法规，保障师承活动的顺利进行，为中医事业的繁荣贡献力量。

3. 构建民间中医与官方中医的交流转化渠道

为了更充分地利用并发挥民间中医的专业技能与经验积累，提议各地区医疗机构及中医药高等教育机构采取灵活多样的措施，将那些掌握实际技能的民间中医人才吸纳到本地的中医人才培养机制之中，使之成为提高中医教育质量的关键因素。具体而言，高等中医药学府及医疗机构应积极挖掘并利用本地的民间中医资源，特别是那些具有显著成就的名老中医，通过邀请他们参与教学、讲座、临床指导等多种形式，灵活融入现有的师资架构中，以此补充院校教育在中医人才培养方面的不足，推动中医传承与教育的全面发展。

4. 加大对民间中医的监管力度与强化卫生主管部门的监督职责

在推进民间中医发展的过程中，需审慎辨别真伪，坚决打击以欺诈或犯罪手段冒充的"伪民间中医"，以免损害中医药的声誉，阻碍中医药事业的健康发展。为此，构建一套全面而有效的民间中医管理机制与监督机制尤为关键。卫生主管部门应肩负起更重的责任，不仅需完善监管框架与措施，还要加强对民间中医实践的监督与指导，确保他们能够在合法合规的轨道上稳步前行，杜绝一切投机取巧、欺骗消费者的行为。对于发现的诈骗式或犯罪式"伪民间中医"，必须依法严惩，以儆效尤，为中医药的振兴与发展营造良好的环境。

（四）加强中药材质量控制，建立道地药材培育基地

1. 加强中药材质量控制

为了保障与提升中药材的质量，应当着重加强道地药材标准体系的建立，制定涵盖从种子、种苗至商品规格等级的一系列质量标准，并优化其种植管理、投入品应用、采收处理、包装存储等整个产业链的技术流程。与此同时，必须提升道地药材的质量检测体系，扩充并强化中药材检测机构的实力，加大抽检频次，积极引入第三方检测机构以增强检测的专业性与公信力。此外，还需构建一个覆盖道地药材全生命周期的质量管理体系，细化投入品管理、档案记录、产品检测及合格证制度等关键环节，确保全程可追溯，从而全方位保障中药材的质量安全，维护公众健康与中医药疗效的信誉。

2. 建立道地中药材培育基地

遵循《中医药法》第三章第二十三条的指导思想，我国致力于构建完善的道地中药材评估框架，以推动优质中药材品种的筛选与培育工作。同时，加大对道地中药材生产基地的扶持力度，不仅关注其建设与发展，还强调对生态环境的精心保护。此外，积极倡导并实施地理标志产品保护等策略，以全面守护道地中药材的纯正品质与独特价值。因此，建议加强道地中药材生产和储备基地的建设，打造道地中药材战略生产和储备基地，以解决当前道地药材乱挖滥采、药材供给不足的问题，提升道地药材综合供给能力。全国多个省份正在打造高质量的中药产业发展体系，如广东中药企业规模大且竞争力居全国前列，山西将中医产业作为转型跨越的重要接续产业之一，安徽成为全球最大的中药材交易中心和全国最大的中药饮片加工产业集群，河南中医药企业产值也超过了 200 亿元。[1] 这些数据显示出中药产业的巨大潜力，对于促进中医药事业的长期发展具有积极意义。

---

[1]　邓勇：《推动中医药高质量发展的实践与启示》，《中国中医药报》2023 年 6 月 9 日，第 3 版。

3. 道地药材与北京民间中医药结合推广实施

在促进北京民间中医药的保护发展和传承方面，可以实施"中医道地药材种植扶贫项目"，充分发挥道地中药材产业扶贫优势，发展多种大宗、道地药材种植生产，建立相对完善的中药材产业精准扶贫新模式，带动农业转型升级。项目可在京津冀先行试点，逐步拓展到全国范围。还可以实施"中医药传统技能传承与创新计划项目"，对经过政府审批的中医药传统技能工作室进行资助，发挥技能型专家积极性，以贫困人口为主要对象，培养一批掌握传统技能的中医药人才，探索建立中医药学术传承和推广应用的有效方法和创新模式，更好地发挥中医药服务民众健康的作用。

（五）成立专门机构，助力北京民间中医药市场化和推广建设

1. 成立民间中医保护机构，助力北京民间中医的推广宣传

为了推动民间中医药的发掘与发展，可以汇聚社会各界的资本与力量，共同筹建中医药发展专项基金会。此基金会将发挥桥梁作用，积极吸引、鼓励和引导企业、科研机构及广泛的社会力量参与进来，形成一股强大的合力。并组建一支专业团队，专注于民间中医药的宣传推广与市场营销工作，旨在扩大其影响力。

在此基础上，可以深入探索与挖掘那些疗效显著、享有良好口碑且深受民众欢迎的民间中医诊疗与养生技术、理论、配方、独特手法及实用技巧，采取系统性的方法确保其科学性与有效性，并投入必要的资金进行开发，以促进其更好地传承与应用。此外，还需增强中医养生保健知识的普及程度，推广诸如太极拳、健身气功（例如八段锦等）等传统养生手段，提倡并践行中医"未病先防"的健康思想。通过这些举措来引导民众形成更加健康的生活方式，提升整体健康水平，进一步推动中医药文化的传承与发展。

2. 建立北京民间中医药产权交易机制，加强市场化运作

北京民间中医药蕴含丰富的商业潜力，亟待发掘与释放。为此，需构建一套契合中医药精髓的评价体系与标准化流程，借助市场机制的力量，助力

民间中医药的独特技术、秘方、手法等转化为可申请专利与注册商标的宝贵资产，进而提升其市场竞争力。[①] 此过程不仅完成了医疗技艺的价值实现，有效解除了众多资深中医及特色技艺传承者的后顾之忧，还促使他们在追求短期收益的同时，兼顾长远规划，激发出更加充沛的热情与活力，投身于学术研究的深化与技术水平的提升之中。最终，这将促进民间中医药技术的蓬勃传承与持续发展，避免其被历史尘埃所掩埋，确保珍贵遗产得以永续流传。

3. 以信息化支撑民间中医药服务体系建设

搭建全国民间医药信息平台，建立全国民间医药信息数据库，收集整理民间医药。推进"互联网+中医药健康服务"战略，构建以中医电子化病历、电子药方等为核心的基础信息库，倡导基于医疗机构设立互联网中医诊疗平台，研发中医智能辅助诊断工具，促进线上线下融合服务及远程医疗服务的拓展。[②] 利用现有资源，构建国家级与省级中医药数据服务中心，加速构建国家中医药综合统计体系。完善中医药综合监管信息平台，通过抽查检验、定点监察、失信惩罚等措施的综合施行，达成精确高效的监管目标。

四 结语

民间中医药是我国中医药事业不可或缺的重要组成部分。在保障人民群众对中医药服务多样化、多层次需求的背景下，促进民间中医药的保护与发展显得尤为重要，此举不仅能彰显中医药的独特优势，还能促进医药服务市场的良性竞争，进而提升整体服务效率与质量。目前，民间中医药的工作核心集中在"发掘、整合、概括、应用"这四个关键步骤上，坚持传承保护与开发利用并行不悖，同时强调政府引导与市场机制相互配合的原则，以保

---

① 马旭霞：《传统医药知识产权保护的突破与中国的创新》，《贵州民族研究》2022 年第 1 期，第 79~85 页。

② 秦培洁、刘剑锋：《"武昌模式"对民间中医特色诊疗技术落地推广应用的启发和思考》，《吉林中医药》2021 年第 3 期，第 304~306 页。

障民间中医药资源能够得到科学、恰当的开发与利用。

北京民间中医药资源丰富，在民间中医药资源的挖掘整理和筛选评价、行医资格规范和人才培养、服务机构建设和宣传推广方面取得了显著成效，北京民间中医药的传承保护和成果转化也涌现了很多成果。但同时，北京民间中医药的发展也存在很多不足，严重制约北京民间中医药的发展、传承和创新。针对这些不足，应针对性地制定实施相应的政策措施，对于民间偏方，要优化药品注册审批程序，促进民间中医药偏方向院内制剂或保健食品的转化；促进北京民间中医药特色疗法的推广和传承，完善行医资格标准，健全民间中医人才培养模式，加强中药材质量监控，将道地药材与北京民间中医药结合推广实施。还可以成立专门的中医保护机构或基金会，助力北京民间中医的宣传推广实施，以信息化支撑民间中医药服务体系建设。这些举措构成了满足人民群众多元化中医药服务需求的关键路径，对于提升中医药服务的普及程度与便捷性，以及拓宽中医药服务的覆盖范围，具有深远的积极影响。

新闻传播

"7W"传播视域下推进中医药文化标识国际传播研究

宁菁菁[*]

摘　要　近年来，中医药对外传播取得积极进展。尤其是新冠疫情以来，中医药文化在海外面临前所未有的发展机遇，同时也面临诸多障碍和壁垒。中医药文化标识包括中医药文化的价值理念和具象符号，是中华文明的精神标识和文化精髓的重要载体。从传播学"7W 理论"出发，研究中医药文化标识国际传播的五个要素，即传播主体、渠道、内容、受众、环境，分析中医药文化标识在海外传播的现状、问题和机遇，围绕五个要素为中医药文化标识国际传播提出对策建议，助力中医药文化标识国际传播，打造人类卫生健康共同体。

关键词　中医药　文化标识　国际传播　"7W 理论"

近年来，中医药对外传播取得积极进展，其传播范围已拓展至全球 196 个国家和地区。具体而言，针灸疗法被 103 个国家接纳，并在 18 个国家被纳入医疗保障体系。美国有超过 40 个州承认中医与针灸的合法性。我国已与 40 多个国家政府及组织达成中医药领域合作协议，标志着中医药国际合作迈上了新台阶，其融入国际医学体系的步伐日益加快，形成了全面、深入、广泛的国际合作格局。

《中国国家形象全球调查报告（2019）》显示，中医药作为中国文化的

---

* 宁菁菁，中国外文局文化传播中心研究策划部业务主管，中级编辑，主要研究方向为中华文化国际传播。

重要代表之一，紧随中餐之后，获得了47%的海外受访者的青睐，彰显了其在国际舞台上的独特魅力。特别是新冠疫情发生以来，我国在总结国内疫情防控救治经验的基础上，积极推动中医药参与全球疫情防控，分享防控经验，国际社会对中医药的作用给予了高度评价。

鉴于中医与西医在理论架构及治疗方法上存在根本差异，中医药在海外传播时，遭遇了来自文化维度、技术维度以及政策维度等多方面的限制与挑战。中医药所蕴含的深厚文化内涵、其在全球医疗体系中的独特地位与价值，尚未获得国际社会的普遍认知与接纳。此外，中医药在海外的发展实践中，出现了质量参差不齐的情况，进一步增加了其国际推广的难度。当前，中医药国际交流与合作层面亦面临诸多困境与未解难题。本文旨在调查分析中医药文化标识在海外传播的现状、问题和机遇，为中医药文化标识国际传播提出对策建议，助力打造人类卫生健康共同体。

一　中医药文化标识国内外研究现状

对于中医药文化的界定，北京中医药大学中医药文化研究与传播中心主任毛嘉陵教授认为，中医药文化是中国人独有的对生命、健康和疾病的智慧结晶和实践总结。其三大核心是：中医的"天人合一"价值观、"象思维"认知思维模式、"道法自然"的行为方式。[①] 国学专家、中医文化学家张其成认为，中医药文化是中医药学内在的价值观念、思维方式和外在的行为规范、器物形象的总和。他将中医药文化分为心、手、脸三个层面，分别指的是中医药文化的核心价值，制度、行为规范，环境形象、品牌。[②]

---

① 韩同伟：《中国医药导报刊登采访我校毛嘉陵的文章：〈中医药：科学与文化的结晶〉》，北京中医药大学新闻网（2011 年 1 月 6 日），https：//xww.bucm.edu.cn/xzdj/9382.htm，最后检索日期：2024 年 6 月 21 日。

② 《张其成：论中医药文化核心价值"仁和精诚"的凝练》，新浪网（2018 年 12 月 19 日），http：//k.sina.com.cn/article_1293588015_4d1a962f00100gjbq.html，最后检索日期：2024 年 6 月 21 日。

针对中医药文化精神标识的界定，北京中医药大学国学院张其成教授认为，"精神标识"是具有某种特殊内涵和意义的标识性文字或图像，起到识别和标示的作用。一个精神标识至少具备四性，即精确性、独特性、共识性、简约性。他指出，"中医药文化精神标识"可分为两个部分去凝练：一部分是理念层面的，中医药文化最根本的精神理念就是中医药学的核心价值理念，主要是以人为本、医乃仁术、天人合一、大医精诚等理念；另一部分是有形的，也就是能够代表中医药文化精神理念的图案。这一层面可以分为三类：一是人物标识，如岐伯、神农、扁鹊、张仲景等中医药人物；二是器物标识，如与中医药相关的器物，针具、灸具、葫芦、脉枕、铜人、中医古籍、药堂、医馆等；三是图像标识，如太极图等。这类标识要简约、美观、抽象且具有高度共识度，不仅要符合传统文化特色，还要具有时代精神和审美价值。通过中医药标识彰显中国文化的大美。①

针对中医药文化符号传播，《文化符号在中医药跨文化传播中的应用初探》从近百个中医药文化符号中精选出最具代表性的 33 个符号，其中，中药、针灸、黄帝内经、太极八卦、辨证论治等符号因其高度的代表性和推广价值位居前列。中外受众对于物态和技艺层面的符号，如本草纲目、推拿、火罐等认知差异较小。而对于理念价值层面的符号，如太极八卦、阴阳五行、辨证论治等存在显著的认同差异。外国受众对于中医基本理念、中医社会组织、中医代表人物、传统保健功法这四大类符号的认同显著低于国内受众。②

维基百科的词条"Traditional Chinese Medicine"（中医）的解释则充满偏见意味："中医是从中国传统医学中汲取的替代医疗实践，它被描述为伪科学，其大多数治疗方法没有已知的作用机制"。"中医是在中国发展起来的具有共同理念的广泛医学实践，基于两千多年的传统，包括各种形式的草

① 《张其成：凝练中医药文化精神标识意义重大》，中华中医药学会网站（2021 年 10 月 22 日），https：//m.thepaper.cn/baijiahao_ 15032787，最后检索日期：2024 年 6 月 21 日。
② 陈洪、刘家僖、何清湖等：《文化符号在中医药跨文化传播中的应用初探》，《湖南中医药大学学报》2020 年第 4 期，第 507~510 页。

药、针灸、按摩（推拿）、运动（气功）和饮食疗法，中医的哲学基础是阴阳。"

外国学者针对中医药文化标识的研究并不多见，少数研究被涵盖在对于中医药文化的研究中。在谷歌搜索"Traditional Chinese Medicine Culture"（中医药文化）可见不少研究成果。Fang & Faure 认为，为加快中医药文化国际传播的进程，必须重视"阴阳学说"。同时，许多研究和新闻报道都指出，中医中的许多治疗方法涉及使用野生动物产品，包括一些利用濒危动植物成分的产品。这类舆论挑战也需要引起重视。

针对中医药文化标识国际传播面临的问题，Wang Guanne 指出，目前中医药文化的国际传播面临着中医药立法缺陷、文化认知差异、传播手段落后等问题，导致中医药文化的海外传播困难重重。Dejun Li 指出国际上对中医文化的认识和认同不高，大多数外国人只接受中医的医学属性，而不愿意去探索中医所包含的文化属性。文化认同的缺失无疑会限制中医药的推广和传播。

二　研究定义、对象、目的

（一）研究定义

根据对相关研究的提炼总结，本研究将中医药文化精神标识和文化精髓定义为，体现中医药文化特殊内涵和意义的，起到识别和标示的作用，具备精确性、独特性、共识性、简约性的标识性文字或图像。中医药文化精神标识和文化精髓，包括理念层面的中医药学的核心价值理念，以及有形层面的代表中医药文化精神理念的图案。

（二）研究对象

美国学者理查德·布雷多克提出"7W 模式"，即传播过程包含传者、受者、信息、媒介、效果、情境和动机七个要素。本研究从传播学"7W 理论"出发，将主要研究对象确定为中医药文化标识传播的主体、渠道、内容、受众、环境。

（三）研究目的

此研究旨在调查分析中医药文化标识在海外传播的现状、问题和机遇，为中医药文化标识国际传播提出对策建议，助力打造人类卫生健康共同体。

三 中医药文化标识国际传播的内外部机遇

（一）国家顶层设计重视中医药文化海外传播

习近平总书记高度重视中华优秀传统文化的传承与传播，他在多次讲话中提出，"推动中医药走向世界""促进中西医结合及中医药在海外的发展"。国家"十四五"规划指出，加强中医药文化传承与创新发展，推动中医药走向世界。国务院文件提出，大力弘扬中医药文化。推动中医药海外发展，加强对外交流合作，扩大中医药国际贸易。国家中医药管理局提出，将加强中医药文化海外传播与交流互鉴。

（二）中医药文化"走出去"成效日益显著

联合国教科文组织人类非遗代表作名录已收录"中医针灸"和"藏医药浴法"，《本草纲目》和《黄帝内经》被遴选为"世界记忆名录"。截至2020年，国家中医药管理局建立54家海外中医药中心，在13个国家、地区建立了17所中医孔子学院和孔子课堂。海外中医诊所已有8万多个，中国每年向全球输送约3万名中医药专业人才，中医药被纳入多个政府间人文交流合作机制。

（三）中医药抗击全球新冠疫情受到世界认可

在非典疫情、新冠疫情暴发时，中医药发挥了重要作用。中国与超过

150 个国家、地区分享中医药抗疫经验，"三药三方"等有效抗疫方剂在国际上得到广泛应用，中医专家前往 29 个国家、地区指导抗疫。中医药的独特价值和优势被更多国家认可。世界卫生组织 2022 年发布的报告高度评价了中医药在抗击疫情中的关键作用。

四　中医药文化标识国际传播面临的挑战

（一）我国中医药学科、岗位设置对文化传播重视不足

目前，国内中医药学术界多致力于中医药的自然科学研究，不够重视对中医药文化的科学研究。在中医药教育中尚未将中医药文化作为基础课和必修课贯穿于各个环节，在中医行业中也少有专门中医药文化工作者的岗位。国内中医药科研工作者远远多于文化传播工作者。

（二）中医药独特的理论体系不被传统医学所接受

西方医学体系根植于人体解剖学、生理学之上，辅以各类现代辅助检查手段，以实现对疾病的精准诊断。而中医学体系则以阴阳五行学说为基石，强调"整体观念"与"辨证论治"，并以"望、闻、问、切"作为诊断手法。在治疗方法上，西医药物具有明确的适应证范围，而中医则灵活多变，依据患者个体差异、时令变迁及地域特色，灵活调整方剂与剂量，这一特性导致中医药在海外多被视为辅助或替代医疗手段。

（三）国外政策、技术壁垒限制中医药文化海外传播

虽然中医药已在海外有一定影响力，但多国的政策壁垒与技术限制依然严重制约了其在全球医疗保健领域的广泛应用。目前，全球仅有 29 个国家制定了中医药相关法规并建立了监管体系，多数国家仍缺乏明确的法律支持。除澳大利亚、日本等少数国家认可中医执业资格外，大多数国家中医药

从业者未取得合法地位，中草药难以通过严格的药品审批流程，中医诊疗活动受到限制。此外，中医诊疗器械与中药产品的应用也面临重重挑战。由于法规缺失，中国派遣至海外的中医药专家往往只能提供咨询指导，无法直接开展诊疗服务。[①]

（四）中医药文化国际传播人才队伍和资金支持不足

中医药国际化进程面临着科技支撑力不足、中药企业国际竞争力有限的问题。当前，中医药海外传播人才稀缺，派遣的中医药专家多为临床经验丰富的老医师，虽医术精湛，但语言沟通与国际交流能力有限，难以有效推广中医药文化。加之专家数量有限，难以满足海外患者的就医需求。[②] 同时，中医药翻译与师资力量不足，中医英语等专业的高层次教育体系尚不健全，多语种教育更是凤毛麟角。资金方面，海外中医药中心多依赖国内资助，运营模式易受经济波动影响，后续发展资金保障不足成为制约其可持续发展的关键因素。

五　中医药文化标识国际传播主体

中医药文化标识国际传播的主体主要有个体、组织机构（中医药科研机构，行业学会、协会，中医药企业）、政府机构。此外，还有合作传播主体，比如中外公私合营项目，是目前传播中医药文化的卓有成效的传播主体。

个体包括海外私人诊所和中医药界的意见领袖，为海外提供医疗信息、服务和培训；中医药科研机构主要是由政府拨付专项资金予以支持的海外中医药项目，如中医药高校、海外中医药中心、中医孔子学院等；行业学会、

---

① 张明阳、杨逢柱、郭颖等：《中医药国际化背景下海外中医药中心发展问题研究》，《南京中医药大学学报》（社会科学版）2023 年第 2 期，第 78～82 页。
② 司高丽、司富春：《中医药文化对外传播的现状、问题与对策研究》，《时珍国医国药》2022 年第 8 期，第 1963～1965 页。

协会担负着组织学术会议、交流学术经验、出版学术刊物、发展教育、提供信息、制定国际标准等职责。政府机构作为行政机构和政策制定者，能为中医药文化标识传播提供政治保证，并从全局出发统领多类主体。此外，还有一些中外公私合营项目主体。

本研究重点对组织机构和政府机构主体进行调研，对北京中医药大学国家中医国际传播中心进行实地调研，对中国中医科学院广安门医院进行线上调研，对国家中医药管理局进行书面调研。

北京中医药大学国家中医国际传播中心成立于 2017 年，是依托学校深厚的中医学积淀，以及国家中医药管理局重点学科——"中医国际传播学"而建立的中医国际传播研究及推广机构。该中心围绕中医药国际教育、科研、医疗、服务贸易等相关领域，为中医药国际发展和传播提供政策研究、标准规范、教育指导、信息共享、经验交流的平台以及智库支撑。中心同时建设和运营四个海外中医药中心，分别是圣彼得堡中医中心、澳大利亚中医中心、美国中医中心、德国魁茨汀医院。海外中医药中心是由政府支持，以国内外合作形式在海外建设，主要提供医疗服务的医疗机构。

中心的传播主体为四位工作人员，一位是中心副主任，一位是双语中医教授，两位是项目专员。中心的实体有中医药体验馆。由于人手和资金有限，学生社团"中医国际传播协会"也会协助中心各项工作的开展，有超过 500 人次的北中医双语志愿者团队参与，还会从北中医的附属医院抽调医师援助项目。目前工作都是以临时项目制的形式开展。然而，随着中心国际传播工作的不断拓展，需要一个专职队伍，而不仅仅是临时项目班组开展工作。中心同时也是新媒体传播主体，在国际传播实践中发现，传播效果好的中医药文化的帖子的博主多是外国人，而以中国人的身份传播可能会在外网上受到质疑和抨击。

在研究中发现，北京中医药大学虽然开设了中医药外语（国际传播方向）的本科和硕士学位，但是在师资和招生人数上都有待加强。目前师资里没有传播学的教师，只有中医和外语老师，并且只有英语、日语、韩语、俄语这四种语言的少数师资，在语种丰富性方面和人员数量上都有些欠缺。招生人数也不太能满足开展大规模中医药国际传播的需求。中心老师建议实行双导师制，兼顾中医药和传播学的导师，并逐渐配备熟悉不同国家语言、文化、风俗习惯的师资。

中国中医科学院广安门医院是国家中医药管理局直属的中医三级甲等医院。它为患者提供医疗和预防护理，为卫生专业人员提供培训，并开展研究以更好地服务患者。在调研中发现，广安门医院没有设立专门的国际传播部门，其国际传播工作在国际合作部牵头之下，由医院医疗、教学、研究领域各个部门以项目制的形式共同推进。此外，广安门医院是国内重要的中医药出口贸易单位，在中医药对外出口的过程中也在践行国际传播。广安门医院国际合作部主任崔永强表示，广安门医院对外传播的主要目的是加强医患联系，宣传医院业务和中医药文化。医院以专业医学、科普及健康养生文化为抓手，在服务主场外交、协助外籍人士就诊、助力中医药行业英文标准的建立及推动中医药文化传播方面做了许多工作。

国家中医药管理局是国务院主管中医事业的直属机构。其核心职能包括制定并优化中医药及民族医药领域的发展战略、长远规划、政策导向及行业标准体系；参与相关法律法规及部门规章的编纂工作；参与并主导国家级中医药重大项目的策划与落地执行。同时，推动中医药走向世界，通过组织国际性的中医药推广、应用与交流活动，深化与各国及港澳台地区的中医药合作，促进中医药文化的全球传播与认同。

近年来，国家中医药管理局不断加大工作力度，加强文化弘扬的顶层设计和总体统筹，推进中医药文化"走出去"。在其推动下，中国与40余个外国政府、地区主管机构和国际组织签署了中医药合作协议。截至2019年12月，中医药海外中心和国内基地与近90个国家开展了合作。在海外建成15所中医孔子学院和孔子课堂。国内高等中医药院校积极拓宽国际合作渠道，每年接纳上万名中医药专业国际学生。每年为全球培养并输送约3万名中医药专业技术人员。

六　中医药文化标识国际传播内容

在国际传播中呈现的主要中医药文化标识分为以下几种类型：中医药基本理论、中医诊疗方式、针灸推拿拔罐等中医特色技术、养生保健知识、中医药品牌及故事等，但仍多以针灸推拿等特色技术为先导。在语言方面，目前主要采用英语，其他还会使用法语、德语、西班牙语、意大利语、俄语、日语等。①

北京中医药大学国家中医国际传播中心目前对外传播主要使用英语，学校开设了中医药外语硕士学位教育，包括英语、日语、韩语、俄语四种语言。在对外传播中医药文化标识的过程中，中心采取的是"科学+文化"元素共同输出的方式。科学元素包括中医诊疗方式、针灸推拿拔罐等中医特色技术。文化元素包括"天人合一""动态平衡"的理念，尤其传播健康养生的理念被证明较为可行，因为健康是人类的共同追求，不会被国外视为文化侵略。

中心主要对外传播的内容产品有短视频、音频、漫画等产品。第一，开发动漫形象"芄芄参"，围绕它做二十四节气形象建设，并开发一系列药食同源的动漫产品。第二，拍摄并播出 200 多集中医药文化短视频。第三，举办跨界对话活动。和中国—中东欧国家合作人文交流体验基地共同策划拍摄《对话中医之对话外交官》，还联合北京天文馆、北京古观象台，与天文学家进行"天人相应话健康"直播对话。第四，借助游戏传播中医药文化。在中秋时节，同完美世界合作推出特别活动。还与国风游戏《剑网 3》合作，在游戏题库中植入中医药相关问题。第五，对来访的外国友人开设中医讲座，在中医药文化体验馆里体验推拿、拔罐等外用治法。这种体验性的项目反馈尤为好。

---

① 司高丽、司富春：《中医药文化对外传播的现状、问题与对策研究》，《时珍国医国药》2022 年第 8 期，第 1963~1965 页。

北京中医药大学国家中医国际传播中心发现，相比单纯讲中医的传播内容，中医和其他领域跨界的内容会更容易"出圈"，浏览量也会更高；而对于中医药文化的非商业性传播比商业传播效果更好。

中国中医科学院广安门医院目前对外传播的语种只有英文。广安门医院国际合作部主任崔永强认为，中医药文化中最核心的部分是"和谐""平衡"的理念，而不仅仅是一些疗法和技术。医院的中医药文化标识传播主要围绕医疗、教学、研究这三方面展开。

首先，利用主场外交展示中医药文化标识。在冬奥会期间，在冬奥会主媒体中心的中医药文化展示空间里展示中医药文化，将医院抗疫、国际交流工作融入展示内容（"世界的中医药""中医药参与新冠肺炎疫情防控"板块）。团队参与编写的《中医英汉/汉英词汇手册》也在冬奥期间展示，并获海内外媒体、运动员好评。该展示空间受到来自全世界200多家媒体，近万名记者、运动员的关注，成为传播中医药文化的窗口，为中医药"走出去"做出重要贡献。其次，开通全球唯一的中医护理英文热线。这条热线电话目前已并入北京市"12345"非紧急救助热线，外籍人士遇到中医问题，可用英语或者其他语言咨询。再次，对外宣传中医"师带徒"文化标识。广安门医院正在研究如何做好"师带徒"这一文化标识的定义和对外阐释，以免阐释权落入外人之手。又次，以节气为载体进行中医药文化标识传播。比如一位医生在美国丹佛进行学术交流时，向外国人介绍通过贴"三伏贴"治疗呼吸系统疾病的研究。最后，在国际学术界发表文章，传播中医药文化。广安门医院认为，在国际学术界产生影响力和权威性，比如发表更多SCI文章，会有助于中医药文化标识国际传播。

2023年初，国家中医药管理局与八部门详尽规划了促进中医药文化创造性转化、创新性发展的行动策略。细化了十二大核心任务，主要围绕研究阐发、教育普及、保护传承、创新发展、传播交流等方面。在研究阐发层面，聚焦于中医药文化精神标识研究及阐释。在文化产品生产上，致力于中医药文化产品的多元化、新颖化以及传播路径的拓宽，成功引导了中医药题材纪录片、影视作品、专题展览、科普读物的创作热潮，并创新性地融合了动漫元素，如"灸童""河洛"等动漫 IP 及其衍生的文化创意产品，同时强化对新媒体平台内容策划与制作的引导与支持。在文化交流活动方面，举办"一带一路"中医药针灸风采行活动，成功将中医药文化展现给共建"一带一路"35 个国家和地区的民众。在国际传播策略上，聚焦于建设传播平台，培养专业传播人才，增进国内外交流。

新冠疫情暴发以后，国家中医药管理局发布了多语种新冠肺炎中医药诊疗方案，与 150 多个国家和地区分享了中医药抗疫经验，"三药三方"等有效方剂被多个国家借鉴和使用；向 29 个国家派出了中医专家协助抗疫，并派出首支国家级中医援外医疗队赴柬埔寨协助抗疫，与意大利、德国、日本、韩国、巴基斯坦等 82 个国家和地区交流中国中医药诊疗方案、有效药和临床经验；举行中医药抗击新冠疫情国际合作论坛，发挥上合组织、金砖国家等多边合作平台的作用，加强中医药抗疫国际交流与合作；在博鳌亚洲论坛全球健康论坛上作有关中医药参与疫情防控情况的介绍，举办近 40 场抗疫专家视频交流和直播活动。

七　中医药文化标识国际传播渠道

中医药文化标识国际传播的主要渠道为政府交流、教育与培训、学术会议、博览会、文化节、对外文化交流活动、国际组织传播、中医药国际贸易、媒体宣传报道、社交网络平台、书籍、短视频、纪录片、广告等。

北京中医药大学国家中医国际传播中心目前在 Facebook、YouTube、Twitter 上开通官方账号"TCM Express"，目前超过 25 万人次观看。中心和国内外宣媒体开展了一系列的合作传播，比如和 CGTN、CRI 合作拍摄和直播节目。打造"健康全球"品牌传播矩阵，包括微信公众号、视频号、B 站账号、央视频账号、喜马拉雅账号等，截至 2022 年底，阅读量超过 4347 万人次。

落地传播途径除了北京中医药大学的中医药体验馆之外，还在北京冬奥会期间在冬奥村设立中医体验馆，邀请中外记者去探馆。在海外落地的有海外中医中心，驻外使馆中医角。海外中医中心包括圣彼得堡中医中心、澳大利亚中医中心、美国中医中心、德国魁茨汀医院。在中国驻美国大使馆还开设了中医角。

而这些海外中心运营模式也都根据所在国国情有所不同。德国魁茨汀医院以医疗为主，医院的开放日会介绍中国传统文化和中医药文化。美国中医中心、德国魁茨汀医院的门诊量都较大，美国中医中心每个月平均门诊量能达到400人次。澳大利亚中医中心由于依托大学，除了医疗之外，还开展科研项目，并招收研究生联合培养，能在当地主流公立医院开展中医科研难度相当大，这是在海外的一个突破。美国中医中心除了医疗之外，还会开展一些文化活动，比如和当地中文学校合作，开展文化类讲座，举办开放日活动等。

在海外中心的配备人员，大部分是从中国派驻到目的国人员，只有少数是在本土培养的人才。德国魁茨汀医院团队体量较大，中国派出了10人左右的团队，其他海外中医中心基本派出1人左右。美国中医中心会有一些北中医的校友兼职出诊。人员待遇问题是海外中心外派最大的困难。除了中医在海外工资待遇不如国内以外，在职称评定、课题申请等方面在国外不如国内有优势，很多富有经验的专家不愿意被派到国外。而外派年轻人员，合作方则会认为我方人员资历不够、经验不足。

北京中医药大学国家中医国际传播中心认为，线下传播的氛围更佳，而线上传播辐射面更大，但是线上传播目前面临严重的壁垒，最常见的是在海外社交网络平台上的中国官方信息会被贴标签，传播平台会对中医药关键词比如"Chinese medicine"进行限流。

中国中医科学院广安门医院对外传播的渠道主要有展览节会、英文网站、英文热线、国际学术交流、服务贸易等。在线上渠道方面，第一，广安门医院主要建立了英文网站，并且在全国中医院的英文网站里信息更新数量和频率较高。第二，每周四开通全球唯一的中医护理英文热线。第三，中医药服务贸易。广安门医院在线上进行国际诊疗，涵盖了美国、加拿大、日本及欧洲众多国家，并且在日本建立远程会诊中心。在新冠疫情期间也远程给外国患者看病。

在线下渠道方面，第一，利用学术交流渠道进行中医药文化标识传播。比如医生在美国丹佛进行学术交流时，向外国人介绍通过贴"三伏贴"治疗呼吸系统疾病的研究。第二，借助主场外交的展览展示。比如冬奥会的中医药文化展示空间。第三，外国学生、在华外国留学生交流学习。第四，外国医师团体、外国旅行团参观交流。第五，中外合作研究项目。崔永强表示，通过科学研究推广中医药文化是最有说服力的途径，医院此前开展了与美国国立卫生研究院、日本早稻田大学，以及欧洲一些大学的合作。然而合作研究项目正在逐年减少。

国家中医药管理局将紧密围绕《推进中医药高质量融入共建"一带一路"发展规划（2021-2025 年）》，首要举措是依托中医药海外中心、海外中国文化中心等机构，举办丰富多彩的中医药文化推广活动。其次，灵活运用短视频、动漫、图书等多种媒介，针对不同国际受众群体，开展精准化的中医药知识普及教育，创作出具有传播力影响力的中医药外宣影视精品。最后，深入开展中医中药海外行、"一带一路"针灸风采行等活动，不断增进海外民众对中医药文化的理解与认同。

八　中医药文化标识国际传播受众

受众是传播信息的接收者，是信息的消费者、译码者、参与者、反馈者。中医药文化标识国际传播受众既有网络受众，也有线下受众，来源较为广泛。

截至 2023 年 6 月，北京中医药大学国家中医国际传播中心共接待来自105 个国家、6518 人次参观及体验、学习中医药文化。人群涵盖国内外政府官员、国外专家学者和高校学生、在京工作及就读的外国专家和国际学生。受众覆盖区域国别广泛。在中医药国际教育与培训方面，依托学校外交部中国—东盟中医药教育培训基地、国际中医教育联盟等，截至 2023 年 6 月，主办、承办上级项目共计 27 个，学员共计 2297 人次。

在受众的接受度方面，中心王乐鹏教授表示，从"道"和"术"这两个层面来看，最早吸引受众的是"术"的层面，受众对于中医药基本理论、中医针灸推拿拔罐等中医特色技术和诊疗案例会先感兴趣，在对"术"有所感知和了解后，受众会对"道"更加感兴趣。印度尼西亚 100 个中学校长来访时，对于中医"不治已病治未病，不治已乱治未乱"的思想很受触动和启发。北中医还发现，因为非洲人对于自然非常崇尚，因此非洲国家受众对传统医学更加感兴趣。

与北京中医药大学不同，广安门医院的主要受众是患者和医师群体，因为医院的使命在于治病。崔永强表示，医院的受众普遍分为两种类型。一种是对中医药文化有一定了解，以及已经对中医药文化坚信不疑的海外受众。另一种是对中医药文化不了解，希望通过短期（两小时到两周）参观学习开阔眼界，并学习一些技能。外国受众尤其对中西医结合得好的内容更感兴趣，更愿意从中西医结合的角度了解中医。

在分众化传播方面，对于年轻受众，崔永强认为，应探索更多紧贴时代潮流和现实生活痛点，比如如何通过中医药应对失眠、压力等话题。同时，针对受众媒介使用需求，进行更为精准的内容生产和传播。比如海外读者根据中医药英文书籍内容进行的二次创作——传播耳穴知识的视频获得 8000 万次观看。

广安门医院国际合作部接线员南继红表示，拨打中医护理英文热线咨询的外国人，是对中医有一定了解或者比较感兴趣的人。外国人最关心中医的安全问题，比如外国人都知道中国的针灸，但是对针灸的安全性他们还是存疑。

国家中医药管理局综合司副司长邢超指出，中医药正日益赢得年轻一代的青睐，他们自发地寻求并深入了解中医药的奥秘。鉴于我国拥有约四亿青年的庞大群体，激发这一群体的兴趣，让中医药遗产得以有效传承、蓬勃发展并惠及大众，是管理局工作的重中之重。为此，管理局不断探索与尝试，以多种创新策略吸引青年群体对中医药文化的关注。

一方面，致力于"中医药+动漫"这一创新融合模式的探索，通过动漫这一深受年轻人喜爱的媒介形式，将复杂深奥的中医药知识转化为生动有趣、易于理解的视觉内容，有效缩短了中医药与青少年之间的心理距离。近年来，不仅成功推出了如"灸童"这样的动漫形象，还在重大国际活动如北京冬奥会期间，创新性地呈现了"中医药+冰雪运动"主题动漫《手指的魔法》。此外，地方层面也积极响应，如山东、江苏等地推出《中医治未病》《小神农识药记》等动漫佳作，进一步丰富了中医药文化的传播形式。

另一方面，为满足青年群体日益多元化的文化需求，管理局积极推动中医药主题文艺作品的创作。如《本草中国》《国医有方》等纪录片，联合多部门举办展览。此外，还有中医药交响乐《本草》、舞台剧《天回》及专题片《长安医学》等，与中央广播电视总台共同策划《中国中医药大会》，进一步拓宽中医药文化的国际影响力。

九　中医药文化标识国际传播环境

国际关系对中医药文化标识国际传播构成了显著影响。当国际关系建立在政治互信、相互尊重、优势互补以及合作共赢的原则之上时，会更加有利于中医药文化在海外的传播和推广。同时，中医药文化的广泛交流与传播，作为文化桥梁，能反向促进不同国家民众之间的相互理解和情感共鸣，为国家间关系的深化与拓展奠定基础。

北京中医药大学国家中医国际传播中心反映，他们同美国的合作受政治因素影响较大，目前同美国的合作基本处于停滞的状态。广安门医院反映，新冠疫情期间，中医药文化标识国际传播加速，世界上更多人士关注中医药以及中医药能治愈的疾病，然而中医药在海外的合法使用和国际监管还存在很多挑战。虽然疫情后国门重新打开了，但是还没有恢复到疫情前的国际交流水平。医院目前接触到的外国受众还不多，主要为欧美国家，其他国家的数量很少。

十　中医药文化标识国际传播对策建议

（一）增强中医药文化标识传播的多元主体合力和资源互补

目前对于中医药文化标识进行系统性提炼展示研究的单位和学者屈指可数，仅有北京中医药大学原中医药文化研究与传播中心主任毛嘉陵教授、北京中医药大学国学院张其成教授等少数学者，而进行中医药文化标识传播的主体是相当多元的，但是很多单位并没有参与提炼展示，或者只是在日常行医、教学、研究过程中附带开展。并且，各个主体之间没有形成对外传播的合力，也没有就此达成共识，以及形成资源优劣势互补。中医药文化标识传播主体应该强化协同协作，加大资源共享，打破信息壁垒，凝聚共识与智慧，合力传播中医药文化标识。

（二）加强各主体机构中医药文化国际传播组织体系建设

广安门医院虽然在新冠疫情前就与国际往来密切，但是至今仍没有设立专门的国际传播部门，传播人员分散在医院"医教研"各个体系中，以项目制参与国际传播。北京中医药大学国家中医国际传播中心虽为独立主体，但是工作人员只有3人，很多工作开展需要第三方参与合作。并且，学校师资和招生人数都不能够满足中医药文化国际传播专业化、体系化发展需求。两者作为国家中医药文化国际传播的重地，国际传播组织体系建设尚不完善。目前，各主体机构需要完善国际传播组织体系建设，在专门的统筹规划和组织领导下，形成专业、高效的组织传播机制和队伍。此外，在教学体系建设方面，强化中医药外语和中医药传播学学科建设，为学科配备优质、丰富的师资，培养符合中医药文化国际传播需求的高素质人才。

（三）构建融通中外的中医药文化话语体系

从海外受众对于广安门医院和北京中医药大学国家中医国际传播中心的普遍反馈可以看出，受众对于中西医结合的内容更感兴趣。许多文献也提到，只有中医和西医融会贯通的传播者，才具备向在以西医为主体话语环境中成长起来的海外受众讲述好传播好中医文化的条件。因此，在对外传播中医药文化时，应在融通中西医文化的基础上展开，找到中外话语的最大公约数。并且，国内相关科研院所等应加强研发，积极对接现代科学，形成科学、标准、权威的中医药标准体系，消除国际上对中医药的疑虑和误解。

（四）开辟中医药文化国际传播的渠道和载体

首先，当前媒体技术不断更新，中医药诊疗技术也在逐步创新，这为中医药文化标识国际传播提供了更多空间。利用 AI、VR、XR 等技术，将会提升中医药文化标识国际传播的时效性、互动性、场景性，为海外受众带来更具活力和亲和力的中医药文化体验。其次，借助我国主场外交、国内外重要节会、二十四节气时节等展示中医药文化标识。比如在 2022 年冬奥会和 2023 年大运会期间，我国很多机构都借助这一绝佳的国际传播契机为全球运动员和观众展示了中医药文化标识。最后，促进开展中外合作研究项目和国际学术交流活动。国际学术合作和交流能使中医药文化在国际社会产生更大影响力和话语权。

（五）创新中医药文化内容生产策略和呈现方式

首先，采取"道""术"结合的方式传播中医药文化标识。此前中医药传入国外的更多是"术"的层面的知识，而对于"道"的层面的知识传播需要加强，但同时"术"的首因作用也不可忽视。其次，更注重传播"治未病"的理念，以及健康养生的理念，会更利于海外受众接受，形成独特的中医药文化话语体系。最后，紧贴全球受众的媒介使用需求和现实生活痛点，进行更为精准的内容生产和传播，尤其是针对广大网络年轻受众需求进行内容和呈现方式的创新。

（六）加大对于中医药文化标识提炼展示的政策和资金支持

研究发现，不少单位反映中医药文化标识提炼展示工作面临资金和人力不足的问题。尤其是海外中医中心外派人员的薪资待遇不如国内中医医师待遇。因此，从政府主管部门角度应加大对于中医药文化标识提炼展示的政策和资金支持保障力度，成立专项资金，资助重点项目，提升海外中医药文化传播人才待遇，向海外派出更多中医药文化专家，助力海外中医中心建设。

融合智能传播技术：中医药传播、健康促进与教育的机遇与挑战

钟欣妤　刘铜华*

摘　要　随着智能传播技术的发展，包括大数据、人工智能、物联网和区块链等前沿科技的融合应用，信息的高效、精准和个性化传播成为可能。中医药作为历史悠久且独特的医学体系，在全球健康管理中占据重要地位，尤其在慢性病管理和预防医学方面展现了显著优势。然而，传统中医知识复杂且散落，智能传播技术为中医药知识的系统化、结构化和可视化提供了可能，促进了其在全球范围内的传播和接受。本文综述智能传播时代智能传播技术在中医药传播、健康促进与教育领域的应用，分析其机遇与挑战，旨在利用现代科技，推动中医药的全球化发展与应用。

关键词　智能传播技术　中医药传播　中医药健康促进　中医药教育

一　引言

智能传播技术是融合现代信息技术与传播手段的先进技术，旨在通过大

---

* 钟欣妤，陕西中医药大学硕士研究生在读，从事中医药防治老年病、内分泌及代谢性疾病的临床与基础实验研究；刘铜华，博士，教授，北京中医药大学主任医师，博士生导师，从事中医药防治内分泌及代谢疾病的临床与基础实验研究。

数据、人工智能、物联网、区块链等前沿科技实现信息的高效、精准和个性化传播。它不仅改变了传统的信息传播方式，还显著提升了信息传播的效率和效果。中医作为历史悠久且独特的医学体系，在全球健康体系中占据着重要地位。通过中药、针灸、推拿等独特的治疗方法，中医为全球提供了多样化的医疗选择，尤其在慢性病管理和预防医学方面展现了显著优势。中医的独特性和有效性不仅丰富了全球医学的多样性，还随着现代科技的发展不断推进中药成分研究和新药开发，获得了国际医学界的广泛认可。世界卫生组织（WHO）积极推动中医药的国际标准化和应用，进一步巩固了其在全球健康管理中的重要地位。随着智能传播技术的发展，中医药的传播与现代技术的结合显得尤为必要。通过数字化、人工智能和大数据等现代技术，可以显著提升中医知识的普及效率和精准性。由于传统中医知识复杂且散落，通过技术手段可以实现系统化、结构化和可视化，便于全球共享与研究。此外，个性化健康管理和远程医疗服务的实现，也依赖于现代技术对中医药数据的分析与应用。技术赋能中医药，不仅促进了其在全球范围内的传播和接受，也推动了中医药研究的现代化和创新发展。在智能传播时代，中医药传播、健康促进与教育面临前所未有的机遇与挑战，这需要我们充分利用现代科技，推动中医药的全球化发展与应用。本文综述智能传播技术在中医药传播、健康促进与教育中的运用与机遇。

二　智能传播技术在中医药传播、健康促进以及教育中的应用与机遇

（一）智能传播技术概述

智能传播技术通过人工智能、大数据分析和物联网等先进手段，实现信息的高效处理和传播，人工智能模拟人类智能进行自动化处理和推荐，大数据分析揭示潜在趋势以制定精准策略，而物联网通过连接设备实时传输和反

馈信息，从而提升传播的智能化和个性化水平①②。智能传播技术在各行业的应用广泛且深入。在医疗领域③，它借助人工智能提高了信息处理效率，为患者提供了更加个性化的医疗服务。在教育领域④，大数据分析助力教育机构制定精准的教学策略，实现了教学内容的个性化定制与学习效果的实时反馈。在零售领域⑤，物联网技术使得设备间能够实现实时的信息传输与反馈，为商家提供了更加精准的库存管理、销售预测与顾客行为分析，从而推动了零售行业的智能化转型。

（二）智能传播技术在中医药传播中的应用与机遇

智能传播技术在中医药传播中发挥了至关重要的作用，其渠道的多样化、传播内容的精准化以及传播形式的创新为中医药的广泛传播提供了有力支持。利用微信、抖音等社交平台和短视频平台，中医药以更加生动、直观的形式呈现给大众。这些平台不仅传播速度快、范围广、影响大，而且信息丰富、参与度高。同时，相关的海外新媒体平台也为中医药的跨文化传播提供了可能，有助于中医药在国际上获得更广泛的认可和接受。此外，智能传播技术还能够通过大数据和人工智能技术的运用，对大众的兴趣和行为习惯进行深入分析，从而实现中医药传播内容的个性化推荐。这一举措不仅提高了传播的精准度，还增强了传播的有效性。与此同时，借助虚拟现实

---

① Alammari A. "Evaluating Generative AI Integration in Saudi Arabian Education：A Mixed-methods Study"［J］. *Peer J. Computer Science*，2024，10：e1879.

② Qin Z.，Zhou X.，Zhang L.，et al.，"20 Years of Evolution from Cognitive to Intelligent Communications"［J］. IEEE *Transactions on Cognitive Communications and Networking*，2019，6（1）：6-20.

③ P. Pattnaik S. K.，Samal S. R.，Bandopadhaya S.，et al.，"Future Wireless Communication Technology towards 6G IoT：An Application-based Analysis of IoT in Real-time Location Monitoring of Employees inside Underground Mines by Using BLE"［J］. *Sensors*，2022，22（9）：3438.

④ Zhai X.，Chu X.，Chai C. S.，et al.，"A Review of Artificial Intelligence（AI）in Education from 2010 to 2020"［J］. *Complexity*，2021，2021（1）：8812542.

⑤ Oosthuizen K.，Botha E.，"Robertson J.，et al.，Artificial Intelligence in Retail：The AI-enabled Value Chain"［J］. *Australasian Marketing Journal*，2021，29（3）：264-273.

（VR）、增强现实（AR）等尖端新兴技术，智能传播技术成功地构筑了一个充满沉浸感的中医药体验环境，使受众能够以更加直观、生动的方式深入了解中医药的诊疗过程与文化内涵，进一步加深了大众对中医药的了解。

（三）智能传播技术在中医药健康促进中的应用与机遇

智能传播技术打破了时间和空间的限制，使得中医药健康知识能够迅速传播到更广泛的受众群体中，个性化推荐和多样化的传播形式能够吸引更多用户的关注，提高民众对中医药健康知识的了解度。利用人工智能图像识别技术、深度学习等方法，开发中医智能诊断设备，如中医智能镜、脉诊仪、舌诊仪，提取面部、脉象、舌象特征，进行精准定量分析，建立健康模型，人工智能还能够集成名老中医的诊疗经验，通过机器学习、数据挖掘等技术，构建中医临床辅助决策系统，提供个性化的诊疗建议，帮助医生提升中医诊疗能力[1][2]。患者可以利用智能传播技术搭建的远程问诊平台，通过视频、语音等方式与医生进行实时交流，获取专业的中医药健康指导，再结合智能穿戴设备、移动医疗 App 等工具，实时监测用户的健康状况，提供个性化的健康管理建议和预警服务[3]。远程健康管理与服务能够缓解医疗机构的医疗资源紧张状况，使更多患者能够及时获得专业的中医药健康指导，医生可以及时发现问题并采取有效措施进行干预，更加高效地管理患者的健康状况[4][5]。

① Song Y., Zhao B., Jia J., et al., "A Review on Different Kinds of Artificial Intelligence Solutions in TCM Syndrome Differentiation Application" [J]. *Evidence-Based Complementary and Alternative Medicine*, 2021, 2021 (1): 6654545.

② Feng C., Zhou S., Qu Y., et al., "Overview of Artificial Intelligence Applications in Chinese Medicine Therapy" [J]. *Evidence-Based Complementary and Alternative Medicine*, 2021, 2021 (1): 6678958.

③ Haleem A., Javaid M., Khan I. H., "Current Status and Applications of Artificial Intelligence (AI) in Medical Field: An Overview" [J]. *Current Medicine Research and Practice*, 2019, 9 (6): 231–237.

④ Yu L., Lu Y., Zhu X. J. "Smart Hospital Based on Internet of Things" [J]. *Journal of Networks*, 2012, 7 (10): 1654.

⑤ Kwon H., An S., Lee H. Y., et al., "Review of Smart Hospital Services in Real Healthcare Environments" [J]. *Healthcare Informatics Research*, 2022, 28 (1): 3–15.

医疗机构通过建立智慧共享中药房，实现中药从源头到终端的全链条信息追溯与智能化管理，以严格保障其质量与安全①。此外，利用智能传播技术开设在线健康课程，建立中医药健康促进的互动交流平台，向公众普及中医药健康知识，鼓励用户分享健康经验，交流养生心得，引导公众养成良好的健康行为和生活习惯，形成良好的健康促进氛围，提升公众的健康素养和自我保健能力，预防疾病的发生和发展。

（四）智能传播技术在中医药教育中的应用与机遇

智能传播技术在中医药教育中也发挥着重要作用②。通过大数据和人工智能技术，智能传播技术能够整合和分析海量的中医药知识资源，包括古籍文献、现代研究成果、临床案例等，为中医药教育提供丰富多样的教学素材。VR 和 AR 技术③④可以创建虚拟的中医诊室和人体解剖模型，允许学生进行沉浸式学习和模拟实践，帮助他们更好地理解和掌握中医诊断和治疗技能，并且能够通过在现实环境中叠加虚拟信息，辅助学生进行中药材的识别、方剂的配制等实际操作，从而增强学习的互动性和实用性。智能传播技术中学习平台的应用⑤使中医药教育的可及性和质量显著提升。这些平台支持在线课程、视频讲座和实时互动，突破了地理限制，使学生能够在任何地点参与优质的中医药教育资源。安徽中医药大学提出建设的"智能中医药工程实验室"以及安徽中医药大学云诊科技一直积极探索将人工智能、大数据等前沿技术与中医药融合，拓展健康服务场景，研发了新型中医人工智

---

① Zhong Y., Li H., Ou B., et al., "Construction and Practice of Smart Pharmacy Management Model in Our Hospital Based on 'Internet + TCM'" [J]. *China Pharmacy*, 2019：2460-2468.

② Duan Y., Liu P., Huo T., et al., "Application and Development of Intelligent Medicine in Traditional Chinese Medicine" [J]. *Current Medical Science*, 2021, 41（6）：1116-1122.

③ 张雅祺、朱剑飞：《VR 技术在中医药文化传播中的应用》，《华北水利水电大学学报》（社会科学版）2019 年第 6 期，第 103~107 页。

④ 罗俊、谭积斌、李鸿玲：《基于首要教学原理的 AR 教学资源设计研究——以〈中医诊断学〉课程为例》，《中国教育信息化》2021 年第 20 期，第 35~39 页。

⑤ 石伟：《基于 VR/AR 的针灸教学实践平台设计与实现》，长安大学硕士学位论文，2020。

能设备应用，创新性地加入了中医体质辨识服务，全方位满足用户的中医药健康需求。智能传播技术能够排除一些地域和文化的障碍①②，利用智能传播技术的跨语言、跨文化特性，使得中医药教育能够跨越国界，为世界各地的学生提供学习中医药的机会。这不仅有助于推动中医药的国际传播和认可，还为培养更多的国际化中医人才奠定基础，推动中医学教育的国际化。智能传播技术的应用还加速了中医药知识的数字化存储与传播。通过将中医经典、医案、方剂等海量资源转化为数字化形式③，智能系统使中医知识更广泛地传播和应用。随着智能传播技术的发展，中医药教育不再局限于传统的课堂教学，而是可以覆盖更广泛的受众群体，包括在职医务人员、中医药爱好者等。智能传播技术为中医药教育带来了前所未有的创新机遇，通过引入新技术和新方法，推动中医药教育模式的不断创新和发展。

三　智能传播技术在中医药领域应用的挑战

智能传播技术在中医药领域的应用前景广阔，但也面临诸多挑战。其不仅包括智能传播技术在信息传播时本身存在的风险，还有关于中医药领域特殊的挑战。

（一）数据标准化与兼容性

中医药领域不仅包括传统的中草药配方、诊疗记录、临床案例，还涵盖了古代医家的学术论述、经验总结以及民间流传的偏方秘方等非结构化

---

① Intelligent Tutoring Systems for Foreign Language Learning：The Bridge to International Communication［M］. Springer Science & Business Media，2012.

② Zhang J.，Jing Y.，"Application of Artificial Intelligence Technology in Cross-Cultural Communication of Intangible Cultural Heritage"［J］. *Mathematical Problems in Engineering*，2022，2022（1）：6563114.

③ 于海、黄泰康、吴春福：《中药现代化发展的进程和趋势》，《中草药》2005年第1期，第147~149页。

数据和古籍文献医书。首先，由于历史久远，许多古籍文献的记录方式以及用词多样，与现代汉语存在较大差异，非结构化数据的特性意味着它们缺乏统一的格式和标准，这使得数据的整合、分析和利用变得尤为复杂，并且不同研究机构使用的数据管理系统和存储格式各异，进一步加剧了数据兼容性的问题，阻碍了信息的有效共享与交流①。其次，中医药理论作为一门蕴含深厚历史文化底蕴与独特哲学思想的医学体系，其知识体系跨越了多个层次与维度，涵盖了阴阳五行、脏腑经络、气血津液、病因病机、辨证施治等多个方面。这些理论之间相互交织，构成了一个复杂而精细的网络。如何准确地梳理这些错综复杂的关系，将其转化为可计算、可分析的知识模型，是当前中医药信息化领域面临的一项重大技术难题②③。为了深入挖掘中医药的宝贵知识，需要从海量的中医药文献中抽取有价值的信息，并进行结构化表示。这一过程不仅需要细致入微的文献解读与知识提炼，更离不开自然语言处理和机器学习技术的有力支持。然而，现有技术在处理古汉语这一特殊语言环境时，其效能与准确性仍显不足。词汇的古今异义、句式的繁复多变以及大量专业术语的存在，都使得现有技术在理解、解析和抽取古汉语信息时显得力不从心。此外，中医药文献中常含有隐喻、象征等修辞手法，这些非字面意义的表达进一步增加了信息抽取的难度。

（二）人机交互与用户接受度

智能传播技术在中医药领域的应用，确实不仅仅局限于技术本身的先进性，其更深层次的价值在于如何通过科学的人机交互设计，广泛提升用户的

---

① Xu Q., Bauer R., Hendry B. M., et al., "The Quest for Modernisation of Traditional Chinese Medicine" [J]. *BMC Complementary and Alternative Medicine*, 2013, 13: 1-11.

② Chan K., "The Evolutional Development of Traditional Chinese Medicine (TCM) outside the Chinese Mainland: Challenges, Training, Practice, Research, and Future Development" [J]. *World Journal of Traditional Chinese Medicine*, 2016, 2 (4): 6-28.

③ Liu B., Zhou X., Wang Y., et al., "Data Processing and Analysis in Real-world Traditional Chinese Medicine Clinical Data: Challenges and Approaches" [J]. *Statistics in Medicine*, 2012, 31 (7): 653-660.

接受度与使用体验①。设计一个既人性化又高效的人机交互界面，是确保中医药从业者与学习者能够无障碍地接纳并熟练运用智能传播技术的关键。尽管技术本身不断迭代升级，但在实际应用中，如何确保人机交互设计的科学性，让用户能够轻松上手并高效使用，仍然是一个不小的难题。中医药领域的专业性和复杂性，要求人机交互界面不仅要直观易用，还要深度融合中医药的专业知识体系，这对于设计师来说无疑是一个巨大的挑战。同时，用户接受度也是一个不容忽视的问题。中医药从业者和学习者对新兴技术的接受程度存在差异，一些人可能对新技术持保守态度，担心其会影响传统的诊疗和学习方式。这种抵触情绪可能会阻碍智能传播技术在中医药领域的推广和应用。因此，在尊重传统的同时，引导用户认识到智能传播技术的优势和价值，也是当前努力的方向。

（三）隐私与数据安全

中医药领域的病例数据蕴含了丰富的个人隐私信息，包括但不限于患者的身份识别信息、健康状况、诊疗记录及中药配方等。这些数据的敏感性极高，一旦泄露，将对患者的隐私权构成直接威胁，甚至可能引发社会伦理和法律纠纷。因此，在智能传播技术的应用中，如何确保数据的加密存储、安全传输以及合规使用，成为一个亟待解决的问题②。随着智能传播技术的广泛应用，数据交互的频率加速，范围也随之扩大。这要求我们在设计系统时，必须构建严密的数据访问控制机制，防止未经授权的数据访问和篡改。然而，在实际操作中，存在技术架构的复杂性、用户权限的动态变化以及潜在的安全漏洞等因素，实现这一目标并非易事。当前中医药数据体系尚不完善，数据格式、编码标准等方面存在较大差异，这给数据的整合与共享带来

---

① Tian G., Qian K., Li X., et al., "Can a Holistic View Facilitate the Development of Intelligent Traditional Chinese Medicine? A Survey" [J] . *IEEE Transactions on Computational Social Systems*, 2023, 10 (2): 700-713.

② Raimundo R., Rosário A., "The Impact of Artificial Intelligence on Data System Security: A Literature Review" [J] . *Sensors*, 2021, 21 (21): 7029.

了巨大挑战。由于历史原因，部分中医药数据仍以纸质形式保存，数字化程度不高，这也增加了数据泄露和丢失的风险。人工智能、大数据等技术的不断融入，也带来了新的隐私与数据安全风险。例如，人工智能算法在辅助诊断、个性化治疗推荐等方面虽然具有巨大潜力，但其决策过程的不透明性可能导致用户对算法结果的质疑和不信任。同时，如何确保算法在训练和使用过程中不泄露敏感数据，也是当前面临的一大难题。

（四）技术与传统结合的文化障碍

技术本身的先进性与中医药传统文化的深厚底蕴之间存在一定的鸿沟。智能传播技术强调数据驱动、算法优化和实时交互，而中医药则根植于千年的临床实践、哲学思想与人文情怀之中，两者在思维模式、表达方式和评价标准上的巨大差异，使得在结合过程中难以找到完美的契合点①。例如，中医药的诊疗过程强调"望闻问切"的整体观念与个体化治疗，而智能技术往往侧重于标准化、量化的数据处理与分析，这种差异在结合时可能导致信息的失真或误解。文化认同与接受度是另一个不可忽视的难题，智能传播技术在中医药领域的应用面临与传统文化融合的问题，不仅需要技术适配，更需要文化认同和接受，中医药的独特性和复杂性也影响其传播方式和接受度，智能传播技术难以充分展现其文化内涵和理论体系，导致部分人持怀疑甚至抵触态度。同时，中医药从业者和学习者对于新兴技术的接受程度也存在差异，一些人可能因技术门槛、学习成本等因素而持保守态度，进一步加剧了技术与文化结合的困境。

综上所述，智能传播技术在中医药领域的应用前景广阔，但也面临诸多挑战。从数据标准化与兼容性、人机交互与用户接受度、隐私与数据安全到技术与传统结合的文化障碍，每一个挑战都需要深入研究和创新解决方案。只有通过多学科的合作与持续努力，才能推动智能传播技术在中医药传播学习中的有效应用，实现中医药现代化和国际化的目标。

---

① Huang N., Huang W., Wu J., et al., "Possible Opportunities and Challenges for Traditional Chinese Medicine Research in 2035" [J]. *Frontiers in Pharmacology*, 2024, 15: 1426300.

中医短视频的知识谱系构建及其局限性突破

——以"养生堂"抖音号为例*

廖卫民　赵　楚**

摘　要　中医短视频以碎片化的知识信息在互联网上广为传播，从而引发了本研究进一步探寻的问题：这些碎片化知识能否构建出一个系统且完备的中医健康知识谱系？本研究通过对一个代表性的拥有千万量级粉丝的抖音号"养生堂"的内容归类和统计分析，发现碎片化的信息当中其实蕴含了中医理论和实践涉及的病、症、方、药、理、法等核心要素，并通过日常健康需求而联系起来。然而，从中医药健康知识体系本身的科学性和复杂性而言，短视频碎片化传播的知识点及其构成的知识网，虽然具有其自身的生长性，但是其整体性、完备性、系统性及兼容性方面尚显不足，还有待突破和提高。本研究在中医短视频传播实践的逻辑基础上，进一步尝试提出突破知识碎片化传播局限性的多种媒体融合、线上线下结合的思路与方法。

关键词　短视频　知识谱系　中医　知识传播

---

*　本文系 2020 年国家社科基金重大项目"融媒体环境下互联网平台型企业现代治理模式研究"（项目编号：20&ZD322）和 2020 年度教育部人文社会科学研究规划基金项目"家风与国运：中华家谱文化价值提升及其传播研究"（项目编号：20YJA850004）的阶段性成果。

**　廖卫民，教授，博士，东北财经大学人文与传播学院新闻系主任、马克思主义新闻观与全球传播研究中心主任，主要研究方向为新闻学、新媒体及多学科交叉；赵楚，东北财经大学人文与传播学院 2022 级硕士研究生，主要研究方向为新媒体。

一 问题提出：短视频如何传播复杂的中医知识谱系

中医在维护身体健康方面发挥着至关重要的作用，它既糅合了儒释道以及诸子百家的哲学观点，也包含了伤寒、杂病、本草、针灸等医学知识内容。中医经典及其实践传承当中蕴含着中华民族独特的生命认知和健康理念，中医为维护和提升人民身体健康发挥了不可替代的作用，是我国医学领域的璀璨明珠。在健康传播视域下，中医通过新媒体渠道和新媒介技术手段，获得广泛传播和发展复兴。在当前的各种新媒体传播形态中，短视频起到了重要的作用，短视频的接触和使用更符合当下数字媒介时代数十亿人的习惯和偏好。各种各样的中医短视频，在抖音、快手、视频号等多种平台以碎片化的知识信息，在互联网上广为传播，从而对提升中医药健康传播水平产生了重要的影响。

然而，短视频也有其天然的短板和局限，一是时间短，二是转瞬即逝，三是比较零散。这些点点滴滴的知识片段尽管可能包含鲜活生动有趣的内容，但是，从其容量而言，毕竟有限，由此引发了本研究进一步探寻的问题：这些碎片化知识能否构建出一个系统且完备的中医健康知识谱系？短视频在传播博大精深的中医知识体系方面有无可行且周到的破解之道呢？有鉴于此，本论文研究的核心问题是聚焦于中医如何通过短视频传播渠道来构建中医健康知识谱系，从而增强健康传播效果，吸引更多受众知晓、认同中医文化，实现中医养生知识的分享，从而达到改善身体健康的目的，实现中医养生。

二 案例确定：《养生堂》中医短视频的总体概貌

北京卫视节目《养生堂》是传统媒体时代健康传播的典范，节目邀请许多权威医学专家，以西医和中医结合的形式，用通俗易懂又不失专业化的语言向社会大众普及健康知识，具有科学性、专业性、权威性等特点，影响了中国亿万电视观众的健康信念和生活方式。随着新媒体和短视频的崛起，"养生堂"为了扩大传播范围和影响力，于 2018 年入驻抖音平台，通过新颖年轻化的传播形式将健康知识和医学科普具象化、通俗化，引发社会大众对健康问题的重视和思考。开播 15 年来新媒体矩阵收获 3400 万粉丝。截至 2024 年 6 月 9 日，共发布作品 3727 条，粉丝量达 1676.9 万，获赞 7554.2 万，[①] 是抖音平台健康赛道的头部账号，也是中医药健康知识传播的重量级账号，具有代表性和研究价值。

中医健康传播主体通过短视频等新媒体渠道传播中医养生知识，扩展中医理论的受众群体和传播场域，让传统中医文化得到更好的传承与发展。"养生堂"抖音短视频主题丰富多样，截至 2024 年 6 月，官方抖音账号发布的短视频共计 15 个合辑，包括《心理健康》《中医调养》《精彩直播回放》《变美之路》《女孩那些事》《婧学堂——浓缩版养生堂》《宅家微运动》《同心抗疫，国医名家话健康》《关于新冠疫苗，你最想知道的!》《你想知道的新冠疫苗》《抗击新型冠状病毒第一线》《为"爱"防艾》《中医萌大叔》《协和于康营养健康系列》《远离癌症的一百个方法》。其中，《中医萌大叔》专题是由北京中医药大学推拿理疗科付国兵医生和北京航天医院原山医生合作，为观众讲解实用的穴位按摩、养生保健知识，二人是师徒关系；《心理健康》专题为大家传递心理疗愈、压力管理、情绪疏解方面的心理健康知识；《中医调养》专题主要讲授日常生活中的中医养生之道；《远离癌症的一百个方法》专题由权威医生讲解科学防癌、抗癌的健康方法；《宅家微运动》专题告诉观众怎么在短时间内通过低强度运动来强身健体；《协和于康营养健康系列》专题为大众普及怎样饮食更有利于身体健康；《同心抗疫，国医名家话健康》专题在疫情期间为观众推荐养生保健促健康的药方和养生方法，为大众提供实用且权威的健康指引。

---

① 以上数据是直接从"养生堂"抖音号的访问页码读取到的，其 PC 端的访问地址如下：https://www.douyin.com/user/MS4wLjABAAAAYGzkiXoanlk-DR1Wcky_ 7DTuqiCXir2LgZ XpOh6uLB4。

"养生堂"抖音账号是北京卫视电视节目《养生堂》于短视频、直播等新媒体视听业态蓬勃发展的当下，在抖音平台做出的积极尝试和战略转型。《养生堂》开播至今已 15 年，累计邀请 3500 位权威专家、40 多位国医大师、30 多位两院院士、150 多位国家级名老中医，介绍过数千个中医养生药方、上百种中医药材、上千道中医药膳。[①] 从传统媒体时代的电视节目到新媒体时代的短视频、直播等媒介渠道形式的更迭，恒定不变的是《养生堂》健康科普内容的专业性和准确性以及节目邀请嘉宾的权威度，体现了健康传播者对健康信息的严格把关。

《养生堂》在各新媒体平台的矩阵布局，同样具备很强的公信力和品牌权威度。"养生堂"抖音账号除了会对卫视节目进行切片剪辑传播之外，还邀请曾经到访《养生堂》电视节目的中医大师、权威医生等嘉宾，专门录制短视频为网络新媒体用户进行健康知识的科学讲解。在短视频中，医生会穿着带有其工作单位和所属科室标识的工作服出镜，并在视频末尾主动介绍自己，说明自己所在医院、科室、职称等身份归属，此种语言符号和视觉符号可以更大程度上提升网络用户对"养生堂"健康传播类短视频科学性和权威性的判断。例如在《中医调养》短视频合辑第 163 集《你的小肚子？可能是因为水果吃太多!》中，出镜医生以"我是北京中医药大学东方医院治未病高傲，从亚健康到健康的每一步，由我为您守护!"这句话作为视频的结尾。

三 内容分布:《养生堂》中医短视频的分类统计

（一）名医荟萃: 中医短视频合辑出镜嘉宾分类统计

笔者在对"养生堂"抖音账号的全部中医短视频样本进行研究梳理后，总结制作出中医短视频合辑的出镜医生荣誉身份或其所属医院的名单一览表

---

① 中广联合会健康中国宣传委员会:《开播 15 年,〈养生堂〉何以成为北京卫视"健康第一品牌"节目》,"中广联合会健康中国宣传委员会"微信公众号（2024 年 1 月 5 日）,https://mp.weixin.qq.com/s/ztM9BcyFOE7jyOUGMzkt6g,最后检索日期：2024 年 11 月 2 日。

（见表1），其中不乏国医大师、国家级名老中医、国医大师学术传承人等中医界专家，合计有 60 人。这些专家的身份足以说明他们的医术医德双高，这就是"养生堂"抖音账号健康传播内容科学性和权威性的一个有力证明。

表1　中医短视频合辑出镜医生的名誉身份或所属医院一览

所属医院或名誉身份	人数（合计60人）
国医大师、国家级名老中医	12 人
国医大师学术传承人	9 人
北京中医药大学及附属医院	16 人
中国中医科学院及附属医院	9 人
北京中医医院	5 人
北京大学人民医院	4 人
中日友好医院	2 人
北京航天总医院、北京同仁医院、首都医科大学及附属医院	各 1 人

（二）内容分布：中医短视频合辑健康知识的分类统计

笔者对选取的短视频样本进行了全面梳理分析，发现《中医萌大叔》的视频内容主题大体可分为六类，分别为五脏调和类、美容养颜+女性健康类、日常养生保健类、中医药材调养类、疾病防治类、用户互动类。其中，美容养颜+女性健康类的内容主题占比最高，为 35.54%（见表2）。当前，社会大众尤其女性群体对外在形象以及自身健康的重视程度逐渐增加，并且社交媒体的用户以女性居多，且普遍具有消费倾向和更充裕的浏览时间。

有研究者指出，发布和女性群体强相关的短视频，恰好贴合了社交媒体和短视频平台中"美丽消费"和"她经济"崛起的现状；相较传统电视节目而言，短视频传递的信息更丰富活泼，具有强烈的视觉冲击力；一般而言，女性相对较为感性，容易受到情绪的感染，容易引发情感共鸣，进而影响到她们的分享、互动，以及消费行为。[①]

---

① 何斌、杨华：《社交媒体中女性"美丽消费"的建构及其影响》，《声屏世界》2022 年第16 期，第 91～94 页。

表 2 　《中医萌大叔》知识谱系分布

主题	数量（条）	占比（%）
五脏调和	20	16.53
美容养颜+女性健康	43	35.54
日常养生保健	31	25.62
中医药材调养	1	0.83
疾病防治	16	13.22
用户互动	10	8.26
合计	121	100.00

《中医萌大叔》合辑知识类目占比排在第二位的是日常养生保健类，为25.62%。近年来，"朋克养生"逐渐从一个网络流行词演变为一种文化现象，愈加得到广大青年群体的强烈认同并融入个体的日常生活中。年轻人共同追求的目标是打造既健康又美丽的身体形态，在社会主流话语体系中，"健康美"代表着身体无疾病、身心状态好，能够完美地展示个体的社会价值，是一个人从内到外、从生理到心理都美好的状态表征。因此，越来越多的年轻人开始关注健康的生活方式，注重饮食、睡眠、运动等方面的健康管理。"养生堂"抖音短视频抓住了社会大众乃至年轻群体的喜好和追求，在日常养生保健类的内容主题上更新频率很高。下面，笔者将对这五种中医知识类目进行内容分析。

1. 五脏调和类

中医诊断把人体看作以"脏腑"为核心的有机整体，[①] 于中医而言，五脏的协调平衡是指心、肝、脾、肾、肺这五个人体器官之间相互协作、相互制约、有序健康运行的一种状态。当五脏调和时，各个脏腑的功能可正常施展，气血运行畅通无阻，使人体生命活动处于一种平衡、健康的状态。如果五脏之间的平衡被破坏，或者其中一个器官出现异常，就可能对人体健康造成破坏，导致各种疾病的产生。例如，肝气郁结可能会对脾胃的运化功能产

---

① 宋远斌、孟卫东、莫春妍等：《中医与西医的比较与联系》，《中医药管理杂志》2011 年第 1 期，第 15~18 页。

生影响，心火过于旺盛会消耗肾阴。中医治疗体系通过中医药材调养、针灸疗法、食疗养生法、拔罐疗法、心理疏导等多种治疗方法，对五脏的失衡状况进行调节，进而实现五脏的协调平衡，提升人体的健康水平。

"养生堂"中医相关短视频合辑多从五脏保养不当对人体有哪些具体危害出发，向受众强调，不良的生活习惯和不平稳的心情会对人体五脏造成损伤，并为受众提供了五脏调和的具体调理方法。例如，《女人养肝堪比养命》中，中医专家讲授女人频繁生气会导致肝脏功能不好，进而出现乳腺增生、子宫肌瘤、卵巢增生等疾病，并亲自示范拳点肝俞穴、点揉太冲穴等方法，向用户传递调节肝脏疏泄功能的方法。

表 3 是笔者对《中医调养》合辑"五脏调和"主题短视频中病症与对症药方的梳理总结。在这个表格当中，就能够看到任意一个短视频一般都包含了从病症到治病、养生的多方面知识点，将这些短视频的知识点，不断串联并持续累积起来，就可以形成对"五脏调和"的系统知识架构。

表 3　《中医调养》"五脏调和"主题相关病症与对症药方梳理

序号	病症或调养方向	对症的中医药方、中医药材、调理方法
1	补肾	失眠，上身爆热下身怕寒—黑豆；药膏（陈皮+五味子+枸杞子+肉苁蓉）；睡子午觉（午睡和不熬夜）；喝温开水；泡脚（花椒+艾叶）
2	养胃	花椒芽；桂花茶；生姜炒红糖+水=生姜红糖汤
3	强脾养胃	太子参+橘叶+砂仁；玄米茶
4	慢性肾病	二兰饮（佩兰+泽兰）
5	疏肝解郁	薄荷茉莉花茶；玫瑰花+陈皮+佛手；西红花+玫瑰花

2. 美容养颜+女性健康类

现代社会中，健康的标准不仅是对疾病的防治，更加强了对个体外在形象和表现的重视，即"自我呈现"（presentation of self）。人们致力于展现一个美丽、健康、年轻、活泼的外在形象，通过释放这些信号，让他人下意识地想与之接近。越来越多的年轻用户，尤其是对于外表十分重视的女性而言，如何通过日常的养生方法来提升自己的魅力，始终是她们关注的重点。

《中医调养》合辑抓住了当下年轻用户的痛点和需求，用中医养生知识来阐释"美容养颜、女性健康"等话题，帮助更多年轻用户、女性用户培养爱护身体健康的意识，形成良好的生活习惯（见表4）。例如，在《皮肤衰老的真凶原来是它，小哥哥原山告诉你清除它的好"刷子"》这集短视频中，北京航天总医院中医医师原山向观众介绍了蓝莓是天然的抗氧化剂，具有抗衰美容的功效。在《送给爱美的妹子们，两招让你不化妆也能面若桃花!》短视频中，北京中医医院的张虹医生告诫女生不要生气，生气时肝是功能失常的，便会影响"脾"，脾主黄色，此时面部会出现黄褐斑等症状。同时，她还介绍了玫瑰花茶具有疏肝理气的功能，能让气血运行正常，这样即使不化妆也能"面若桃花"。

表4 《中医调养》"美容养颜+女性健康"知识谱系相关病症与调理方法

序号	病症或调养方向	对症的中医药方、中医药材、调理方法
1	美容养颜	桃花,玫瑰,月季花,人参,桂圆,大枣,花胶,桃胶,皂角,金橘
2	美白	美白七白散
3	祛痘	正面部—祛湿祛痘茶(陈皮+茯苓+炒薏米);面颊部—肝宝三花茶(杭白菊+栀子+决明子)
4	脸色暗黄	健脾疏肝
5	黑眼圈	宫寒导致气血失常—艾条针灸肚脐、关元穴
6	经期调理	绿萼梅
7	减肥	减肥不能不吃晚饭,容易降低基础代谢,消耗肌肉;荷叶;水果寒凉导致脾胃虚寒,应少吃,选择一些温性平性的水果。
8	脱发	黑芝麻,茯苓
9	祛湿消热	赤小豆,薏米,紫苏叶,山药,芡实,莲子;刮痧、泡脚(艾叶),不要汗蒸
10	补气血	红酒,黄芪,西洋参,红枣,枸杞,红豆,黄精

3. 日常养生保健类

"亚健康"身体状况往往和不良的生活作息方式和习惯有关，比如长期熬夜导致精神不振，伏案久坐导致腰痛和颈椎痛、面色黯淡和饮食油腻挂钩。中医知识的普及与推广从多重角度提醒大众不健康的生活方式所带来的健康危机，因此想保持一个好体魄，离不开日常的养生保健和良好的生活习惯。"养生堂"抖音号根据人们日常普遍存在的不良生活习惯以及健康误区，结合中医养生常识进行健康知识的传播和科普。

表5是笔者对《中医调养》合辑关于日常养生保健类知识谱系类别的梳理，其中较为常见并且引起抖音用户积极反馈互动的知识内容有"失眠""安神""焦虑心烦易怒""便秘""口臭""口苦"等，非常实用。例如，在《熬夜会变傻！熬夜一族，补肾健脑真的少不了》这条短视频中，付国兵医生介绍了中医"肾藏精，精生髓，脑为髓海。肾虚，则髓海不足"的理论，进而告诫人们要少熬夜，并推荐了具有健脑功效的养生茶配方——桑葚、枸杞、益智仁，此中药药方有滋补肾阴的功效，人参、杜仲有滋补肾阳的功效。

表5　《中医调养》日常养生保健类知识谱系内容梳理

序号	病症或调理方向	对症药方、调理方法
1	失眠	肾虚—晚餐不要过于油腻；睡前三四个小时不进食；陈皮+酸枣仁+茯苓
2	安神	莲子汤,卧蛋草,仙鹤草,玄参;安神香囊(薰衣草+茉莉花+蚕砂)
3	精神萎靡	党参,白术,茯苓,远志,大枣
4	焦虑心烦易怒	陈皮+炒栀子+白菊花;罗布麻叶+苦丁茶+白菊花
5	久视伤肝	女贞子+桑葚+川芎
6	便秘	生黄芪,琥珀,蜂蜜,膏方(桑葚+生地黄)
7	口臭	丁香花+茉莉花+陈皮茶
8	口苦	绿萼梅+合欢花+香附
9	温阳散寒	肉桂红糖姜水;春鲜
10	上热下寒	熟藕汁补脾胃,滋阴养血
11	宅家微运动	保健操,金刚功,八段锦

4. 中医药材调养类

中药治病的基本原理大致包含祛邪强身、协调五脏六腑经络功能、纠正阴阳升降、恢复人体正常阴阳等要义。不同中药具有不同的药性，需要根据不同病症进行选择，若患者存在身体不适，建议在中医的指导下用药。笔者对《中医调养》合辑有关中医药材介绍的短视频样本进行梳理，总结出中医药及其药效的说明，如表6所示。这张表把常见的药材和它的药性药效联系起来，有的是一对多的关系，有的是多对一的关系，这样，就把药材与治病养生之间的知识谱系关系呈现出来了。

表6　《中医调养》合辑有关中医药材及药效的短视频样本比较

序号	中医药材	药效
1	姜	温阳,治痛经
2	葛花	健脾,祛湿,醒酒
3	黄菊	清热,清肝,明目,疏风
4	白菊	明目
5	化橘红	燥湿化痰
6	花椒芽	辛温、散寒、止痛、治胃痛
7	绿萼梅	疏肝和胃
8	香椿	醒脾、开胃、祛风
9	人参、西洋参	抗疲劳,提高免疫力
10	麦冬、佛手、炒山楂	提高抵抗力,抵抗流感
11	山竹	清热健脾胃,益胃生津
12	金橘	润肺止咳
13	古法红糖	活血化瘀,温经止痛
14	石斛花	解郁除烦,降血糖
15	艾叶	疏通经脉
16	陈皮	理气燥湿,治疗脾胃气滞,化痰理气
17	莱菔子	消食化瘀化痰
18	茉莉花	疏肝解郁,和胃
19	红枣	健脾养血
20	梨	润肺止咳
21	焦山楂	活血通络
22	肉桂	温肾助阳
23	玉竹	滋阴润燥,天然"加湿器"
24	杏叶	润肺止咳,润肠通便
25	苏叶	疏散风寒,宣肺止咳
26	藏红花	活血化瘀

例如，《年轻人，黑芝麻挽救不了你的脱发，但是它可以！》这则短视频介绍了用10~15克茯苓煮茶、煮汤可以缓解年轻人脱发症状的知识。中

医学中有"一根头发，两观精血"的说法，头发代表肾气强弱，黑芝麻可以补肝肾、益精血，但年轻人肾气更旺却仍爱脱发的原因多半是因为脾胃出了毛病，脾虚、湿热导致内分泌失衡、头皮油脂分泌过多，进而脱发严重。这则短视频更进一步地阐释了中医五行和阴阳平衡的理论，所以，一味药就和相应的药性、药效和它的配方以及对应治疗的病症、病理、病机及诊断方法、诊断原理等形成了知识的关联和链接。

5. 疾病防治类

中医认为，人进入老年状态后五脏逐渐虚弱，气血运行变得更为缓慢，容易感受外邪，身体机能下降，从而造成多个器官受损，产生病变。疾病的治疗是一个很痛苦的过程，相对于疾病发生后进行医治，疾病预防所投入的成本更低，提前有效地预防可以从源头避免疾病的发生。

借助互联网和社交媒体裂变式的传播优势，通过短视频加强对健康养生知识进行传播，可以有效地提高人民群众的健康教育水平，预防重大疾病发生。例如，在《国医大师告诉你，当老人遇上心阳虚，可能导致很多疾病，快转给你爱的父母！》这则短视频中，专家介绍老年人心衰的症状在中医学中称为"心阳虚"，具体表现为精神萎靡、反应迟钝、心慌烦躁，甚至有休克的危险。专家接着介绍了张仲景发明的茯苓四逆汤，这副中药有预防和治疗心脏病的功能，对中老年人的健康状况有很大的改善作用。

笔者对"养生堂"短视频样本进行了进一步的梳理和统计分析，制作出"养生堂"《中医调养》短视频合辑关于疾病防治的知识以及相对应的治疗方法、中医药方一览表，如表7所示。从这张表格中可以看到病症与中医药方、中医药材、调理方法之间的密切关系，这种关系往往是一对多的知识点关联关系。例如，治疗糖尿病，可以采用中药的人参、黄芪、黄连、地黄进行组方；治疗咳嗽，可以用"川贝枇杷梨皮饮"，其调理的思路在于滋阴养肺，如此等等。在这里仅仅是概述，还有更多的中医药理论知识细节和中医药实践技巧蕴含在里面。

表 7　《中医调养》疾病防治类主题内容梳理

序号	病症或调理方向	对症的中医药方、中医药材、调理方法
1	糖尿病	人参,黄芪,黄连,地黄
2	咳嗽	川贝枇杷梨皮饮,甘蔗梨汁,滋阴养肺
3	冠心病	黄芪+丹参+三七+降香
4	清热解毒	莲藕,梨,荸荠,魔芋,蒲公英

四　利弊分析:《养生堂》短视频构建中医知识谱系的特色及局限

综合上述所获得的一系列初步的有关中医知识的不同类目、知识点的统计数据表格等内容分析结果，可以从两个方面获得启示。

第一，从微观看，中医短视频的每一单集或每一则短视频，都是短、小、轻、便的，其包含的知识点往往非常精准地针对某一特定用户的日常需求和常见的健康困惑，在解决养生健康诉求时又常常涉及病、症、方、药、理、法等知识关键点。

第二，从宏观看，中医短视频的这些内容或知识点会在一定程度上逐步积累，形成分门别类的合辑，进行知识联结，产生内容关联，从而能构建出一个较为复杂全面的中医健康知识谱系，这与中医中药文化本身的博大精深的知识体系有着某种同构关系（见表 8）。

表 8　"养生堂"短视频构建的中医知识谱系的特色及局限

序号	目前"养生堂"短视频已包含知识点的核心要素	中医知识谱系的更多理论细节和实践技巧有待系统的传播
1	病（常见病、疑难杂症、癌症）	病因、病机、病史、病程、病理、病例、病源等
2	症（失眠、亚健康、高血压）	六经（太阳、阳明、少阳、太阴、少阴、厥阴）症;伤寒、中风、温病;风寒暑湿燥热导致的各种虚症、实症
3	方（民间验方、中草药偏方）	经方、时方、中西医结合的治疗方案等
4	药（具体药名如人参、当归）	药材、药性、药力、配伍（君臣佐使）、药物炮制
5	理（中医经典和民间说法）	五行、阴阳、脏腑、经络、荣卫、藏象等
6	法（妙招、养生茶、健身操）	辨证论治,汗、吐、下、和、清、温、补、消等方法

当然，中医中药文化是博大精深的知识体系，内部结构庞杂多样，有着各种各样的关系，需要从传统中医的典籍如《黄帝内经》《伤寒论》《神农本草经》的原文阅读之中获取智慧，又需要从针灸、推拿、望闻问切等切身实践当中获得经验，这些知识和技能本身的丰富性和复杂度就已经浩如烟海。

由此可见，中医短视频健康传播的知识谱系特色就是从微观切入，将中医知识化为碎片化的片段，使其易于吸收与传播，易于分享与互动，通过智能分发的方式送达目标用户，其利在于容易传播、容易接受、容易分享和迅速扩散；其弊在于不大容易形成庞大的知识体系和实现系统的技能提升。例如，一则好的短视频，能很巧妙地切入中医理论、诊断、病症、临床、养生、调理、健康、美容、心理、情志等方方面面的内容，从而形成知识网络或知识图谱、知识谱系，例如，集成每一位国医大师所擅长的专业技能和理论精华，从而完成中医短视频碎片化传播的知识体系构建；当然，这种知识体系不是牢固、持久和坚韧的，而是松散和临时的；但是，两者之间可以不断交融，从而使得知识点和知识网可以不断生长，从而变得更为全面和完善。

然而，就中医药健康知识体系本身的科学性和复杂性而言，短视频碎片化传播的知识点及其构成的知识网，虽然具有生长性，但是从目前的现实来看，即便北京卫视节目《养生堂》抖音号是有着千万级粉丝的大号，就其呈现的中医知识的整体性、完备性、系统性及兼容性来看，尚显不足，还有待突破和提高。

五　总结思考：突破知识碎片化传播局限性的思路方法

中医药文化植根于中华优秀传统文化，党的二十大报告强调要"促进中医药传承创新发展"。[①] 做好中医药知识普及是传承发展中医药事业的重

---

① 习近平：《高举中国特色社会主义伟大旗帜　为全面建设社会主义现代化国家而团结奋斗》，《人民日报》2022年10月26日，第1版。

要环节之一。短视频作为一种新兴的新媒介，自然也应该担负起传播中医药文化的责任。笔者在上述针对《养生堂》抖音号的案例，对中医短视频传播实践的分析基础之上，进一步考察其他文献研究的有关中医短视频的传播案例①，例如，从中医董博士、徐文兵等有数百万量级粉丝的抖音号可以看到，总体上中医短视频主要是以中医医生或中医文化学者身份出镜来分享传播中医知识，还有结合图文内容加以介绍，以及运用剧情方式来讲述，等等，以形成合集的方式，聚焦主题和汇聚中医知识。然而，这些做法，主要是在同一账号下对中医知识的一种组织和整理工作，这在客观上能增加短视频呈现知识内容的关联性和连贯性，使得知识点密织成网，逐步形成体系。

事实上，可以进一步拓展思路，以多种媒体融合的方式、以线上线下结合的方式推动短视频内容更加系统化。例如，第一，可以将短视频的内容延展成中长视频，发展成系列课程；第二，或者运用文字和图片等将更多优质中医内容条理化地转化，在其他的传播平台呈现；第三，借助写作、整理并出版的形态，将优质短视频的内容变成可以随手翻阅的厚重资料。从某种意义而言，短视频毕竟只是一种新兴的媒介传播形态，它有助于中医健康知识的迅速普及和广泛传播，在今后还需进一步克服其碎片化传播的局限，在促进人类健康领域发挥更大效能。

---

① 陈梓琳：《抖音中医药类健康短视频传播研究》，湖南大学硕士学位论文，2023。

养生科普

论中医治未病思想的中医文化价值观

陈涤平*

摘　要　本文深入探讨了中医治未病思想的中医文化价值观，从健康观、疾病治疗观、医疗质量观、健康服务观、疾病忧患观等方面，全面展示了"无病养生、欲病治萌，既病防变、瘥后防复"等中医治未病的核心理念。健康观强调无病养生、欲病治萌，倡导健康生活方式，防微杜渐。疾病治疗观强调既病防变、瘥后防复，关注疾病发生后的积极治疗与康复。医疗质量观强调"上医治未病"，追求医疗服务的预见性和高效性。全生命周期防护的健康服务观，响应了党的二十大提出的为人民群众提供全方位、全生命周期高质量健康服务要求，体现了中医对人生各阶段健康的全面关怀。居安思危、未雨绸缪的疾病忧患观，不仅源自《易经》与《黄帝内经》等古代典籍的智慧，更成为中医预防医学的重要指导思想，提醒人们在健康时也要考虑未来的疾病风险与挑战，积极预防疾病，守护健康。

关键词　治未病　中医文化　价值观

中医，作为中华民族的瑰宝，其深邃的理论体系与丰富的实践经验中蕴含着独特的文化价值观，尤以"治未病"思想为核心，展现了中医文化对

---

*　陈涤平，南京中医药大学原党委书记、教授、博士生导师、中医养生学重点学科带头人、世界中医药学会联合会中医治未病专业委员会会长，主要研究方向为中医养生治未病、脾胃病诊疗。

健康的深刻理解与积极追求。本文旨在探讨中医治未病思想的中医文化价值观，揭示其在维护人类健康方面的深远意义。

中医治未病思想，简而言之，就是在疾病尚未发生之前采取预防措施，强调"无病养生、欲病治萌，既病防变、瘥后防复"，这不仅是中医预防医学的精髓，也是中医文化对生命健康的独到见解。这一理念包含四个方面，其中预防被置于首位，体现了中医治未病思想的前瞻性与主动性。

中医文化价值观是中医药历经数千年发展所积淀的精髓，深受中华民族深厚的哲学思想、崇高的道德情操和卓越的文明智慧所影响。

中医文化价值观是一个多维度、综合性的体系，它涵盖了以人为本、仁心仁术、天人合一、调和致中、大医精诚、上医治未病等多个方面。这些价值观不仅为中医药事业的发展提供了精神动力和文化支撑，也为人们追求健康、和谐的生活方式提供了有益的借鉴和启示。其中的治未病思想及其相应的文化价值观对当前大健康时代人的健康维护、疾病防治具有非常重要的现实意义。

中医治未病的思想理念与党和政府长期以来预防为主的卫生工作方针是一致的，从新中国成立初期至今，党和政府始终强调预防为主、防治结合的方针，这一政策导向与中医治未病思想一脉相承，体现了中华民族对健康事业的崇高追求。这种理念的延续，不仅促进了中医药事业的发展，也为全民健康提供了有力保障。

总之，中医治未病思想深刻体现了中医文化的独特魅力与价值观。通过养生为本、未病先防的理念，中医治未病为我们提供了一条通往健康长寿的康庄大道。从生命初期开始预防，保养身心，维护阴阳平衡，不仅是我们每个人的责任，也是社会进步的重要标志。

一　无病养生、欲病治萌的健康观

健康观是一个全面而多维度的概念，它不仅局限于身体的无病无痛，更涵盖了心理健康、社会适应以及个体对生命、疾病、养生的深刻理解。一个完整的健康观要求人们认识到，健康是身体、心理、社会和道德四个维度和谐统一的状态。这包括保持身体机能的正常运作，具备稳定的情绪、积极的心态和良好的人际关系及道德情操，以及能够融入社会并发挥积极作用。无病养生、欲病治萌的健康观就是要求人们未病先防，在健康无病时注重养生，发现有疾病趋势时及时进行干预，阻止或逆转疾病的发生。这一观念不仅体现了中医对生命本质的深刻理解，更蕴含了中医文化价值观中对于疾病预防、健康维护的独到见解。我们国家最新的医疗卫生工作政策中，政府加大了对健康教育、健康促进的投入，养成健康生活方式成为全民共识，强调预防为主、防治结合，推动全民健康素养提升，鼓励人们通过合理膳食、适量运动、心理平衡等方式保持健康状态。其实，在中医文化的深厚底蕴中，"无病养生、欲病治萌"的健康观念占据着举足轻重的地位。这一思想不仅体现了中医未病先防的精髓，也与现代医学对于健康管理和疾病预防的理念不谋而合。扁鹊见蔡桓公的故事是这一健康观最好的阐释。

扁鹊，作为中医史上的杰出代表，其医术高超，尤以"治未病"著称。相传，扁鹊初见蔡桓公时，便通过望闻问切，洞察出桓公体内潜在的疾病征兆，然而桓公未能及时采纳建议，终致病情恶化，不可救药。这个故事深刻地揭示了"防微杜渐"的重要性。在中医看来，内因外因不可避免地会导致机体出现疾病倾向，医生需具备高度的敏锐性和预见性，通过"望闻问切"四诊合参，及早发现问题，于"欲病"之时即行治疗，即"治萌"。这种"防微杜渐"的策略，不仅体现了中医的智慧，也高度契合现代医学对于早期干预、预防疾病发生发展的认识，彰显了古人的智慧。如今，随着社会发展，民众的健康理念应该发生转换，简单来说：首先，医务人员应成为"未病先防"理念的践行者和传播者。在日常工作中，不仅要关注疾病的治疗，更要注重疾病的预防和健康的维护。通过健康宣教、早期筛查等手段，提高公众的健康意识和自我保健能力。其次，管理人员在医疗机构和公共卫生体系中，应制定和完善相关政策与制度，鼓励和支持"无病养生、欲病治萌"的实践。同时，加强对医务人员"治未病"的培训和考核，确保其具备实施的能力。再次，大众应树立正确的健康观念，从日常生活做起，注重饮食调养、情志调节、适度运动等方面，增强自身的抵抗力和免疫力，预防疾病的发生。最后，政府部门应进一步将"未病先防"纳入国家健康战略之中，加大投入和支持力度，推动相关研究和应用的发展。同时，加强与社会各界的合作与交流，共同促进健康中国建设。

与此同时，医疗服务模式也要随之而转变，在"未病先防"理念的指导下，医院的任务不再仅仅是治疗疾病，更包括提供全方位的健康管理服务。医疗方式的设计应更加注重预防和早期干预，从源头上减少疾病的发生。政策制定者应将未病先防作为中医文化的重要组成部分加以推广和传承，使其成为新的健康文化价值观和社会共识。

"无病养生、欲病治萌"的健康观不仅具有深厚的历史底蕴和理论基础，更在现代社会中展现出独特的魅力和价值。通过社会各界的共同努力和实践推广，"无病养生、欲病治萌"将成为我们共同追求的健康生活方式和医疗服务理念，犹如一盏明灯，照亮了人类追求健康长寿的道路。这一思想，不仅体现了中医对生命规律的深刻洞察，也为我们现代人提供了宝贵的健康智慧。

二 既病防变、瘥后防复的疾病治疗观

中医治疗观的核心在于其独特的诊疗理念与方法。它强调在治疗疾病时，需通过望、闻、问、切等多种手段全面了解患者的具体状况，以明确疾病的证候，从而实施个体化的精准治疗。这种治疗方法不仅关注症状的缓解，更致力于探寻疾病的根本原因，力求从根本上解决问题，防止疾病的复发和恶化。

在中医治未病的深邃思想体系中，"既病防变、瘥后防复"的疾病治疗观占据着举足轻重的地位。这一理念不仅体现了中医对疾病发展规律的深刻

洞察，也彰显了中医在疾病治疗与康复阶段的高超智慧，更是对医者智慧与责任的高度要求。这一理念强调，在疾病发生之时，我们必须采取积极主动、全面细致的措施，以阻止病情的进一步恶化与蔓延，阻止疾病向其他脏腑器官传变，这一理念与现代医学的早期干预、精准治疗理念相呼应。国家鼓励医疗机构建立多学科协作机制，提高疾病诊断和治疗水平，特别是针对慢性病、肿瘤等重大疾病，实施早筛早诊早治策略。而在疾病得到控制、患者逐渐康复之际，我们亦不可掉以轻心，需持续关注，防止病情的复发或潜在并发症的出现。

"既病防变"强调医生在治疗疾病时，需具备前瞻性的思维，时刻关注疾病的变化趋势，预见并防止病情恶化或向他处传变。正如《黄帝内经》所言，"上工治未病"，高明的医生在疾病初起时便能预见其可能的发展方向，从而采取积极的治疗措施，先安未受邪之地，对其他未受邪脏腑进行保护。这要求医生不仅要精通医理，还要善于运用辨证施治的方法，针对患者的具体病情，制定个性化的治疗方案，力求以最小的伤害达到最大的治疗效果，同时也要减少对其他脏腑及身心健康的负面影响。

"瘥后防复"则是对医患提出的共同要求，即在疾病康复阶段，仍需保持警惕，积极采取措施，防止病情复发或出现新的健康问题。在疾病康复阶段，中医提倡患者主动参与管理，防止病情复发。这与国家推行的康复医疗服务体系建设相衔接，鼓励医疗机构提供个性化的康复计划和长期健康管理服务，确保患者全面恢复健康。患者在康复过程中，应主动参与到自我管理中来，遵循医生的指导，按时服药，定期复查，同时注意饮食起居的调养，避免过度劳累，保持良好的心态。

中医治未病强调了生活方式对疾病康复的重要性，指出合理的膳食结构、适量的运动锻炼、充足的睡眠以及积极乐观的心态都是促进康复、预防复发的关键因素。患者通过调整生活方式，可以增强体质，提高抵抗力，为预防疾病复发筑起一道坚实的防线。

"既病防变、瘥后防复"的疾病治疗观还强调了医患双方的合作与沟通。医生在治疗过程中应充分告知患者疾病的可能变化及预防复发的措施，增强患者的自我防护意识；患者则需积极配合医生的治疗方案，及时反馈病情变化，共同制订并实施康复计划。

张仲景等中医先贤在古籍中多次提醒人们在康复阶段的各种注意事项，这些宝贵的经验至今仍具有重要的指导意义。在现代社会，随着医学技术的进步和人们健康意识的提升，对于诸如肿瘤、中风等慢性疾病的康复管理日益受到重视。中医"既病防变、瘥后防复"的疾病治疗观不仅为康复提供了独特的视角和方法，也促进了医患关系的和谐与发展。换句话来说，"既病防变"要求医生在疾病的治疗过程中，不仅要针对当前的症状进行缓解，更要具备前瞻性的眼光，深入分析病情的发展趋势，预测可能出现的并发症或病情恶化情况，并据此制定出一套综合性的治疗方案。而"瘥后防复"则更是体现了中医治未病思想的深远影响。在患者病情得到缓解、逐渐步入康复阶段时，医生需要更加细心地观察患者的身体状况与心理状态，及时发现并纠正可能导致病情复发的各种因素。这包括但不限于：指导患者合理饮食，避免摄入对病情不利的食物；鼓励患者适量运动，增强体质与免疫力；关注患者的心理健康，及时疏导其焦虑、抑郁等负面情绪；以及定期复诊，对患者的身体状况进行全面评估与调整治疗方案等。疾病的康复，并非治疗的终点，而是新生活的起点。中医深知这一点，因此在患者康复阶段，依然保持着高度的关注与关怀。"瘥后防复"，正是中医对患者健康负责的深情体现。例如在支气管哮喘等慢性疾病的康复过程中，中医运用"冬病夏治"的智慧，抓住夏季阳气旺盛的时机，通过贴敷"三伏贴"、服用温阳药物等方法，帮助患者增强体质，减少冬季的复发风险。这种防患于未然的治疗策略，不仅体现了中医对疾病发展规律的深刻认识，更彰显了中医文化中对生命健康的温情关怀。此外，中医还强调饮食调养、作息调整等日常生活中的养生之道。在感冒初愈之时，中医会建议患者饮食清淡、避免劳累与受凉，以巩固治疗效果，防止病情复发。这种细致入微的关怀，让患者在康复之路上感受到了中医文化的温暖与力量。最后还需要强调的是，"既病防变"与

"瘥后防复"并非孤立的治疗与康复策略，而是需要贯穿于整个医疗过程之中。无论是初诊时的病情评估、治疗方案的制定，还是治疗过程中的病情监测与调整，乃至康复阶段的长期健康管理，都需要医生始终保持高度的警惕与责任感，确保患者能够得到最为全面、细致、周到的医疗服务。

综上所述，"既病防变、瘥后防复"的疾病治疗观不仅体现了中医对疾病治疗与康复的独特见解与智慧，更为我们提供了一套科学、系统、全面的医疗服务模式。在未来的医疗实践中，应当继续深入挖掘与传承这一宝贵财富，为人类的健康事业贡献出更多的力量与智慧。

在中医文化的深邃海洋里，"既病防变"与"瘥后防复"不仅是治疗艺术的精髓，更是中医智慧对生命历程的深刻理解与尊重。这一理念，根植于中医的整体观与预防观，强调在疾病发展的不同阶段，均应秉持"治未病"的深远眼光，以实现身体的和谐与平衡。"既病防变、瘥后防复"不仅是中医在治疗与康复中的实践智慧，更是中医文化对生命健康深度理解与关怀的生动体现。在中医的庇护下，医患双方得以在疾病的挑战中寻找到健康与平衡的曙光。

三 "上医治未病"的医疗质量观

医疗质量观是指对医疗服务全方位优劣程度的认知和评价，它不仅衡量医疗技术的精湛程度，还涵盖了医疗服务的安全性、有效性、及时性、经济性以及患者满意度等多个维度。医疗质量不仅指医生的诊断和治疗技能，更是医院整体管理和服务的综合体现。

中医文化中的"上医治未病"理念，被视为医疗服务的最高质量标准。在现代医疗体系中，这一理念被进一步发扬光大，体现在医疗机构对预防医学的重视和投入上。国家强调加强公共卫生体系建设，提升基层医疗服务能力，推动医疗与预防深度融合，实现疾病的有效防控。中医文化的博大精深，在"治未病"这一核心理念上得到了淋漓尽致的体现。《黄帝内经》作为中医理论的基石，明确提出"上工治未病"，这一思想不仅是对疾病预防的高度重视，更是对医疗质量追求的至高境界。而唐代名医孙思邈在其著作中进一步阐述了"上医治未病之病"，将预防医学的理念提升至前所未有的高度，成为衡量医者医术与医德的重要标尺。在中医文化的早期，治未病就已经被视为医疗服务的最高质量标准。扁鹊三兄弟的故事，作为中医史上脍炙人口的典故，生动地诠释了治未病的深刻内涵。扁鹊被誉为神医，其长兄治病于病情发作之前，二兄治病于初起之时，扁鹊自己则往往在人病入膏肓时才显身手。然而，扁鹊却认为，真正的高明不在于治疗已病，而在于治未病。这一故事，跨越时空，至今仍启迪着我们对于医疗质量本质的思考。

将视野拓展至国际医学领域，我们不难发现，《巴黎宣言》所倡导的"让人不生病的医生才是好医生"理念，与中医"上医治未病"的思想不谋而合。这一宣言不仅是对现代医学发展方向的指引，也是对传统中医智慧的认可与回归。它强调，医疗服务的目标不应仅限于疾病的治疗与康复，更应关注如何减少疾病的发生，提高人群的整体健康水平。

在当今社会，随着党的二十大提出的"为人民群众提供全方位全生命周期高质量健康服务"目标的深入实施，治未病思想再次焕发出新的活力。这不仅要求我们在医疗服务中注重疾病的预防与控制，更要求我们转变评价医疗质量的传统观念，将治未病作为判断医疗服务优良的重要标准。

总之，"上医治未病"的医疗质量观不仅是对中医文化的传承与发扬，更是对现代医疗服务理念的深刻反思与重塑。在未来的医疗服务中，我们应当积极践行这一理念，不断提高医疗服务的质量和水平，为人民群众的健康福祉贡献更多的智慧和力量。

四　全生命周期防护的健康服务观

中医治未病思想所倡导的"无病养生、欲病治萌，既病防变、瘥后防复"体现了一种对人体全方位、全周期的健康维护。在当今社会，随着医学模式的转变和人们对健康认知的深化，全生命周期防护的健康服务观已成为时代的主流。这一观念不仅契合了中医"治未病"的核心理念，更是对《黄帝内经》中"上工治未病"思想的现代诠释与实践。[①] 党的二十大提出的为人民群众提供全方位、全生命周期高质量健康服务，正是对这一古老智慧的传承与创新，将治未病思想提升到了国家卫生健康战略的高度。

全生命周期防护的健康服务观，涵盖了个体从生命孕育到自然消亡的全过程，包括四个核心层面：预防保健、早期诊断、积极治疗与康复养护。这也与中医治未病的"无病养生、欲病治萌，既病防变、瘥后防复"四个阶段基本一致。这四个层面相互衔接，共同构建了一个完整、连续的健康服务体系。

（一）预防保健，无病养生

作为全生命周期服务的起点，预防保健与无病养生强调"未病先防"。通过中医的养生智慧，如调节饮食、起居有常、不妄作劳、情志调畅等，引导人们养成健康的生活方式，减少疾病的发生。这一层面不仅体现在个体的日常生活中，也渗透到社区健康教育、公共卫生服务等多个领域。

（二）早期诊断，欲病治萌

在全生命周期服务的链条中，早期诊断和欲病治萌占据重要位置。中医通过望闻问切四诊合参，能够发现人体早期的病变信号即欲病状态，为早期干预提供依据。结合现代医学的检测手段，实现中医与西医的优势互补，提高疾病的检出率和准确性，并及时运用中西医多种手段进行干预。

（三）积极治疗，既病防变

一旦疾病发生，积极治疗成为关键。中医在治疗上强调辨证施治，即根

---

① 吴泳蓉、兰红勤、孙贵香等：《"治未病"理念贯穿全生命周期健康管理的运用与思考》，《中华养生保健》2024年第10期，第65~69页。

据患者的具体病情、体质、年龄等因素，制定个性化的治疗方案。通过中药、针灸、推拿等多种治疗手段，调和人体阴阳平衡，恢复脏腑功能，防止疾病进一步加重恶化。同时要根据疾病的发展及转变规律，对可能影响到的人体其他脏腑和气血津液等进行保护。

（四）康复养护，瘥后防复

疾病的康复与养护是全生命周期服务的重要环节。中医的康复理念强调"瘥后防复"，即在疾病治愈后，继续采取养生措施，防止病情复发。通过中医的调养方法，促进患者身体的全面恢复，提高生活质量。

要实现全生命周期防护的健康服务观，需要现代医疗体系进行深刻的融合与创新。一方面，医疗机构要打破传统的疾病治疗模式，转向以预防为主、防治结合的健康管理模式。通过建立健康档案、开展健康体检、实施健康教育等措施，加强对人群的健康管理。另一方面，医疗机构要不断提升医疗服务质量，将中医的治未病思想融入医疗工作的每一个环节。通过优化医疗流程、提升医务人员素质、加强医患沟通等措施，提高医疗服务的针对性和有效性。

全生命周期防护的健康服务观是中医"治未病"思想在现代社会的生动实践。它要求我们在医疗卫生工作中，始终坚持以人为本的原则，将预防、治疗、康复和保健融为一体，它要求医疗机构和医疗工作者不仅要具备高超的医疗技术，更要具备深厚的中医文化底蕴和健康服务理念。只有这样，才能为人民群众提供全方位、全生命周期的高质量健康服务，实现健康中国的宏伟目标。这不仅是中医文化的时代价值所在，也是推动我国医疗卫生事业发展的重要动力，不仅是对中医文化的传承与发展，更是对时代需求的积极回应和创新实践。

五 居安思危、未雨绸缪的疾病忧患观

在中医文化的深厚底蕴中，居安思危、未雨绸缪的疾病忧患观不仅根植

于古代哲学典籍如《易经》与《黄帝内经》的深邃思想之中，更成为中医治未病思想的精髓之一。[①] 这些经典著作深刻体现了中国古代智者对于防患于未然的深刻洞察，将防病治病的理念贯穿于医疗实践的始终，强调了维护人体阴阳平衡、保障健康的重要性。

《周易·系辞下》载"是故君子安而不忘危，存而不忘亡，治而不忘乱"，启示我们在安宁之时亦需警惕潜在的变化与挑战，将预防疾病、维护健康的意识深植于心。

忧患意识，作为中华民族核心文化思想的重要组成部分，在中医治未病领域得到了淋漓尽致的展现。它不仅仅是一种对潜在风险的警觉，更是一种对生命价值深刻敬畏的体现。对于医务工作者而言，这种忧患意识驱使他们不断追求更高的医疗质量，致力于在疾病发生之前便将其消除在萌芽状态，从而最大限度地保护人民群众的生命健康。

同时，居安思危、未雨绸缪的疾病忧患观也体现了医疗管理部门、医务工作者以及人民大众本身对于健康的最终追求。在当今社会，随着医学技术的不断进步和人们对健康认知的不断提升，这一观念显得尤为重要。它促使我们不断反思当前的医疗体系和服务模式，探索更加科学、有效的健康管理方式，以实现人类命运的共同价值。

不难看出，中医文化中的疾病忧患意识在现代社会同样具有重要意义。随着全球健康挑战的日益增多，国家和医疗机构必须始终保持警惕，积极应对潜在的健康风险。在最新政策中，国家加强了对突发公共卫生事件的应对能力建设，提高了疾病预防控制体系的现代化水平，确保在面对疫情等突发情况时能够迅速、有效地进行处置。中医强调"治未病"，即在疾病尚未发生时就采取措施进行预防，这是对未来可能出现的健康问题的一种预见性应对，体现了中医对疾病的忧患意识。在亚健康状态或疾病初期时，中医注重早期干预，防止病情恶化，这种及时行动、防患于未然的做法，正是未雨绸缪的

---

① 胡亚男、李萍：《谈〈周易〉的防病观对〈内经〉"治未病"思想的影响》，《中华中医药学会第十二届全国内经学术研讨会学术论文集》，长春中医药大学，2012，第2版。

治未病思想的体现。

中医的诊疗过程也充满了这种忧患观。中医医生通过望、闻、问、切等手段，全面了解患者的体质、病情和病因，然后制定个性化的治疗方案。这种辨证施治的方法，旨在从根本上解决问题，防止病情反复或加重，体现了中医治未病思想对疾病发展的深刻洞察和前瞻性思考。

此外，中医治未病思想还注重综合调理和养生保健，通过调整饮食、起居、情志等方面，保持人体内外环境的和谐统一，增强机体的自我修复和调节能力。这种全方位的调理方法，不仅关注当前的健康问题，更着眼于未来的健康维护，体现了中医治未病思想的深远眼光和忧患意识。随着现代科技的发展，中医也在不断与时俱进，将传统医学与现代科技相结合，提高诊疗水平和治疗效果。这种开放包容、不断创新的精神，也是中医治未病思想对未来疾病的深切忧虑和积极应对的体现。

中医的预防为主、早期干预、辨证施治、综合调理以及与现代科技相结合等各个方面，都充分展示了未雨绸缪的忧患观。这种观念不仅体现在中医的医疗实践中，更深深融入中医的文化精髓和哲学思想之中。居安思危、未雨绸缪的疾病忧患观是中医治未病思想的重要体现之一，它蕴含了深厚的哲学思想和文化内涵，具有重要的历史和现实意义。作为医务工作者和医学研究者，我们应当深刻领悟这一思想的精髓和要义，不断提升自身的专业素养和思想境界，为实现中华民族的健康梦和伟大复兴的中国梦贡献自己的力量。

中医治未病思想，作为中医文化的瑰宝，深刻贯彻和体现了中医文化"预防为主、防治结合"的核心价值观。"无病养生、欲病治萌"不仅是身体健康的保养之道，更是中医"天人合一"哲学思想的实践。强调早期干预、截断病势，体现了中医治未病的智慧与前瞻性。"既病防变、瘥后防复"，展现了中医对疾病发展变化的精准把握，以及对健康状态的持续维护，蕴含了中医对疾病发展规律的深刻洞察。上医治未病，不仅体现为医术的高超，更是医德的彰显，是医者最高境界的追求，强调医者的人文关怀与预防意识。全生命周期防护，则是对中医整体观与恒动观的深刻理解与应用，强调健康管理的连续性与全面性，更是中医对生命全过程的关怀。居安思危、未雨绸缪，则是中医文化智慧中的疾病忧患意识，鼓励人们在健康时即开始准备，以应对未来发生疾病的不确定性，也是对人类健康未来的深刻思考，提醒我们在享受现代文明的同时，不忘自然法则，保持敬畏之心，积极预防，方能长治久安。这些治未病思想共同构成了中医独特的文化价值观，为人类的健康事业提供了宝贵的智慧与启示。

导引养生功法文化的发展与推广

黄泳欣　丁　颖　许晶晶　吴丽丽*

摘　要　随着全民中医素养的提升，中医药文化顺应"健康中国"战略，借助全媒体的力量扩大了传播的广度和深度。传统导引养生功法文化作为中医药养生文化的重要组成部分，是我国传统保健体育的关键内容。其内容及理论体系在实践中不断丰富发展，拥有民族性和普适性两大特点，对疾病防治、身心健康、生活质量提升都有着积极意义。新时代下，国家对于中医药的整体发展情况颇为关注，中医药的独特优势与作用也逐渐被社会认可。传统导引养生功法亦应大力开展国内外社交传媒的推广，加强实践惠及广大群众，弘扬中医养生智慧，促进古老民族养生术的传承与发展。

关键词　传播　传统导引养生术　中医药文化

一　导引养生功法文化内涵

（一）导引养生功法的基本内容

1. 内涵

"导引"一词历史悠久，最早可追溯至先秦典籍《庄子·刻意》①，里面

---

*　黄泳欣，北京中医药大学中医学院硕士研究生，主要研究方向为中医养生康复学；丁颖，北京中医药大学中医学院硕士研究生，主要研究方向为中医养生康复学；许晶晶，北京中医药大学中医学院硕士研究生，主要研究方向为中医养生康复学；吴丽丽，医学博士，北京中医药大学副研究员，硕士生导师，主要研究方向为中医药防治内分泌代谢疾病的临床与实验。

① 〔战国〕庄周著、张京华校注《庄子注解》，岳麓书社，2008，第288~289页。

提到深呼吸以排放陈气、吸入新气，模仿熊的伸展和鸟的展翅，特定的呼吸技巧和动作旨在提升生命力和追求长寿。《黄帝内经》① 指出中部地区因其地势平坦且湿润，成为天地间孕育众多生命的地方。当地居民饮食丰富多样，生活相对安逸，因此他们所患的疾病多为虚弱、厥逆、寒热等类型。对于这些病症，适宜采用导引和按摩的治疗方法。因此，导引和按摩的技艺也起源于这些中部地区。描述了中央地带的地理环境对居民生活方式和常见疾病的影响，以及相应的治疗手法。而"养生"，又称"摄生"，《老子·五十》② 所云："摄，养也。"传统导引养生功法以中医理论为基石，以其低成本高价值的特点吸引了国内外众多练习者，是一种追求整体健康的全民体育项目。练功时有三要素，分别是"调身""调息""调心"。"调身"强调的是肢体动作上的规范，"调息"一般是在腹式呼吸的基础上进行更深长的练习，"调心"又称"练意"或"凝神"，要求练功者要集中注意力到自身的特定部位或某一事物中，从而放平情绪，排除杂念，使大脑进入一种宁静又轻松的境界。

2. 分类

基于不同的文化背景起源，传统导引养生功法有较多流派。按照锻炼时"身""息""心"三个核心要素进行划分，可以将传统导引术分为静功、动功和保健功三大类。静功练习者在练功过程中形体和位置基本保持不变，强调运用意念控制和呼吸调整对身体内部功能进行锻炼。而放松功中的松通养心功法便是静功代表之一，这是一种通过以意念引导自身相应部位为主的放松练习，使练功者逐步进入身心安静、放松的状态，进而忘却烦恼，排除杂念。非常适合失眠患者、老年人、行动不便者练习，对于促进入睡并提高睡眠质量有着良好效果。《吕氏春秋·尽数》③ 指出水若长流则不腐，门轴常转则不蛀，运动之理亦同，身体若不动，则精气不循环，精气不循环则气

---

① 郭霭春主编《黄帝内经素问校注》，人民卫生出版社，2013，第 6 页。
② 老子著、许啸天校注《老子》，中国书店，1988，第 272 页。
③ 张双棣译注《吕氏春秋（上）》，中华书局，2022，第 71 页。

滞。动功是与静功相对而言的，随着规律性的肢体动作变化和意气相随从而改善练功者的气血经络循行。动功亦可细分为以内练为主的和以外练为主的两种，主要区别在于运动强度的大小①。保健功作为辅助功法，主要包括自我按摩和自我拍击法，通过双手或器具对局部或全身进行按摩、点穴或拍打，防治兼备，尤其适合老年人和体弱者。

3. 发展史

导引术最早可追溯至上古时期，《吕氏春秋·古乐》记载了在陶唐氏的初期，阴湿之气积聚过多，导致积水严重，水路受阻，无法正常流动，民众因此感到气血不畅，身体僵硬，为了改善这种状况，便发明了舞蹈来帮助气血流通。这是导引的雏形，古人"舞"以通利关节，以去除湿滞之气。《灵枢·官能》反映了早在先秦时期，就已经有专业的医者致力于导引行气之术。但古籍未对具体术式进行描述。而秦汉魏晋南北朝时期开始出现导引图谱、导引专著以及成套的导引术，如西汉从《淮南子》记载的六禽戏，到东汉华佗所发展的五禽戏，再到南北朝时期广为流传的六字诀等，导引术不仅在医学上得到了深入的应用，还在实践中不断演进。隋唐五代宋金元时期，医家们对前代的导引方法进行汇总与发展。至明清时期，导引术的发展更侧重于其在实际生活中的应用价值，同时，也涌现出了许多新的导引动作和组合套路。同时配有大量的图解，更便于习练。鸦片战争后，中医被边缘化，发展受阻、举步维艰，直至新中国成立后，党和政府十分重视传统保健体育，沧海遗珠在新时代重现光彩。国际气功科学联合会、中国体育气功研究会和《气功与体育》杂志社先后出访国外交流，传统养生功法逐渐被国际社会认识、认可。

（二）传统导引养生功法的特点

1. 养治一体，延年益寿

传统导引养生功法不仅能强身健体，还具备"治未病"的预防保健作

---

① 李永明、吴志坤主编《传统体育》，中国中医药出版社，2016，第 140 页。

用。其中，"治未病"蕴含着未病先防、已病防变和愈后防复这三个维度的概念。但对练功者自身素养要求较高，强调自主性，需由浅入深地领悟要领，持之以恒，研究证实长期效果要好于短期效果。

2. 动静结合，内外兼修

无论是动功或者静功都需练功者内外兼修，"内"指的是心、意、气等在内的情志活动和气息运动，"外"则是肢体关节和形体动作。在身体条件允许的情况下，不应拘泥于某一种功法，动静功结合练习，从而促进身心一体。

3. 形式多样，广泛适用

导引养生术内容丰富，具有普适性，不同功法有着不同的风格特点、动作结构和技术要求，不受年龄、性别、体质、场地、器材和时间的限制。不仅是临床治疗的开具运动处方的重要组成部分，更重要的是对于群众而言易学易练。人们可以根据自身条件和需求，选择合适运动量的项目进行练习。

（三）传统导引养生功法的现代研究

导引养生术的本质是固本培元、扶正祛邪，国内外研究已经从多维度证实其具有积极影响。首先，其可以影响人体机能活动，对免疫系统、循环系统、运动系统、呼吸系统等进行正面调节。其次，其可以改善人的身心健康，促进抑郁症、焦虑症等心理疾病康复，帮助更年期综合征的妇女以及老年人建立积极向上的情绪。再次，针对患有糖尿病、慢性阻塞性肺疾病、膝骨关节炎等慢性病的老年群体，五禽戏、八段锦、十二段锦以及由太极拳衍生而来的太极导引功法等以内练为主的传统导引养生功法非常适合其练习。传统运动作为临床治疗的补充手段，能辅助改善癌症、冠心病、帕金森病、卒中后等疾病康复期患者的功能和生活质量。多位学者发现，气功、八段锦等导引术在新冠疫情期间亦发挥了有效作用，对患者的身心状态进行调整。

二 传统导引养生功法推广分析

（一）传统导引养生功法的推广主体

1. 政府

政府在推动社会和谐发展中发挥着关键作用。自 2000 年起，国家体育总局健身气功管理中心和中国健身气功协会经组织后顺利成立，科研工作者对健身气功进行了系统规范和严谨地研究，形成了一系列有影响力的研究成果。在政府的科学规范化管理下，有害的气功组织被清除，中国健身气功站点服务中心取得了良好效果，但应尽快使传统导引养生术回归服务人民健康的本源。

2. 社区

社区作为养生功法的文化传播基层，具有广泛性和实践性。各年龄段的居民聚集在社区，一旦有组织优良的居委会、村委会或居民自发的相关活动，通过口耳相传能迅速将优质的活动内容进行推广。中国健身气功站点服务中心作为政府搭建的平台，需要依托良好的社区服务体系才能持续向好发展。至 2017 年末，健身气功的普及程度有了显著增长，活动站点数量从 2013 年的 19510 个增加到 32838 个，练习者数量也从 180 多万激增至 489 万。① 然而，尽管如此，公众对于社区提供的健身气功站点服务的满意度并不高，且不同地区之间的满意度存在较大差异。因此，为了提升服务质量，社区需要加强与健身气功站点的联动，确保活动场地和器材的供应，组织科普讲座，对站点负责人和辅导员进行培训，促进练习者之间的经验交流，并加强对健身气功功法的宣传推广活动。

3. 中医药行业自身蓄力

各大中医药高校、中医院、中医药博物馆以其专业性在传统养生功法的

---

① 邝华利、刘红存：《健身气功活动站点社区管理的发展现状及其展望》，《体育科技文献通报》2010 年第 10 期，第 88~90 页。

传播主体中具有不可替代性。中医药高等院校在培养行业人才的同时积极开展国内外学术交流，大学生对于新鲜事物接受度高，年轻群体之间的友好交流往往能促进中医药文化的传播与弘扬。中医院除了发挥医疗作用，还承担着健康宣教的任务。传统导引术经由临床实践检验，患者对专业医者信任度高，更容易迈开尝试的步伐，并通过患者惠及其身边人。中医药博物馆则能通过科学合理地布展，以最直观的实物或多媒体等人民群众喜闻乐见的形式展示传统导引术的丰富内涵，有着极强的说服力和感染力。

（二）传统导引养生功法的推广路径

1. 传统传播方式

古时，包括导引养生功法在内的中医药文化及其理论主要是以图文记载和师承的方式保存、传承、传播。马王堆《导引图》展示了 44 种导引姿势，其中 25 种的图示说明仍然可以辨认。这些图像反映了古代人们如何通过多样的动作来实现增强体质的目标。1984 年，在湖北江陵县张家山汉墓中发现的《引书》竹简，进一步证明了导引术在汉代的普及和重要性。《引书》共有 113 片竹简，详尽地记录了导引的动作和相关的理论。在历史上的多部医学著作中，导引术都得到了广泛的讨论。比如，宋代的《圣济总录》、明代的《修龄要旨》《遵生八笺》《类修要诀》《红炉点雪》，以及清代的《杂病源流犀烛》等书籍，都对导引术有详尽的描述，凸显了它在古代医疗和养生实践中的重要角色。

2. 互联网新媒体

如今，新媒体与互联网的融合传播策略，有效地汇聚了包括报纸、广播和电视在内的多种传统媒介渠道。这种策略不仅保留了这些渠道的传播优势，还引入了文本、静态图像、动态视频、音频和动画等多种内容表现形式，实现了一种全方位的、多层次的互动传播模式。这样的传播方式能够更加精准地吸引目标受众，并提供更加深入和动态的信息体验，包括网站、微博、微信、QQ、公众号等。刘平等利用经典的管理学模型——SWOT 模型分析新媒体时代健身气功传播的优势、劣势、机遇和挑战。[①] 借助关键词在哔哩哔哩网站搜索，2022 年 1 月发布的《健身气功八段锦完整版－带呼吸法口令版》视频播放量高达 2740.8 万。国内外知名健身博主帕梅拉 PamelaReif 也在社交平台上分享了自己打卡、带练八段锦的动态，可见，在新媒体时代，传统导引养生功法仍在发挥独特的魅力与体现价值。但不得不承认，受传播门槛降低、传播主体增多、信息数量增加等因素影响，大数据显示，相比起国际竞技体育运动项目如足球世界杯、美国 NBA，传统功法的热度仍有很大的提升空间。如何增强"吸睛"能力，是新时代提出的传播新命题。

3. 有机结合的实践传播

其实部分中医药文化的传播者已经给出了新答案——线上推广+线下科普教学带练，这一将线上与线下有机结合的实践模式。以中医药高校学府和大型三甲中医院为首，组建多支专业"中医师+医学生"的队伍，广泛开展以传播和弘扬中医药文化为主题的大学生暑期三下乡、党支部义诊、中医药进校园、中医药进社区等实践传播活动。此类活动通常会通过微信公众号、朋友圈、新闻简报等形式进行线上推广及预热，而后专业人员抵达线下地点进行一对一的个性化诊疗，同时开展科普宣传或学术调研等工作。2023 年12 月，中国外文局国际传播发展中心联合中华中医药学会评选出了首届中医药文化国际传播"十大典型案例"，以北京冬奥会"10 秒"中医药体验馆为例，现场带练五禽戏，便是对养生功法及其文化强有力的传播。

（三）传统导引养生功法的推广内容

1. 形体锻炼部分

各种养生功法均有其独特的锻炼姿势，但掌握动作要领的前提是做到全身放松，在放松的前提下保持一定的姿势，才能达到锻炼的目的。除了对躯干四肢细节的把握，还需注意头面部的控制，做到虚灵顶劲、目睁口圆。

---

① 刘平、胡丽萍：《新媒体时代健身气功传播的 SWOT 分析》，《当代体育科技》2018 年第33 期，第 176~178 页。

2. 呼吸锻炼部分

呼吸锻炼的要求是做到心平气和，在自然平和的原则指导下，尽力做到深、长、细、匀。此过程往往无法一蹴而就，需要平静情绪，集中注意，慢慢练习。

3. 意念锻炼部分

《庄子·刻意》中记载着："导气令和，引体令柔。"指出导引是肢体在意念引导之下配合呼吸进行的锻炼行为，说明三者缺一不可。但意守练习对于初期功法锻炼者而言往往较为困难，需专业人士教授指点，甚至带练一段时间，这也是受众掌握导引功法中较困难之处。

三 传统导引养生功法传播的利好因素

（一）基于疫情后背景

新冠疫情后，健康话题成为个人关注的热点，大众对八段锦的网络关注度自 2020 年以来，总体上呈现逐年波浪式上升趋势，关注程度较高的省域主要集中在人口密集、经济发达的东部沿海地区，其中受传染疾病暴发影响最大。人们寻求科学有效的居家健身方法，传统导引养生功法借助其低成本、少器材、简单易学的显著优势在政府以及医疗部门的推广下广泛传播。得益于疫情时期的实践，不少人对养生功法的态度发生了转变，在疫情后亦更主动地将导引术融入日常生活锻炼之中。

（二）国家政策性引导

传统导引养生功法适用于各年龄阶段的居民，国家出台了多项政策方针引导人民关注它、认识它、实践它。自 2016 年起，政府陆续出台了一系列政策文件以推进健康中国的战略目标。首先，中共中央和国务院共同发布了《"健康中国 2030"规划纲要》，为全民健康事业发展提供了宏观指导。同期，包括国家体育总局、教育部、共青团中央在内的 7 个部门联合推出了《青少年体育活动促进计划》，明确将健身气功纳入青少年体育活动的重点推广范畴。随后在 2019 年，又发布了《中共中央、国务院关于促进中医药传承创新发展的意见》，强调了中医药文化传承与创新的重要性。到了 2020 年，国家体育总局健身气功中心实施了《2020 年全国健身气功健康扶贫走基层系列展示活动实施方案》，旨在通过健身气功活动助力基层健康扶贫工作。这些连续的政策举措反映了中国政府对提升公共健康水平和振兴传统体育文化的坚定决心。

（三）基层组织的助力

从中医药高校到普通高校，再到辐射中小学，养生功法作为中医药文化教育体系的一部分正稳步推进年轻受众的广度和深度。在机遇与挑战并存的时代，通过一些对优秀范例的学习，借鉴其他非营利性社会组织更好地挖掘导引养生的文化内涵和实践细节经验，从而进行更全面、多元的文化推广。

（四）文旅业快车助力

随着文旅行业蓬勃发展，以视觉文化设计为核心的文创产品创意频现。将文化元素植入体育旅游产品中，注入导引养生术的概念，有利于反哺传统养生功法的推广。通过标识语、道具、建筑、图文、服装、音乐等与传统体育养生文化有关的事物来烘托传统体育养生文化旅游特色氛围，游客在参观体验中亦能感受到中华优秀传统文化的魅力。

四　策略与总结

传统导引养生功法是一种以强身健体和治疗疾病为目的、充分发挥主观能动性的锻炼方法。主动进行形体和精神上的自我调节对个体而言具有极高的锻炼价值，值得注意的是，包括传统导引养生术在内的中医药文化的推广传播不仅受到时代背景、国家政府、社会组织等多重因素的影响，更与受众者个人的中医药知识需求、专业教育和接触频率等紧密相关。不同地区、年龄阶段、专业背景的个体对中医药文化的认识水平和对传播的接纳水平存在显著性差异。这提示着致力于中医药文化的传播者们应抓住机遇与挑战，整合新媒体资源，多方协同参与，积极推动新时代中医药养生文化的弘扬与发展，与人民群众共享传统导引养生术的价值。

参考文献

何斌、杨华：《社交媒体中女性"美丽消费"的建构及其影响》，《声屏世界》2022 年第 16 期。

郭晓辉、杨智豪、杨行等：《后疫情时代中医药文化传播认识调查及对策研究》，《亚太传统医药》2024 年第 1 期。

李也许：《健身气功发展趋势及推广策略》，《武术研究》2018 年第 7 期。

刘雪琴、李屹峰：《健身气功在新冠肺炎中的作用对未来健康中国的启示》，《文体用品与科技》2021 年第 14 期。

张玉辉、赵凯维、张敏等：《2020—2021 年度中医养生学研究进展》，《中国中医基础医学杂志》2022 年第 11 期。

赵丹、段逸山、王兴伊：《中医导引历史发展概要》，《中华中医药杂志》2020 年第 8 期。

Feng F., Tuchman S., Denninger J. W., Fricchione G. L., Yeung A. "Qigong for the Prevention, Treatment, and Rehabilitation of COVID-19 Infection in Older Adults." *Am J. Geriatr Psychiatry*. 28 （2020）: pp. 812-819.

Huang C. Y., Mayer P. K., Wu M. Y., Liu D. H., Wu P. C., Yen H. R. "The Effect of Tai Chi in Elderly Individuals with Sarcopenia and Frailty: A Systematic Review and Meta-analysis of Randomized Controlled Trials." *Ageing Res Rev*. 82 （2022）: pp. 1-11.

Li G., Huang P., Cui S. S., Tan Y. Y., He Y. C., Shen X., Jiang Q. Y., Huang P., He G. Y., Li B. Y., Li Y. X., Xu J., Wang Z., Chen S. D. "Mechanisms of Motor Symptom Improvement by Long-term Tai Chi Training in Parkinson's Disease Patients." *Transl Neurodegener*. 11 （2022）: pp. 1-8.

Molassiotis A., Vu D. V., Ching S. S. Y. "The Effectiveness of Qigong in Managing a Cluster of Symptoms （Breathlessness-Fatigue-Anxiety） in Patients with Lung Cancer: A Randomized Controlled Trial." *Integr Cancer Ther*. 20 （2021）: pp. 1-11.

产业经管

中医药创新发展的新模式：医养并重

杨玉辉*

摘　要　为了中医药有一个更好的发展，本文提出中医药未来发展的医养并重新模式。中医药发展医养并重模式，就是一方面在医学医疗领域继续发展中医药事业，另一方面建立发展养学学科与调养产业，推动中医药事业的养学调养发展。本文认为，中医药医养并重发展，不仅能实现中医药的创造性转化和创新性发展，也能从根本上解决中医药发展面临的一系列问题。

关键词　中医药发展　医养并重模式　创造性转化　创新性发展

近几十年，中医药得到了长足的发展，为中国人民和世界人民的健康事业做出了重要的贡献。现有医学医疗模式虽然可以在一定程度上推进中医药的发展、使中医药发展问题得到某种程度的解决，但难以从根本上推进中医药事业的发展，也难以从根本上解决中医药发展面临的问题。如何才能从根本上推进中医药的发展，解决中医药发展面临的根本问题，笔者认为不能期待现有医学医疗模式解决中医药发展的全部问题，而需要走一条创新发展的新路，这个新路就是医养并重的发展道路或发展模式。那么，什么是中医药医养并重的发展模式？其基本内容是什么？医养并重模式如何推进中医药发展的创造性转化和创新性发展？医养并重模式又如何

---

　*　杨玉辉，西南大学养生养老养病文化研究所所长、教授、博士生导师，主要研究方向为中医学、道教学、心理学。

解决当前中医药发展面临的一系列问题？以上是本文要阐释说明的主要问题。

一 何谓中医药发展的医养并重模式

（一）中医药发展医养并重模式的界定

中医药发展的医养并重模式是作者根据当前中医药发展面临的问题而提出的一种新的发展模式。在这里，医养并重的"医"是指作为一体性的医学学科与医疗产业；医养并重的"养"是指作为一体性的养学学科与调养产业。其中，医学学科包括现代医学与中医学，医疗产业包括现代医疗产业与中医产业；而养学学科则包括养生学、养老学与养病学，调养产业包括养生产业、养老产业与养病产业。

所谓中医药发展的医养并重模式，是指当代中医药事业发展应中医学科与中医产业和养学学科与调养产业同等重视、平行发展、医养互补、一体推进。

在这里，中医药发展医养并重模式，并不是一般性地提倡医疗和养生结合，而是强调要确立一种从学科到产业的社会机制或社会体制，保证中医医疗事业与调养事业得到同等重视、平行发展，在服务民众的健康事业上医疗和调养相互补充、一体推动，共同推进中医药事业的发展提升。

当然，从当下现实来看，因为中医药在医学医疗领域已经有了很好的基础，在医养并重发展模式的推进中，自然需要将养学调养事业的发展放在更重要更优先的位置，这也符合近年来健康中国建设的要求。

（二）中医药发展医养并重模式与现有中医药发展模式的区别

很显然，中医药发展医养并重模式不同于过去实行的中西医结合模式，也不能类比于一般理解的中西医并重模式，而是既基于中医药的医学医疗发展的现状，又走出医学医疗，探寻中医药新的养学调养事业发展的模式。

事实上，长期以来，中医药发展模式都是单纯的医学医疗模式，即在医学医疗范畴中来发展中医药，只是将中医学科与中医产业当作医学学科与医疗产业中的特殊形态，强调它所具有的中国传统医学特性和传统医疗产业特性，特别是其在解决民众的疾病问题上的特殊价值。在中医药近几十年的发展历程中，因为现代医学医疗在医学医疗中具有主体主导地位，因此在很大程度上，中医药的发展受其制约和影响是不争的事实，这也就决定了中医药在医学医疗中必然是一个特色、从属的角色。本文提出的中医药发展的医养并重模式，则不仅强调中医药在医学医疗方面的继续推进发展，更强调走出医学医疗，开辟全新的养学调养发展空间，而且将养学调养的发展作为更主要、更具特色的内容。

二　中医药发展医养并重模式的两个基本要点

中医药发展医养并重模式有两个基本要点，一是推进中医学科与中医医疗在医学医疗领域继续发展；二是建立发展养学学科与调养产业，推进中医药的养学调养发展。

（一）推进中医学科与中医医疗在医学医疗领域继续发展

中医药发展医养并重模式的第一个要点是，进一步发展中医学科与中医医疗产业，发挥中医药在医学医疗领域的独特地位与作用。具体的内容与原则包括以下三个方面。

第一，进一步发展中医学科。即在现有医学学科框架下继续发展中医学科，各中医院校中医学科及其专业的研究和教学继续推进并深化，但一般情况下不再扩大中医研究和教育的规模，除非是医养一体的专业。对于大量基于现代医疗方法标准体系的中医药研究，笔者认为需要考虑如何转向基于现代中医药理论方法体系下的真正中医药学术研究。

第二，进一步发展中医医疗产业。这里的中医医疗产业应该是真正体现中医特性的医疗产业，包括中医院、中医诊所、中医诊疗方法、中医药产业、针灸产业等。但目前主要以中西医结合的方法，且以西医方法为主运作，中医院的中医医疗产业运作模式则需要重新思考如何真正体现中医特色，减少对现代医疗的依赖。

第三，坚持中医学科与中医医疗产业在医学医疗中的独特地位和作用。对于中医药在整个医学医疗体系中的地位和作用需要有清醒的认识，不宜自我陶醉，去与现代医学竞争，争取中医药在医学医疗中完全的主体地位和全面发展是不现实的，而坚持其独特性、补充性才是适当的。

（二）建立发展养学学科与调养产业，推进中医药的养学调养发展

中医药发展医养并重模式的第二个要点是，建立发展养学学科与调养产业，推进中医药的养学调养发展。在这里，主要是基于道家和中医独特的养生科学文化资源，建立与医学学科平行的养学学科，发展与医疗产业平行的调养产业，使中医药在养学学科与调养产业的建立发展中得到提升，为我国的健康事业乃至世界的健康事业做出更大的贡献。

根据作者的考察研究，养学学科的建立发展可以参照医学学科特别是中医学科的建立发展的路径方法来进行。通过推动独立于医学学科的养学学科的建立发展，形成医学与养学两个学科并行的健康学科格局。同时，在养学学科的学术文化教育支撑下，参照医疗产业建立发展的路径方法，建立发展调养产业，形成医疗与调养两个产业并行的健康产业格局。很显然，一旦养学学科与调养产业建立发展起来，中医药就可以借助其在养学学科与调养产业中的核心地位和作用，从而得到巨大的发展，并进一步建立起体现中医药特性的中医养学学科体系与中医调养产业体系，实现中医药事业的革命性发展和提升。

不过在近期养学学科与调养产业一时还难以建立发展起来的情况下，可

以考虑先期推动独立的中医养生学科的建设，并依托中医养生学科的学术文化教育支撑，建立发展区别于医疗的中医调养产业，且重点发展中医养病产业，以形成中医自身医养并重的事业发展格局。

三　医养并重模式可以实现中医药的创造性转化和创新性发展

（一）医养并重模式可以实现传统中医药向现代中医药的创造性转化

严格地说，中医药虽然经历近几十年的发展取得了很大的进步，但在人们心目中还是一种传统的医药形式，远不能与西医相比。如何才能推进中医药的现代发展与提升，实现传统中医药向现代中医药的创造性转化呢？在这里，医养并重的发展模式提供了这种可能性。一方面，中医药医养并重发展模式提供了传统中医药在现有医学医疗领域继续发展提升的空间；另一方面，中医药还可以通过开拓新的养学调养领域，找到一个新的更好的路径来实现传统中医药向现代中医药的创造性转化。在这里，新的养学调养的中医药发展模式，提供了一个摆脱现有医学医疗模式的束缚、展现全新的中医药养学调养发展空间、实现传统中医药向现代中医药创造性转化的新路径。事实上，借助中医药医养并重发展模式，加强具有现代科学学术与产业形态的养学学科与调养产业的建设发展，可以从学科研究、人才教育、产品研发生产、科学文化推广、服务体系建立等方面全面推进传统中医药向现代中医药的创造性转化和提升，从而使传统中医药走向具备现代科学学科化、思想理论科学化、教育培训专业化、产品科学研发化、产品生产流通科学化、科学文化普及化、服务科学专业规范化特征的现代中医药。

实际上，医养并重模式提供的最有价值的创造性转化路径是，将中医药由单纯的医疗体系转向"医疗+调养"的体系。很明显，今天的中医药基本被看作一套医疗体系，但实际上历史上的中医药从来就不是单纯的医疗体系，而是医养一体的体系，但近代以来由于医疗的科学化和社会的分化，养生调养的部分被淡化了。如果我们将中医药与现代医药做一个比较的话，中医药最根本的特性并不是医疗而是调养。那么在今天，中医药的调养特性如何才能展示出来并得到运用呢？很显然，医养并重模式可以为中医药调养特性的展示和运用提供推进动力。事实上，从建立发展养学学科与调养产业起，就可以将中医药的调养特性，在学科研究、人才培养、产品研发生产、服务体系建立等方面加以展现提升，进而走向实践运用。在这里，借助养学学科与调养产业的建立发展，中医药将获得一种独立的体制保障，中医药调养机理将得到更深入的系统研究，调养事业专业人才和管理人才将得到系统的教育培训，社会调养服务体系将建立起来并开展科学专业规范的服务。而在这个过程中，中医药也可以实现由单纯的医疗体系创造性转化为"医疗+调养"的体系。而且随着健康中国事业的推进，中医药调养事业将获得比中医医疗事业更大的发展空间，其发展前景也更为美好。

（二）医养并重模式可以实现中医药的创新性发展

近几十年来，中医药都是作为一种单纯的医学医疗事业来加以发展，然而医学医疗的主体和主导是现代医学医疗，中医药虽然被认定为一种具有特殊医学医疗价值的体系，但必然受整个医学医疗体系特别是现代医学医疗的约束，难以得到充分的自主发展，甚至出现了一些背离中医药固有特性的演变发展趋势。要改变这种局面，让中医药真正发挥其在社会健康事业中应有的独特作用并得到充分自主的发展，当前情况下就是根据医养并重的发展模式来推进中医药的发展，一方面继续按医学医疗的路径推进其发展，另一方面则是开拓新的养学调养发展领域，推进其养学调养发展。在这里，中医药的养学调养发展主要是依托中医药固有的养学调养特性，加强中医药养学调养事业的发展，由此来带动整个中医药的创新性发展。事实上，通过养学学科和调养产业的建立发展，可以为中医药当代发展提供全新且更大的科学文化的舞台和更广阔的发展空间，推动中医药发挥更重要的社会健康促进作用。就医养并重模式对中医药创新性发展的推动作用来说，作者认为主要体现在以下四个方面。

第一，可以开辟全新的以中医药为核心或重要内容的养学研究与教育领域。养学也就是养生学、养老学和养病学，这三个领域的研究与教育事业一旦发展起来，不仅可以大大拓展中医药的事业领域，而且可以为中医药的发展带来比医学医疗事业更大、更有价值的发展空间。

第二，可以推动建立以中医药为核心或重要内容的调养产业门类。调养产业包括养生产业、养老产业和养病产业，其建立发展将为中国乃至世界的健康产业提供新质生产力，开辟出全新的调养产业门类，推动建立发展全新的中医药调养产业。

第三，中医药的医养并重发展，将有效推动以中医院为代表的真正具有中国特色的医养并重健康服务体系的建设发展。近年来，社会上已经出现以中医为主的一些医养并重的健康服务，但都是一些散在的、不成体系的服务。系统性的中医院服务反而是以西医为主要内容的医疗服务模式，无法体现中医药的医养并重特性。我们相信，随着中医药发展走上医养并重的道路，就可以推动中医院走中医医养并重的发展道路，将现有中医院的服务模式，转向以中医医疗和中医调养为主的医养院模式，再往后建设成为以调养为主、以医疗为辅的全新医养院模式，真正体现中医特色，形成与西医医院的互补特性。同时，在这过程中，还可以通过中医院的医养并重发展带动整个中医事业向医养并重方向发展。

第四，中医药的医养并重发展，还将推动全新调养药物产业的建立发展。近几十年来，中药产业的发展都是作为一种医疗药业或治疗药业来发展，在中西药一体的医疗药业体制中，中医药业受到更多制约是必然的。如何更好地发展中医药业，中医药医养并重模式给出了一个新的发展方向，即一方面继续发展治疗药物，另一方面走发展中医调养药物的道路。未来可以根据养学的理论方法，开发调养药物，将调养药物作为一种新的药物类型加以确立，并与医疗药物做出区隔。中药业的未来发展重点将是发展具有中国科学与文化特色的调养药物产业。要在传统中药的基础上，加大中医调养药物的机理研究、标准制定、新药开发、生产流通、临床服务的规范制定，推动建立调养药业从研发、生产到运用的完整体系。

四　医养并重模式对当前中医药发展问题的根本解决

（一）当前中医药发展面临的问题

近几十年来，中医药得到了长足的进步，但仍然面临一系列的问题。当前中医药发展面临的问题主要是以下四个。第一，缺乏医学学科与医疗产业的主体地位。毋庸讳言，作为医疗体系的一部分，即使在中国，中医药也是作为一种特色、补充的角色存在，不是也不可能是主流主体主导的存在，由此也决定了中医药在医疗体系中的话语权、影响力乃至发展的可能和方向会受到限制。这也是中医药发展面临的一个最大的问题。第二，自身理论技术应用的体系不完备。按现代科学学术的标准来看，中医药理论技术应用体系确实在逻辑、实证、程序、规则、标准等方面存在明显的不足。第三，缺乏科学文化的有力支撑。应该承认，中医药作为一种中国传统医药，即使是中国人，对它的认知和接受还存在分歧，不少人甚至对它持负面评价。第四，特色和优势未能很好发挥。中医药的特色和优势是调养、调理，而不是直接针对有形病因病症的直接消除或减缓的治疗，但现有中医药政策的重点还是在治疗上，以致特色和优势难以很好发挥。

（二）医养并重模式对当前中医药发展问题的根本解决

医养并重发展模式使上述中医药面临的四个问题都可以得到很好的解决。以下分别说明。

第一，中医药医养并重发展模式不仅可以通过医学医疗的发展促进中医药主体地位的增强和话语权、影响力的扩大，还可以通过养生、养老，特别是养病事业的确立和发展，建立独立的养学学科，发展全新调养产业，从而确立中医药在其中的主体地位和重要影响力。事实上，中医药本身就是养学学科与调养产业的核心内容与主要内容，其建立发展离不开对中医药思想理论和技术方法的挖掘传承，中医药也是养学学科与调养产业的主体内容。如果说，中医药在医学医疗上也具有一定的主体性的话，那么在养学调养上的主体性则是真正完整的主体性，具有无可置疑的主导权、话语权和影响力；离开了中医科学文化，离开了中医的理论方法，来讨论养学调养反而是奇怪的事情。

第二，基于中医药医养并重发展模式，未来中医药一方面可以继续在医学医疗框架下提升发展；另一方面则可以开辟发展新路径，在养学调养框架下创新发展。通过建立发展现代性的养学学科与调养产业，将中医药的思想理论提升到现代科学学术的水平，同时也推动其技术方法和实践运用跟上当代社会发展的步伐，由此构建起具有现代科学学术水平的完整理论实践体系，并因此形成独特的中医药养学调养的理论、技术、应用的完备体系，从根本上克服传统中医药在理论技术应用上的不足。

第三，在中医药的医养并重发展模式下，中医药不仅可以通过医学医疗事业的发展得到人们的欢迎和支持，同时更可以通过养学学科与调养产业体系的建立发展，从而确立具有中国科学与文化特色的养学调养健康体系的至高无上地位。因为养学调养健康科学文化体系是独一无二的，不仅具有中国特色，也得到世界的普遍认同，它必然可以获得中国人民与世界人民的喜爱和赞赏，使中医药事业成为全世界人民的事业，中医药由此可以得到中国人民和世界人民的科学文化认同。

第四，中医药医养并重发展模式除了可以更好地探索中医药在医学医疗中如何更好地发展特色外，还可以通过养学调养领域的发展探索，寻找更好的基于特色和优势的发展路径与方法。事实上，中医药最大的特色和优势就是在解决疾病与健康问题上的调养机理阐释与实践上的功效作用；而通过医养并重模式的确立，中医药不仅可以在医学医疗上展现这一特色和优势，还可以在养学调养上展示中医药的特色和优势，特别是在身体调养和疾病控制上，中医药可以发挥不可取代的重要作用。

五 结论

近代以来，中医药得到了很大的发展，取得了巨大的成就，但面向未来，仍然有一系列问题需要解决。而在现有医学医疗模式下，中医药发展的问题只能得到部分解决，且不具有根本性。基于此，本文提出中医药发展的医养并重模式，认为它可以更完整、更根本地解决中医药发展面临的各种问题。中医药医养并重发展模式强调未来中医药的发展，一方面是继续在医学医疗中发展提升，发挥其特色和优势；但另一方面更重要的是建立发展养学学科与调养产业，开辟养学调养发展道路，特别是建立发展养学学科与调养产业是中医药当代创造性转化、创新性发展的不二法门，更能为其创造独立自主的发展空间，对未来的发展也更具有根本性和重大价值。很显然，中医药在医学医疗中也可以得到一定程度的发展，但其发展空间有限；相反，其在养学调养中则能得到巨大的发展空间，其面临的一系列问题也可以在养学调养事业发展中得到解决。总之，医养并重模式是中医药未来发展的正确方向，是解决当前中医药发展问题的根本途径，是实现当前中医药发展的最好、最现实选择。

参考文献

张学梓、钱秋海、郑翠娥主编《中医养生学》，中国医药科技出版社，2002。

汪茂和主编《中国养生宝典》（上、下册）（第二版），中国医药科技出版社，1998。

杨玉辉：《道教养生学》，宗教文化出版社，2006。

杨玉辉：《现代科学技术哲学》，人民出版社，2010。

杨玉辉编著《中华养生学》，重庆出版社，2011。

杨玉辉编著《养生学》（上、下册），中医古籍出版社，2022。

中医药文化在广东康养旅居中的融合传播策略研究

蓝韶清　宋宇航*

摘　要　随着健康中国战略的深入实施，中医药文化作为中华民族的宝贵财富，在促进健康旅游和康养产业发展中扮演着重要角色，人们对自身健康的重视程度不断提升，中医药与康养旅居的相互融合、互为支撑对两者的发展都具有切实的好处。在健康中国战略的推动下，中医药文化与康养旅居的结合成为促进地方经济和文化发展的新途径。广东作为中医药文化的重要发源地之一，具有得天独厚的自然资源和文化优势。本文以广东地区为研究对象，探讨中医药文化与康养旅居的融合传播策略，旨在为推动地方经济发展和文化传播提供参考。

关键词　健康中国战略　中医药文化　康养旅居　融合传播策略

随着健康中国战略的全面推进，中国正迎来一个以健康为中心的新时代。这一战略不仅关注疾病的治疗，更重视预防为主，倡导健康生活方式，全面提升国民健康水平。在这一背景下，中医药文化作为中华民族的瑰宝，以其独特的健康理念和治疗方法，为现代人提供了一种全新的健康选择和生活方式。康养旅居，作为健康中国战略和中医药文化相结合的新兴领域，正

---

*　蓝韶清，广东中医药博物馆研究员，主要研究方向为中医药文化科普研究推广、传统医药非物质文化遗产研究；宋宇航，广州中医药大学公共卫生与管理学院硕士研究生，主要研究方向为社会医学与卫生事业管理。

逐渐成为推动健康产业发展的重要力量。它将健康、养生、旅游和居住融为一体，为人们提供了一种全新的生活体验。在康养旅居中，人们不仅可以享受到中医药带来的身心疗愈，还能体验到与自然和谐相处的生活方式，实现身体和心灵的双重滋养。在健康中国战略推行的大背景下，中医药文化与康养旅居深度融合，对于增强人们预防疾病的意识、重视自身健康以及传承传播中医药文化都具有重要意义。

一 中医药文化与康养旅居融合现状

（一）广东中医药资源的丰富性

1. 中医药文化气息浓厚，历史悠久

广东的中医药历史源远流长，具有深厚的文化底蕴和丰富的实践经验。岭南地区即五岭以南的地区，广东是岭南地区的重要组成部分。岭南医学与中原医学一脉相承，是中医学在岭南独特地理气候条件和人群体质情况中因人因时因地制宜地变通与运用的产物。岭南医学自晋代开始缓慢发展，秦汉至宋元时期的岭南中医药人物多是流寓、占籍者，医学著作流传至今的不多。在唐朝时期，唐政府重视医政设施，成立太医署，专门管理医疗教育，岭南地区医学由此得到推动，著述颇丰，有李继皋的《南行方》，李暄的《岭南脚气方论》，郑景岫的《南中四时摄生论》，还有一部不著撰人姓名的《岭南备急要方》等。宋代对医药事业非常重视，岭南医学进一步发展。陈昭遇，南海人，宋初著名医家，参与了宋初两部医药学巨著《开宝详定本草》《太平圣惠方》的编纂，为宋代医药学发展作出了巨大的贡献。明清时期，随着社会经济的发展，文化教育水平相应提高，岭南医学的发展达到高峰。在近现代前，岭南地区已有许多著名的医学专著问世，根据《岭南医籍考》提供的信息，从秦汉起始至明清结束，其间先后出现了《抱朴子内篇》《肘后备急方》《申苏方》《岭南卫生方》《广嗣金丹》等医学专著，还

有专门记录岭南和海外药材的《海药本草》①。

时间来到 1983 年，广州市象岗山西汉南越王墓葬发掘出土的文物中，发现有中药、捣药工具及装药丸的银盒，这些发现进一步证实岭南地区医药历史至少已有两千年之久，岭南医学存在的时间跨度长、发展周期长使得该地区的中医文化氛围浓厚。

2. 中医类非物质文化遗产体验内容丰富

广东省位于中国通往世界的南大门，在人文历史、自然条件、地理区位等方面都拥有许多优质的文化与旅游资源，作为岭南文化的中心，广东省的中医养生、中药等文化元素也独具特色。广东省文化资源丰富，拥有人类非物质文化遗产代表作名录项目 4 项，国家级非物质文化遗产代表性项目 147 项，国家级非物质文化遗产代表性传承人 132 人，省级非物质文化遗产代表性项目 701 项，省级非物质文化遗产代表性传承人 837 人，数量均居全国前列。根据中国非物质文化遗产数字博物馆与广东省文化馆的数据，广东省的非物质文化遗产申报已经完成第八批次的申报工作，在这八个批次中，中医类的国家级非物质文化遗产共 16 项，中医药类省级非物质文化遗产 39 项，类别涵盖了中医疗法、中医文化、传统武艺、各类传统香类、养生茶制作技艺与传统中医制剂方法等多个方面，其中就有著名的西关正骨、岭南火针疗法、潮州暑茶、擂茶、老熟地、蔡李佛拳、咏春拳、洪家拳、莞香制作技艺、一指禅、陈李济、新会陈皮等，相较于其他省份地区，广东所拥有的中医类非物质文化遗产内容丰富、种类繁多，这还不包括正在努力申报省级、国家级的各类市区级非物质文化遗产。

3. 中医类医疗机构数量多，服务能力出色

广东省自改革开放以来，其快速的经济增长与大好的经济形势吸引了大量外省人民来广东发展，因此广东的人口数量激增，根据第七次全国人口普查的数据，截至 2022 年底，广东省非本地户籍人口数量高达 2962 万人，大量的人口涌入势必会对当地的医疗系统带来冲击，这就要求当地不断提高医

---

① 石文林：《民国以前岭南中医养生文献整理研究》，广州中医药大学硕士学位论文，2021。

疗系统的韧性。中医类医疗机构的数量以及医疗设施是否完备是衡量该地区中医类医疗服务承载能力的重要指标，同时中医类医疗机构也是中医药发挥作用与宣传推广的基本阵地，广东作为经济强省，在医疗资源分配上占有较大的优势，其中中医类的医疗资源拥有量也处于全国前列。根据国家中医药管理局发布的《2021 年全国中医药统计摘编》的数据，截至 2021 年底，广东省中医类医院机构共有 199 个，全国总计中医类医疗机构有 5715 个，广东省占全国总量的 3.5%，在全国 31 个省、自治区、直辖市中位居第 9，处于全国中上等水平。此外，广东的床位数共有 65976 张，占全国总量的 5.5%，在全国 31 个省、自治区、直辖市中位居第 5。其中特需服务床位数为 413 张，占全国总量的 4.5%，位居全国第 7；负压病房床位数为 68 张，占全国总量的 2.7%，位居全国第 10，均处于全国中上等水平。根据 2023 年广东省医疗卫生资源和医疗服务情况简报的数据，截至 2023 年底，广东省中医类医疗机构总数达 2.40 万家，其中包括中医医院 215 家，中医类门诊部 348 家，中医类诊所 6601 家，中医村卫生室 16848 家。2023 年，全省医疗机构提供中医门诊服务 2.31 亿人次，占全省总量的 25.6%。其中，中医类医院 7250.6 万人次，中医类门诊部（所）2584.5 万人次，中医类村卫生室 6224.1 万人次，其他机构中医科 7087.3 万人次。全省医疗机构中医住院服务量达 299.6 万人次，较上年上涨 22.7%，占全省总量的比重为 14.8%。其中，中医类医院出院 256.7 万人次，其他医疗机构中医科出院 42.9 万人次。

4. 注重中医类人才培养，不断充实人才储备

广东省积极实施健康中国战略，坚持中医药的传承与创新，坚持中西医并重，大力发展中医药事业，加强中医药服务体系建设和人才培养，推动中医药文化传承与创新发展。2022 年 10 月 14 日，国家中医药管理局印发的《"十四五"中医药人才发展规划》中提到，中医药人才是中医药事业发展的基础和保障，也是中医药传承创新的重要战略资源。他们不仅需要具备扎实的中医药理论知识，还需要在临床实践中不断提升自己的技能

和经验，随着人们对健康服务需求的增加，中医药人才的培养和储备显得尤为重要，特别是基层中医药人才能够更好地满足人民群众对优质中医药服务的需求，中医药人才的培养和选拔是传承中医药文化、推动中医药创新发展的关键，也是推动中医药文化与康养旅居相结合的重要力量之一。广东省在中医类人才培养方面采取了多项措施，取得了显著成效。2022年6月14日，广东省印发《广东省建设国家中医药综合改革示范区实施方案》并付诸实行，实施了"葛洪中医药人才计划"，选拔造就百名中医药领军人才，建设100个省名中医或领军人才传承工作室，并遴选培养100名杰出青年中医药人才。此外，广东省深入开展多层次的"西学中"人才培训，培养掌握中医辨证论治、理法方药的中西医结合人才，并畅通中医药高层次人才引进"绿色通道"。在基层人才队伍建设层面，广东省持续推进中医专业农村订单定向免费医学生招生培养工作，实施中医师承薪火工程，培养200名基层中医药骨干人才，并每年组织培训100名县级中医临床技术骨干。

5. 中医药文化体验地选择多样，感受直观

广东中医药文化氛围浓厚，资源丰富，打造了多个中医药文化体验地作为中医药文化传播与推广的载体之一，以点扩散至面，使广东中医药文化的影响力范围与广度不断向外辐射。广东中医药博物馆位于广州中医药大学的大学城校区，成立于2006年，是为落实广东建设"中医药强省"战略，经广东省委、省政府批准设立的正处级公益一类事业单位，是集中医药文化传承、研学、科普教育于一体的重要场所。其前身为广州中医药大学中国传统医药文化博物馆，由中药标本中心（始建于1956年）和医史馆（始建于1996年）整合而成。国医大师邓铁涛教授是该馆建设奠基者。现为国家二级博物馆（首批进入国家二级博物馆名录的高校博物馆）、全国中医药文化宣传教育基地、全国科普教育基地、全国中小学生研学实践教育基地、中国民族医药协会中医药（民族医药）博物馆联盟主席单位、广东省中医药文化国际传播建设单位、广东省中华文化传承基地、广东省中医药文化养生旅

游示范基地、广东省非物质文化遗产研究基地、广东省人文社会科学普及基地及入选省市十佳科普教育基地等。博物馆收藏了丰富的中医药文物、珍稀中药标本，突出岭南中医药文化特色，馆内设有医史馆、中药馆、针灸馆等多个主题展馆，展示中医药的历史和文化。

与广东省中医药博物馆将古医典籍、历史文物直接呈现在游客面前相比，将中医药的"古"与现代科技的"今"融于一体的中医药科技创意博物馆，是国内大型中医药主题沉浸式体验场馆，它集中医药文化传承、研学、科普教育、道地药材检测认证及世界传统药物交易中心等于一体。整个展馆以智慧化创意科技为载体，用生动的故事化场景展示道地中药材、中医先贤、传世医术、中医药典籍等中医药瑰宝，倾心打造传承中医药文化之精髓、科普中医药文化之学问，是中医药文化与现代科技相结合的成功典范，适合全年龄段人群体验的中医药世界。此外，由岭南中医药文化博览园转型而成的岭南国医小镇同样也是领略广东省中医药文化与康养旅居不可错过的著名景点，国医小镇在调整之初就分为三大主体："岭南中草药文化博览园""马骝山南药森林公园""岭南中医药民俗民宿文化村"，是一个文化与旅游、生产与加工、教育与科研的集成化全产业链式综合服务体系。除了这些中医药文化的传播基地，还有旨在传播中医药文化所办的社会活动，如中山市中医药"健康夜市"活动，以"传岐黄薪火，扬中医文化，享健康生活"为主题，现场的游客们还能亲身参与享受名中医义诊、体验传统中医疗法、辨识中药材、体验智能中医等活动，也是到广东康养旅居的游客直观体验中医药文化的好去处。除了上述的体验地点，广东省还有耀华大街历史文化街区、广州市荔湾区骨伤科医院（西关正骨医院）、神农草堂中医药博物馆等，都值得外省游客游历体验。

6. 中草药资源丰富，"药食同源"理念深入人心

广东省的气候条件对于种植中药材生长非常有利，广东省地处岭南地区，具有独特的地理环境和气候条件，适宜多种中药材的种植。根据广东省

气象局数据，广东省属于东亚季风区，从北向南分别为中亚热带、南亚热带和热带气候，广东省是全国光、热和水资源最丰富的地区之一，且雨热同季，降水主要集中在 4~9 月。根据《广东省建设国家中医药综合改革示范区实施方案》，广东省在北部生态发展区打造了西江肉桂、连南瑶药、南雄银杏、平远梅片树等特色南药规范化种植养殖基地。此外，广东省的森林覆盖率较高，为中药材提供了良好的生长环境。在《广东省林草中药材产业发展指南》中提到，广东省拥有中药资源 2600 多种，其中包括药用植物 2500 多种、药用动物 100 多种，以及蜜源植物、药食同源植物、饲料植物、油料植物等数百种；南药种植面积约 320 万亩，涉及南药品种 100 余种。在《广东省岭南中药材保护条例》中也明确了对岭南中药材的保护措施，包括种源、产地、种植、品牌等，这进一步说明了广东省在中药材种植方面的气候和环境优势。条例中还提到了对集中分布的岭南中药材天然种质资源的保护，以及对优质岭南中药材生产基地的设立和管理，这些措施有助于保持和提升广东省中药材种植的品质和产量。

广东省的"药食同源"理念深受当地文化和气候条件的影响，其在广东具有良好的发展基础，一是广东省具有众多药食同源的中药材，如化橘红、陈皮等，这些药材不仅在医疗上有所应用，在食品加工和食疗方面也有广泛应用；二是广东省高度重视药食同源产业的发展，通过"百千万工程"等项目，整合资源，推动药食同源产业的高质量发展；三是广东省在药食同源领域注重科技与文化的结合，通过成立药食同源与健康专业委员会等机构，推动药食同源与大健康产业的发展，促进药食同源物质资源的可持续性利用；四是药食同源的学术研讨与交流氛围浓厚，广东省食品学会等机构积极举办药食同源与大健康学术研讨会，邀请专家学者共同探讨大健康产业的发展，促进多学科领域知识的交汇融合；五是产业创新与政府的政策支持，广东省在药食同源领域不断探索新的发展模式和创新路径，如通过数字化推进健康产业的创新发展，以及开发特膳特医食品等，政府则通过相关政策支持药食同源产业的发展，如通过成立专委会等措施，为产业发展提供政策引导和支持。"药食同源"理念不断得到越来越多人的认可，同时也是广东康养旅居与中医药文化体验相结合的一大方面。

（二）广东康养旅居发展现状

1. 广东发展康养产业优势明显

中共十九大报告提出实施健康中国战略，明确指出人民健康是民族昌盛和国家富强的重要标志。康养产业作为全方位全周期健康服务的典型产业，前景广阔，大有可为。目前我国康养产业政策体系逐步完善，市场参与主体多元化，主导业态基本形成。康养产业被多地列入"十四五"规划之中，编制详细的发展战略及指导性政策意见。对比全国其他省份，广东在发展康养产业上具有明显的优势，首先，粤港澳大湾区有庞大的康养客户群体，中国健康协会数据显示，预计到 2025 年，广东省 60 岁及以上的人口占比将突破 18%。同时，有大量北方候鸟式康养客户群体来广东休闲旅游，进一步提升广东康养市场的规模。其次，从康养资源来看，广东同时拥有海洋、森林等自然资源，拥有六祖文化、红色文化等人文资源。此外，广东有 14 个国家 5A 级旅游景区，为康养市场提供了更加丰富的元素。最后，港珠澳大桥使得广东与香港、澳门相互连接，粤港澳大湾区的区域性优势可以带动康养产业的发展。另外，前海、横琴两个合作区的设立，为广东提供了康养人才、技术和市场；而且港澳具有完善的社区服务体系、雄厚的康养人才资源、与国际接轨的康养标准体系等，为广东其他地区开展康养服务提供了示范作用。

2. 打造康养旅居新模式

广东省与辽、吉、黑、赣、桂、湘、渝、川、黔、陕等 10 省区市签署了旅居养老合作框架协议，将着力打造纵贯南北、横跨西东的"候鸟式"旅居养老新模式，发挥各地在生态、气候、环境、文化等方面的互补优势，以提高养老服务供给质量为核心，以旅居康养为重点，以市场化运作为手段，鼓励养老社会组织、养老服务企业等积极参与，共同打造旅居养老新业态，推动养老服务事业与产业高质量协同融合发展。广东与其他各省区市建立养老对口合作产业服务平台共享机制，建设整合养老、医疗、教育、旅游、文化、体育、金融等资源的旅居养老智能化服务平台，实现数据共享，快速把握产业动向与趋势，开展"互动式"异地养老服务。

在 2021 年，广东省民政厅还公布了 11 家广东省"旅居养老"示范基地，其中广州市 3 家、深圳市 2 家、佛山市 1 家、中山市 1 家、江门市 1 家、惠州市 2 家、揭阳 1 家。广东省的 11 家旅居养老示范基地是在政府的积极推动下，为促进养老服务事业与产业的协同发展、创新养老服务模式而建立的。这些基地旨在打造具有广东特色的旅居养老服务模式，满足老年人多元化、多层次的养老服务需求。这些基地的评选标准包括环境优美、适老化设施设备齐全、具有医养结合或康养及文化特色，以及靠近三甲医院等条件。通过评选，省民政厅希望形成布局合理、各具特色的旅居养老服务板块，为旅居养老服务提供坚实的基础支撑，并带动当地养老服务业的发展。2021 年认定的 11 家广东省"旅居养老"示范基地包括了广东颐寿医疗养老有限公司广州麓湖家长荟分院、保利养老产业投资管理有限公司的两家广州机构、深业颐居养老运营（深圳）有限公司、深圳市任达爱心护理院等。这些基地不仅提供了养老居住的场所，还注重提供医疗保障服务，如日常健康监测等，确保老人的健康和安全。此外，示范基地还为旅居养老的老人提供旅居养老保险，保障出游安全。广东省的旅居养老示范基地的建设和发展，体现了广东省在养老服务领域的创新和进步，为老年人提供了更多样化、个性化的养老服务选择，有助于提升老年人的生活质量和幸福感。其中部分基地与广东中医药文化融合较好，将广东中医药文化融入基地人员的饮食、理疗、知识获取、趣味活动等多个方面，但有部分基地仅仅在少数方面与中医药融合且中医药元素单一，并没有将广东中医药文化的优势在康养旅居行业中充分发挥出来，因此广东的康养旅居与当地中医药文化的融合发展仍然需要进一步加强。

二　广东康养旅居与中医药文化融合传播策略

（一）争取政府政策支持，建立政府、康养旅居基地与第三方的中医药文化推广联盟

广东省中医药文化想要进一步的推广与传播，其中政府与政策支持必不可少。近年来我国为传承和创新传统的中医药文化，在国家层面就出台了许多法律法规与利好政策，如《中华人民共和国中医药法》《中医药文化传播行动实施方案（2021—2025 年）》《"十四五"中医药文化弘扬工程实施方案》《"十四五"中医药发展规划》等，这些政策在国家层面部署了中医药及中医药文化在未来如何发光发热，也需要地方政府出台相关的政策付诸行动。广东省政府近年来也颁布了对于中医药及中医药文化的相关政策，如《广东省中医药文化弘扬工程实施方案（2023—2025）》《广东省建设国家中医药综合改革示范区的实施方案》《广东省中医药发展"十四五"规划》《2021 年广东省中医药文化传播推进行动方案》等，都对广东省的中医药文化弘扬作出了明确指示，但是其中对于康养旅居方面极少提及，更多的是在宏观层面上推广中医药文化。广东省政府应给予当地的康养旅居基地更多的政策支持，帮助和推动康养旅居基地的规模化、效应化发展，同时对积极采用中医药文化元素、以中医药作为康养主要板块的基地给予政策上的优惠，让康养旅居基地的工作者、企业家意识到在康养中加入中医药是切实可行的、符合国家政策趋势的，让他们敢于放开手去干，放开手在康养旅居中宣传和推广中医药文化。与此同时，政府也应加强对康养旅居基地的监管，防止出现不正确的中医药文化宣传方式，端正康养基地的行为，避免不正当的行为给我国中医药抹黑，维持省内良好的中医药文化宣传与推广环境，做到在政策的相对自由中发挥康养旅居基地的最大推广力量。

2021 年广东省印发《广东省"旅居养老"示范基地评选实施方案》，评选符合标准的"旅居养老"基地。光靠 11 家康养旅居基地进行中医药文

化的推广是远远不够的，还需要政府与第三方的介入，三者形成中医药文化推广联盟，合力推动广东中医药文化向全国甚至是向世界推广。在这个联盟中，政府主导，第三方将游客资源推向基地，康养旅居基地负责承载与实施。首先，政府在这一联盟中起把控作用，把握宣传的方向，运用自身的官方资源，推广省内康养旅居基地，如运用官方媒体账号直播康养基地中的中医药文化体验内容，让游客们线上就能接触到广东的中医药文化，同时运用官媒进行直播带货，推广中医药相关产品，增加公众的信任度；其次，政府主导，与康养旅居基地联合举办当地康养旅居相关活动，吸引游客体验，如中医康养夜市、康养基地参观体验一日游、康养旅居科普大会等。以政府的角度向游客推介康养旅居基地与中医药文化，能最大限度上消除游客的担忧与顾虑，让他们敢于参与到相关的活动中来，为广东康养旅居带来新的游客资源。同时重视第三方吸引客源、康养推广的作用，康养旅居基地积极与第三方合作，最典型的就是各地的旅行社，旅行社在旅游业的发展中具有组织、协调和引领的作用，其经营模式的创新对于推动旅游业实现高质量发展目标具有较高的可行性。[①] 合理利用旅行社这一第三方的优势，与政府及康养旅居基地共同合作，建立中医药文化的推广联盟，对游客资源进行引流与分流，促进中医药旅游成为旅行社的一大主体，在兼顾推广当地康养旅居行业与中医药文化的前提下，有利于旅行社摆脱传统旅行社的桎梏，开发具有针对性的、优质的中医药旅游服务与产品，对于广东中医药文化的推广具有重要的链接作用。[②] 除了旅行社外，广东康养旅居产业可以与明星、互联网主播、宣传公司、文旅网站等第三方合作，增强宣传的流量效应。在政府官方与第三方将游客资源集中引导后，由康养旅居基地进行承接，为游客做好基础服务的同时，也要做好中医药类的服务，在基地内继续向省内外游客输出中医药文化。从推广联盟的三个基点发力，全方位地向外传播岭南中医药

---

① 徐磊：《大众旅游时代下旅行社经营模式创新研究》，《现代商贸工业》2024 年第 5 期，第 86~88 页。
② 徐磊、蔡建刚：《大众旅游时代旅行社经营面临的机遇与挑战》，《中国集体经济》2024 年第 14 期，第 94~97 页。

文化，增加中医药文化在人们日常生活中的"出镜率"，融入成为人们日常生活的一部分，更好地帮助人们预防疾病、提高生活质量，促进全民健康素养的提高。

（二）注意服务重点人群，从专业性与普及性两方面培养康养旅居的中医药人才

随着中国进入老龄化社会，老年人对于健康养生的需求日益增长。根据中国旅游研究院发布的《中国老年旅居康养发展报告》，2020 年我国康养旅游人数已达 6750 万人次，预计 2020～2050 年 65 岁以上老年人将增加112.3%，这表明老年人将成为未来文旅康养赛道的重要客群。同时由于生活节奏的加快，如今的人们无法得到一个适当的休养生息的时间，亚健康状态在人群中普遍存在，并且有上升趋势，亚健康人群的身体状况亟须得到调整。此外，随着近些年我国经济的高速发展以及国民收入水平的提高，我国的中产阶层队伍不断壮大，中产阶层在经济状况得到改善后，其对于高质量生活的追求不断增强，对于其自身的健康状况也愈加重视，他们更倾向于选择能够提供健康、愉悦、长寿体验的旅游产品。另外，还有对中医药文化感兴趣的人群。康养旅居在融合中医药文化的过程中，需要关注上述几种重点人群的康养需求，针对这些具有不同特征的重点人群，制定适用于各个重点人群的、具有层次化与个性化的中医康养旅居方案，以此来引导他们践行健康的生活方式，促进中医药文化在各类人群中的传播。①

在服务好中医康养重点人群的同时，也要注重对中医康养人才的培养，提高康养工作人员的素质，这是提供良好康养旅居服务的重要前提。但当今社会对于中医药类人才的需求较大，培养这类人才不能只从单一的方面入手，需要从专业性与普及性两方面着手培养。② 专业性培养是指培养知晓中

---

① 郑冰婵、王永红、兴业等：《健康中国战略视域下河北老年人中医养生保健素养及影响因素调查》，《河北北方学院学报》（自然科学版）2023 年第 8 期，第 43～47 页。
② 李明鉴、卢靖宇、钱丝诗等：《健康中国战略下中医药人才传承能力培养的思考》，《中国卫生事业管理》2021 年第 12 期，第 929～931+945 页。

医药与康养旅居专业知识并有一定专业技能的人才，在康养旅居行业中能用自身的专业知识来帮助人们提升健康水平，这是对中医药的一种专业性的传承。在培养专业型人才的同时，普及型的人才培养也不能落下，专业型人才对于传授专业中医知识具有至关重要的作用，但是对于普通群体来说太过专业就失去了广泛传播的效果，不利于普通人对中医药的疾病预防知识与中医药文化的接收，这就需要培养普及型的人才，鼓励普及型人才深入各个学校、社区、医院、讲堂等地点进行中医药疾病预防知识以及中医药文化的宣传，引发普通人群对于中医药与康养旅居的兴趣。专业型与普及型培养相结合，有助于构建一个多层次、全方位的中医药人才培养体系，既满足中医药事业发展对高端人才的需求，又促进中医药文化的传播和普及，为健康中国建设提供坚实的人才支撑。

（三）契合互联网发展趋势，推动中医药文化推广模式的线上生态构建

我国科技高速发展，使得互联网全面普及以及"互联网+"在各行各业普遍运用，传统的文化传播模式与载体如公开演讲、研讨会、文化节庆活动、社区活动、广告牌宣传册等在网络发达的社会中的作用预期明显降低，人们现在更加倾向于使用高效、便捷的网络传播工具来获取自己所需的信息。根据第 50 次《中国互联网络发展状况统计报告》的数据，截至 2023 年 12 月，中国的网民规模达到 10.92 亿人，互联网普及率达到 77.5%。而在 2022 年 6 月时，中国网民的规模为 10.51 亿人，互联网普及率为 74.4%。这些数据表明中国的互联网普及率持续上升，网民数量稳步增长。随着网络基础设施的不断建设和完善，预计网民规模将继续扩大，网民群体的不断扩大所引起的最直观的影响就是对互联网需求的体量增大。互联网的传播具有一定的延展性和创新性的特征，是对传统信息传播模式的一种颠覆，游客在康养旅居的过程中，广东省可以利用互联网的特性，打造专属于广东省的，符合广东康养旅居实情的线上互联网项目，构建"文化+智慧+康养旅居"的新模式。作为互联网信息的发布与传播平台，手机 App 在信息与文化传播

中的作用愈加明显，广东省的康养旅居行业可以此为突破口，打造康养旅居手机 App，整合广东省的康养旅居资源，包括康养旅居目的地推荐与导航、康养产品推荐、景点推荐、饮食推荐等，但是在我国的旅游 App 中，携程、去哪儿、飞猪、同程、途牛等 App 占据的市场份额较多，① 对于广东自身的康养旅居 App 的威胁较大。在康养旅居 App 中加入中医药文化体验板块，对广东省的中医药资源进行横向整合，为向体验中医药文化的游客提供针对性的指南与介绍，借鉴抖音、小红书等 App 的网上互动交流优势，构造康养旅居的中医药网上文化生态社区，同时支持为用户提供景区门票、中医特色产品、文旅产品等的线上购买服务，② 在为康养旅居游客提供个性化推荐的同时，还能与市面上的大部分旅游 App 进行切割，清晰自身的定位，突出自身的特色，使其成为推广岭南中医药文化的网络阵地，在网络阵地助力健康中国战略的实施。

推动各类中医药资源数字化也是岭南中医药文化传播与宣传的重要措施之一。像传统的记录信息的文物如古籍、木雕、石雕、雕像、碑文等，都极其珍贵且数量稀少，容易被物理损耗，而且受环境因素的负面影响较大，为了避免此类情况发生，应加快各类中医药资源数字化以降低存放难度，降低环境对其的损耗，有效解决中医药文物的"藏"与"用"之间的矛盾，同时数字化的资源能够拓宽文化的传播范围，游客们在线上就能与中医药文化的载体进行近距离的接触，跨越了空间与时间的障碍，实现了中医药文化的广泛可访问性。③ 此外，除了中医药文化载体实体资源的数字化，中医药文化的科普资源也应该跟上互联网发展的步伐，科普资源不仅要做到进校园、进社区，也要做到进网站、进软件，线上线下相结合，中医药文化的科普工

---

① 陈静：《文化智慧旅游模式下"闽越录 App"创新设计与用户体验研究》，《鞋类工艺与设计》2024 年第 4 期，第 165~167 页。
② 陈静：《文化智慧旅游模式下"闽越录 App"创新设计与用户体验研究》，《鞋类工艺与设计》2024 年第 4 期，第 165~167 页。
③ 周宛：《数字化技术支持下的博物馆古籍保护体系构建研究》，《文物鉴定与鉴赏》2024 年第 12 期，第 80~83 页。

作才能更加轻松，科普覆盖范围才能进一步扩大，传播效果才更加显著。科普剧作为一种常见的文化展现形式，不论是在中医药文化还是其他的文化中都是广泛运用的一种文化传播手段，虽然我国的文化科普剧在近年来有了一定的发展，但是推广范围仍然较小，大部分还是以博物馆、科技馆、学校、个别社区为中心进行相关的演出。① 对于以中医药为主题的科普剧，利用大众传媒的优势，向相关的康养旅居网站、旅游网站、文旅网站投送科普剧集，利用网络传播的高速度、高效率的特点，快速打开中医药文化线上推广的渠道，再以中医药文化科普剧为点，推广各类中医药文化科普资源，以点带面，构建中医药文化的科普线上生态圈，这有利于人们能够更加全面地了解中医药文化与知识，提高人们的健康素养。

（四）中医药文化与康养品牌相互支撑，形成良性循环，提升整体影响力

中医药文化与康养品牌的互相支撑具有重要意义，中医药文化是中国传统文化的重要组成部分，具有深厚的历史底蕴和文化认同感，中医药文化强调的养生、预防和治疗相结合的健康理念，与康养品牌追求的身心健康目标相契合，这种理念的传播有助于提升公众的健康意识，推动健康生活方式的形成。康养品牌通过结合中医药文化，可以增强品牌的文化价值和消费者的文化认同。另外，中医药文化的独特性为康养品牌提供了差异化的竞争优势，在众多康养品牌中，融合中医药元素的品牌更容易吸引消费者的注意，形成独特的品牌个性，迅速找到自身所需要服务的目标人群。而且我国中医药文化博大精深，其丰富的内涵能为康养品牌服务和产品创新提供广阔空间，通过结合中医药的理论和方法，借助康养品牌可以开发出多样化、个性化的康养服务和产品，满足不同消费者的需求。由此看来，中医药文化能为康养旅居基地品牌建设提供强有力的文化底蕴支撑，广东省的康养旅居行业

---

① 张永慧：《中医药科普剧的发展探析——以广东中医药博物馆为例》，《科教文汇（上旬刊）》2019 年第 31 期，第 105~107 页。

在形成自身的影响力品牌时与中医药文化互为支撑对于其自身的发展是非常有利的，同时品牌对于中医药文化的创造性转化与创新性发展具有重要作用，在这个过程中，品牌能通过一些媒介传播中医药文化，这样有利于康养旅居的消费者更深入地了解广东中医药文化，进而转化为对此品牌的认同，形成一个相互支撑、相互促进的良性循环。①

消费者的需求是康养旅居行业在建设自身品牌过程中不可忽视的方面。这要求广东康养旅居基地要积极了解省内外消费者对于康养旅居的基本需求与特殊诉求，充分调研消费者的意见，根据消费者群体的主流需求不断丰富自身的品牌内容，康养旅居并不只局限于老年人，全年龄段的人们都可以参与到康养旅居的过程中来，最直接的影响就是消费者年龄跨度大，需求难以统一，因此在进行品牌建设时应考虑到这一情况，设立以老为主，以中、青为辅的，涵盖老、中、青年龄阶段的品牌，以满足各个不同年龄、不同层次消费者的康养需求，提升广东康养品牌的整体影响力，进而提升中医药文化的整体影响力。②

---

① 陈桂丹、宗珂：《农业文化遗产地农产品品牌建设以"齐鲁汶阳田"品牌为例》，《当代县域经济》2024 年第 7 期，第 58~61 页。
② 刘灿忠、汤正友：《扬州市社区教育品牌建设研究》，《扬州教育学院学报》2024 年第 2 期，第 91~94 页。

中医药健康养生文化与商业融合发展的路径初探

李浩霆　姜雨彤　廖卫民*

摘　要　本文以大学生创业品牌"三生茶"中医药奶茶店为例，通过分析其创新背景、创新举措、创新成果，探究中医药奶茶作为中医药健康养生文化与商业融合发展新路径的价值。结论如下：一是中医药奶茶具有独特的文化价值，中医药健康养生文化与奶茶的结合，使这一文化更加贴近年轻人的生活方式和消费习惯，能够在年轻群体中迅速、广泛地传播。二是中医药奶茶具有健康价值，"中医药＋奶茶"的创新有利于年轻人增强中医养生意识，中医药奶茶可以替代奶茶从而减少对年轻人健康的损害。三是中医药奶茶具有巨大商业价值，该品牌试营业期间利润率达 60%，展现出中医药奶茶巨大的市场潜力。

关键词　中医药健康养生文化　文化与商业融合　中医药奶茶大学生创业

一　研究背景

（一）政策背景

党的十八大以来，习近平总书记多次提出要深入推进中华优秀传统文化

---

*　李浩霆，东北财经大学人文与传播学院本科生，主要研究方向为健康传播、文化传播；姜雨彤，东北财经大学会计学院本科生，主要研究方向为健康传播、战略管理；廖卫民，博士，教授，东北财经大学人文与传播学院新闻系主任、马克思主义新闻观与全球传播研究中心主任，主要研究方向为新闻学、新媒体、影视艺术。

创造性转化、创新性发展的工作，并将其列为文化建设的工作重点；① 党的二十大报告提出推进"健康中国"建设，"促进中医药传承创新发展"被纳入其中；② 2019 年发布的《中共中央 国务院关于促进中医药传承创新发展的意见》明确指出，传承创新发展中医药是新时代中国特色社会主义事业的重要内容，是中华民族伟大复兴的大事，要促进中医药传承与开放创新发展。③《中医药文化传播行动实施方案（2021—2025 年）》指出，开展中医药文化传播行动是贯彻落实《中共中央 国务院关于促进中医药传承创新发展的意见》、推动中医药文化传播，使中医药成为群众促进健康的文化自觉的重要举措。强调要坚持和加强党对中医药文化建设工作的领导，深入挖掘中医药文化内涵和时代价值，充分发挥其作为中华文明宝库"钥匙"的传导功能，加大中医药文化保护传承和传播推广力度，推动中医药文化贯穿国民教育，融入生产生活，促进中医药文化创造性转化、创新性发展，为中医药振兴发展、健康中国建设注入源源不断的文化动力④。

（二）文化自信和健康意识增强

年轻人是继承和发展中华优秀传统文化的重要力量，推动年轻一代的积极参与对增强中华优秀传统文化在新时代的生命力和促进中华优秀传统文化的创造性转化、创新性发展具有至关重要的意义。近年来，中国当代年轻人的文化自信日益增强，根据《百度 2021 国潮骄傲搜索大数据》报告，国潮在过去 10 年里的关注度上涨了 528%，国货正当"潮"，国潮消费越来越成

---

① 《习近平论中国传统文化——十八大以来重要论述选编》，《党建》2014 年第 3 期，第 7~9 页。

② 习近平：《高举中国特色社会主义伟大旗帜　为全面建设社会主义现代化国家而团结奋斗》，《人民日报》2022 年 10 月 26 日，第 1 版。

③ 《中共中央 国务院关于促进中医药传承创新发展的意见》，《人民日报》2019 年 10 月 27 日，第 1 版。

④ 《中共中央 国务院关于促进中医药传承创新发展的意见》，《人民日报》2019 年 10 月 27 日，第 1 版。

为新一代消费者的重要选择。① 根据 21 世纪经济研究院发布的《2021 新一线城市 Z 世代青年消费趋势报告》，43% 受访的"95 后"更偏爱国潮联名。② 在中国新生代中掀起的国潮热是中华优秀传统文化在新时代受到年轻人追捧的有力证明，国潮热连年走高的态势更体现出当代中国年轻人的文化自信不断增强。

当代年轻人健康意识不断增强，注重养生，不断增加在健康领域的消费。保健品消费的主力人群逐渐由中老年人扩展至年轻消费群体，"90 后"成为保健品消费主力军。③ 文化自信和健康意识的增强，意味着当代年轻人热烈呼唤着能够兼具中国传统文化价值和健康价值的综合性产品，这为中医药奶茶的出现和推广创造了良好条件。

（三）奶茶店优势

奶茶店以年轻客源为主，规模庞大且数量稳定，目前 16~25 岁年龄段的年轻人已经成为奶茶消费的主力军，超六成大学生喜欢喝奶茶④；奶茶店地理位置优势明显，通常开设于大学校内接近目标客源，年轻群体触达率高。奶茶稳定庞大的年轻客源群体有利于中医药健康养生文化迅速、广泛地触达年轻一代，更有利于激发年轻人了解中医药健康养生文化的热情，推动中医药健康养生文化在新时代的继承和发展。朋克养生潮流兴起，零食化、便利化成为养生食品新趋势，年轻人追求在休闲娱乐的同时达到良好的养生效果，这为中医药和奶茶的结合提供了基础⑤。

---

① 邹晓菁：《年轻人为何热衷国潮》，《光明日报》2022 年 3 月 22 日，第 7 版。
② 邹晓菁：《年轻人为何热衷国潮》，《光明日报》2022 年 3 月 22 日，第 7 版。
③ 张菓：《"朋克养生"，年轻人的千亿级新消费市场》，《国际品牌观察》2020 年第 11 期，第 55~57 页。
④ 刘定惠、李明月、杨文滔：《基于 SWOT 分析的高校奶茶店发展现状及其消费影响因素分析》，《经济研究导刊》2024 年第 12 期，第 25~30 页。
⑤ 张菓：《"朋克养生"，年轻人的千亿级新消费市场》，《国际品牌观察》2020 年第 11 期，第 55~57 页。

二　研究目的

中医药健康养生文化继承和发展工作重"继承"而轻"发展"，多为继承抽象文化或传统养生方法，而当今世界各民族、各国家的文化相互激荡，新兴文化层出不穷，中医药健康养生文化如果不创新求变，其竞争力和吸引力便会逐渐减弱。为了保持中医药健康养生文化的竞争力和吸引力，推动中医药健康养生文化在新时代的继承和发扬，就必须推动其创新发展。中医药健康养生文化和商业的融合发展的新途径可以增强文化发展的内生动力，提升其竞争力和对年轻一代的吸引力，激发年轻人了解中医药健康养生文化的热情。

三　"三生茶"中医药奶茶案例分析

（一）创新举措

1. 推出"中医药+奶茶"新模式，创新产品形式

（1）创新原因

一是传统中医药饮口感较差，市场现有中医药饮供给大多是照搬古法古方，没有创新之处。如胡庆余堂推出的 20 多种健康汉方草药饮品，同仁堂推出的"熬夜水"。

二是普通奶茶损害健康，奶茶中食品添加剂含量过高，长期饮用将对人体产生严重负面影响。《现制奶茶对青少年健康的影响分析》的研究表明，青少年每天喝一杯 500ml 奶茶糖分的摄入量为中国膳食指南中建议的每天摄入量的 4.7~12.5 倍，糖类、咖啡因摄入会导致青少年产生健康不良问题。[①]

三是"中医药+奶茶"的优势，奶茶拥有数量庞大且稳定的年轻客源，

---

① 李冬梅、陆演婷、刘浜剑等：《现制奶茶对青少年健康的影响分析》，《食品安全导刊》2023 年第 6 期，第 119~122 页。

目前16~25岁年龄段的年轻人已经成为奶茶消费的主力军，超六成大学生喜欢喝奶茶①"中医药+奶茶"的结合可以帮助中医药健康养生文化迅速、广泛地触达年轻群体。中医药奶茶改良传统古法配方提升口感美味度，剔除普通奶茶的食品添加剂提升奶茶健康养生效果，完美兼顾二者长处。

（2）爆款新产品

"中医药+奶茶"新模式博采众长，改良传统古法配方，以天然药材代替人工添加剂，如品牌热销款莲叶荷田田、沙漠七里香。

一是莲叶荷田田，该饮品是针对夏季暑热研发的一款饮品，食材包括了莲叶、薄荷和罗汉果。夏季人们喜食冷饮、冷瓜果等寒性食物，脾阳虚损、湿气聚集造成内湿；夏季降水增多，阴雨绵绵、空气潮湿，湿气由外侵犯造成外湿；而此时正值暑热，极易造成湿热或暑湿。饮品中的莲叶归心、肝、脾经，有清热解毒之效，可化解暑热，减少寒性食物摄入，保护心、肝、脾；薄荷归肺、肝经，有发汗解热之效，配合热饮可使人去愤气，发毒汗，排出湿气；罗汉果归肺、大肠经，有清热润肺之效。其味为甘，可代替甜味剂增鲜调味，增加产品口味层次感，减少过量甜味剂摄入对消费者身体健康造成的损害。

二是沙漠七里香，该产品以炒茶和热牛乳制成的茶汤为主，以手工制作的沙枣珍珠代替明胶珍珠，能够起到提神清心、健脾止泄、清心滋补的功效。炒茶为绿茶，茶入心包、肝、胃、膀胱、大肠经，有提神、清心之效，以煎炒激发其天然茶香并以此代替奶茶中的香精；牛乳入心、肺经，有滋补之效，以热牛乳做茶汤基底，可丰富饮品层次感，增补虚亏；沙枣入肺、脾、胃经，有健胃止泄之效，以其入饮品，可缓解消化不良之症。

2. 邀请中医坐诊，提供零距离了解中医的途径

西医以疗效快见长，因此人们日常生活中接触西医多于中医；而年轻一代由于生活环境的变化，更是缺少接触和了解中医的途径，不能充分感受中

---

① 刘定惠、李明月、杨文滔：《基于SWOT分析的高校奶茶店发展现状及其消费影响因素分析》，《经济研究导刊》2024年第12期，第25~30页。

医药文化的神奇魅力。该品牌邀请东财医院院长等两位中医坐诊，面向全校大学生开展中医义诊和中医药健康养生文化科普宣传活动，为校内学生创造了零距离接触中医和了解中医的平台。该品牌以此为契机，让年轻受众亲身感受到中医的魅力和价值，从而激发他们对中医药健康养生文化的兴趣和探索欲。

3. 店面和产品设计融入国风

（1）店面设计

选择中医药奶茶的年轻消费者文化自信强，多对中国传统文化兴趣浓厚，该品牌在设计店面时，以中国传统元素为主，选用国风灯笼、国风桌旗、国风折扇等为装饰，增强对年轻人的吸引力。

（2）产品设计

一是产品名称设计多含古意，如产品"莲叶荷田田"的名字是从主食材"莲叶""薄荷"中各取一字，并仿诗歌《江南》"江南可采莲，莲叶何田田"一句而作；产品"远山含黛"是为女性经期专研的饮品，其名字中的"黛"字取主食材黑糖之色，契合汉《飞燕外传》"女弟合德入宫，为薄眉，号远山黛"之句。

二是产品外包装以白色为主，并辅以水墨画风格的品牌杯托。

三是产品标识取"天圆地方"之意，整体为圆形，背景为竹林，指产品顺应天道，清新自然。

4. 网络宣发，直达受众

该品牌以东北财经大学校内大学生为目标受众，吸纳其喜爱的"朋克养生""国潮"等流行元素；以提升三生茶中医药奶茶店在校内学生间的知名度、好感度，激发他们对本团队产品的消费热情为传播目的；以三生茶的开业时间和地点、店铺产品、店铺特色、店铺活动等为主要传播内容；以目标受众喜闻乐见的文案和图片为主要传播形式，加大传播力度；选择"冬菜助手 pro"、"东财表白墙"、"艾特校园圈"、三生茶官方微信公众号"财园三生茶"和团队成员微信朋友圈等东财学子常用的高度活跃的网络平台为传播媒介，开展大规模线上营销活动，积极布局私域流量，扩大传播规模，增加曝光度，并多次登上相关平台流量热榜；进行经营前的预热，精准把控宣传节奏，如：发布倒计时推文并举办转发集赞活动。在经营过程中，积极举行连续性活动，如：每天 18：00 在微信粉丝群中发起投票活动，由粉丝票选出的最喜爱最期待产品将在第二天推出大力优惠，从而增强消费者的参与感，更好地保持了用户黏性；每天 20：00 在微信粉丝群中举行中医药知识竞答比赛，增强活动的趣味性；在经营的最后一天举行"9.9 元畅享全部招牌产品"的活动，以加大优惠力度的方式应对消费者对产品新鲜感的消退，激发消费者的购买欲望。

5. 产教融合，培养客源，增进了解

该品牌建立了"志愿者+雇员"的员工制度，面向东财全校提供志愿岗位和兼职岗位，一方面缓解用工难、用工贵的问题，另一方面使校内学生近距离接触中医药奶茶，使他们更加了解中医药奶茶和中医药健康养生文化。

一是文化成果及分析如表 1、表 2 所示。

表 1　19 位评审专家对品牌文化工作的评价

指标	平均分
中医药奶茶店室内环境文化氛围打造程度	91
此项目文案策划宣传推广效果	92
此项目宣传中医药文化情况	87
此项目中医药文化工作总体评价	90

表 2　150 位消费者对品牌文化工作的评价

指标	好评率（%）
您认为在中医药奶茶店的文化体验如何	95.33

从表 1 可知，评审专家们对"三生茶"品牌文化工作的各项指标给出了较高的评分：室内环境文化氛围打造程度平均分为 91 分，表明评审专家们认为该品牌奶茶店的室内环境营造了良好的中医药文化氛围；文案策划宣

传推广效果平均分为 92 分，表明评审专家们认为该品牌宣传文案和推广活动的效果非常好；宣传中医药文化情况平均分为 87 分，说明评审专家对该项工作的认可度处于较高水平；中医药文化工作总体情况平均分高达 90 分，这得益于该品牌将中医药健康养生文化深度融入产品和服务，为评审专家带来了优质的文化体验。

从表 2 可知，消费者对品牌文化工作的好评度居于极高水平：文化体验的好评率为 95.33%，这表示大多数消费者对中医药奶茶店提供的文化体验感到满意。

综合表 1 和表 2 的数据可知，"三生茶"中医药奶茶店的品牌文化工作得到了评审专家和普通消费者的高度认可。该品牌在中医药健康养生文化与商业融合方面表现出了高水准的专业性和创新能力。

二是健康成果及分析如表 3、表 4 所示。

表 3　19 位评审专家对品牌健康工作的评价

指标	平均分
此项目团队中医药奶茶相关产品及服务科学健康有效程度	86

表 4　150 位消费者对品牌健康工作的评价

指标	是（%）
中医药奶茶店相关产品及服务对您的健康改善是否有帮助	95

据表 3 数据，此项目团队中医药奶茶相关产品及服务科学健康有效程度平均分为 86 分，表明评审专家们认可该品牌的中医药奶茶及有关服务的科学性、有效性和健康性，这也反映出该品牌良好的产品研发和质量控制工作。

据表 4 数据，95% 的消费者认为中医药奶茶店相关产品及服务对自身健康改善有帮助，这反映出超九成消费者对该品牌中医药奶茶店的产品及服务有较高满意度和信任度，也表明"三生茶"中医药奶茶店相关产品及服务具有较高水平的健康价值。

三是商业成果及分析如表5所示。

表5　三生茶中医药奶茶店三天试营业销售情况

交易量（次）	售出中医药奶茶数量（杯）	总收入（元）	总利润率（%）
219	300	4019.53	60

据表5数据，在为期三天的试营业期间，三生茶中医药奶茶店共完成了219次交易，售出奶茶300杯，总收入达到了4019.53元，总利润率为60%。三生茶中医药奶茶店在试营业阶段实现了较高的销售额和利润率，这表明中医药奶茶市场需求旺盛，消费者购买中医药奶茶热情较高，前景较为光明。

四　结论及建议

（一）结论

中医药健康养生文化与商业融合发展的潜力与价值巨大。

第一，文化价值方面，"三生茶"品牌不仅成功地将中医药健康养生文化融入现代奶茶产品之中，而且通过一系列创新举措使得这一文化更加贴近年轻人的生活方式和消费习惯。这种做法不仅有助于中医药健康养生文化的传承，还促进了其在新时代的发展。该品牌通过这种方式将传统文化以一种现代、时尚的形式呈现给消费者，不仅增强了消费者的文化体验，还让中医药健康养生文化在年轻群体中迅速、广泛地传播。该品牌通过设立中医坐诊、举办中医药知识竞答等活动，也进一步加深了消费者对中医药文化的认识和理解。

第二，健康价值方面，该品牌深入挖掘中医药奶茶的健康价值，让年轻人在休闲娱乐的同时学习和了解中医健康养生理念，让中医药健康养生理念更加深入人心。

第三，商业价值方面，该品牌在试营业期间成绩斐然，体现出中医药奶茶市场的巨大潜力。该品牌深入创新营销策略，充分利用社交媒体和校园平台进行宣传推广，成功吸引了大量年轻消费者的关注和支持。

（二）建议

第一，挖掘中医药健康养生文化内涵。中医药健康养生文化是中医药奶茶的灵魂和区别于其他奶茶品牌的独特标识，中医药奶茶品牌应深入挖掘中医药健康养生文化内涵，加大传播力度、创新力度。

第二，融入年轻群体潮流文化。增进年轻群体了解中医药健康养生文化的程度是中医药奶茶创制的初衷，中医药健康养生文化要想接近年轻一代，就需要和该群体内部的潮流文化良性互动。

第三，增强配方研究，独特的配方和药材组合是中医药奶茶的重要组成部分，中医药奶茶店应该不断增加配方研究投入，改良优化配方，提升中医药奶茶的健康价值和美味程度。

第四，创新产品和服务。中医药奶茶品牌要根据市场需求，积极研制开发多样化产品，比如根据不同节气面向市场供应季节性饮品和节气糕点；根据不同体质，推出温补性套餐。

第五，加强数字化营销。利用更广泛的社交媒体平台如小红书、抖音、微博等，开展线上活动，与消费者进行良性互动，增加品牌曝光度，更好地传播中医药健康养生文化。

第六，建设沉浸式文化体验空间。结合中医药馆和中医药奶茶店，打造独特主题空间，如"中医药奶茶自制区""药膳体验区"等，为消费者提供沉浸式体验中医药健康养生文化的空间。

Table of Contents & Abstracts

Cultural Development

Abstract: Through in-depth study of Xi Jinping's cultural thought and the theory of new quality productivity, this article recognizes the two propositions of "adhering to the combination of the basic principles of Marxism with China's specific realities and with China's excellent traditional culture", which will have a positive promoting effect on enhancing the confidence, self-awareness, and self-improvement of traditional Chinese medicine culture, and will form a strong cultural determination and driving force. The development of new quality productivity in traditional Chinese medicine is expected to provide new opportunities for the activation of the theoretical core of classical Chinese medicine, bring revolutionary changes to the academic theory core, diagnosis and treatment technology, service mode and experience of traditional Chinese medicine, create opportunities for the modernization transformation of the traditional Chinese medicine industry, and bring unprecedented "nine new" changes to the ancient academic development of traditional Chinese medicine, which will surely help realize the dream of traditional Chinese medicine. It is the trend for traditional Chinese medicine to serve the health of all mankind!

Keywords: XiJinping's Cultural Thought; Tcm Culture; New Productivity of Traditional Chinese Medicine; Discourse Power of Traditional Chinese Medicine

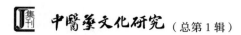

Research on the Main Ideas and Strategies of Traditional Chinese Medicine Culture Innovation

Sun Guangrong / 45

Abstract: The purpose of this paper is to explore the era significance, historical mission and development path of traditional Chinese medicine culture research-to emphasize the importance of traditional Chinese medicine as "the key to open the treasure house of Chinese civilization", highlighting the profound connotation and unique value of the Chinese nation's millennium wisdom crystallization, which is of great importance in the field of global health services; it points out the unique concept, characteristics and advantages of traditional Chinese medicine, which profoundly reflects the unique views of the Chinese nation on life and health. It expounds that the party and the government attach great importance to the cause of traditional Chinese medicine, especially the integration of traditional Chinese medicine into the national development strategy, which provides a guarantee for the inheritance and innovation of traditional Chinese medicine culture. We should lead the modernization process of traditional Chinese medicine with innovation drive, promote the international exchange of traditional Chinese medicine with openness and inclusiveness, and contribute to the construction of a community of shared future for mankind.

Keywords: Chinese Medicine Culture; Innovation; Health China

Analysis of the Innovation of Traditional Chinese Medicine Culture in the New Era

Xu Xu / 53

Abstract: This paper discusses the importance of the innovation of traditional Chinese medicine (TCM) culture in the new era, analyzing the theoretical guidance, internal vitality, and core driving force of TCM cultural innovation. Xi Jinping's cultural ideas provides the fundamental adherence for the inheritance and innovative development of TCM culture, emphasizing the need to strengthen cultural confidence, draw on the essence of excellent traditional Chinese culture, and at the same time learn from all outstanding achievements of world civilizations. The integration and mutual promotion of traditional Chinese medicine culture and modern technology are the internal vitality of the development of TCM culture in the new era. The core driving force of TCM culture in the new era is the inheritance and innovation, which requires adherence to the laws of development, the inheritance of essence, and the innovation while maintaining the orthodox, to accelerate the modernization of TCM and the high-quality development of the industry. New paths for the innovation of TCM culture in the new era include adhering to the "two combinations," stimulating new energy for TCM cultural innovation; adhering to the "three-in-one" highland construction of TCM, enhancing the intrinsic quality of TCM cultural development; and adhering to the open sharing of the treasures of excellent traditional Chinese culture, promoting the greater role of TCM in building a community with a shared future for mankind, and striving to promote Chinese TCM to stand at the center of the world stage, contributing greater strength to the new journey of national rejuvenation.

Keywords: Traditional Chinese Medicine; TCM Culture; Traditional Culture; Inheritance and Innovation

Medical Philosophy

The Process of Xiang Thinking
Cheng Wang, Yao Chunpeng / 75

Abstract: Xiang thinking is another important form of thinking different from conceptual thinking. The thinking process of image thinking can be divided into three closely related main stages: observing objects, taking images and comparing categories. Observing things is a holistic view on the basis of static observation. Taking images has three characteristics of multidimensionality, selectivity and hierarchy, including two basic steps of distinguishing images and comparing images. The analogy can be divided into two steps: "analogy" and "harmony". The three stages together constitute the complete thinking process of image thinking.
Keywords: Image Thinking; Seeing Things; Take the Image; The Ratio Class

Misconception of "Illegal use of Organs" in TCM: It Doesn't Conform to the Anatomical Standards of Western Medicine
Cao Dongyi, Zhang Peihong, Ni Shufang and Lu Qingyu / 85

Abstract: Chinese and Western medicine belong to different academic systems. Western medicine studies the human body according to the principle of "structure determines function," and believes that all functions are derived from specific anatomical structures. Traditional Chinese medicine explains the human body according to the principle of "natural whole generation theory", and believes that people are a whole that cannot be separated from all things in the world. Therefore, it is not possible to simply understand the theory of zang-fu organs of traditional Chinese medicine with the anatomical standards of western medicine.
Keywords: Academic System; Traditional Chinese Medicine; Western Medicine; Constitution Theory; Generative Theory

The Interpretation of "Butcher Ding's Dissection of an Ox" in Traditional Chinese Medicine Culture
Xing Yurui / 90

Abstract: "Zhuangzi · Nourishing the Lord of Life" ("Zhuangzi · Yangshengzhu") uses the metaphor of Butcher Ding dismembering an ox to discuss the wonderful principles of nurturing life, which reflects Zhuangzi's characteristic way of thinking that "straightforward statements may seem paradoxical." This is also closely related to the methodologies in traditional Chinese medicine, offering inspiration in various aspects such as practical experience thinking, intuitive thinking, transcendental subjectivity, imaginal thinking, scientific rational thinking, and dialectical moderation. The allegorical story of Butcher Ding dissecting an ox vividly illustrates the process from practical experience to intuitive thinking to transcendental subjectivity, explaining that the accumulation of practical experience, calmness and concentration of the mind ("seeing comes to a halt, action slows down"), and transcending the barriers between life and death and reality are important pathways to understanding the "Dao." This fully demonstrates the inseparable relationship between traditional Chinese medicine and traditional Chinese culture.

Keywords: Zhuangzi; Butcher Ding's Dissection of a Ox; Traditional Chinese Medicine Culture; TCM thinking Method

'**Huangdi Neijing**' '**Shenming**' **Connotation Seeking Truth**　　　　　Jia Haizhong / 108

Abstract: This study examines the modern connotations of "Shenming", the challenges these connotations pose when interpreting "The Yellow Emperor's Classic of Medicine", and the concepts of "Shen", "Ming", and "Shenming" within the text. It concludes that "Shenming" in "The Yellow Emperor's Classic of Medicine" is not a non-human individual with extraordinary abilities, but rather an unpredictable relationship that cannot be directly perceived. "Shen" refers to this elusive relationship, while "Ming" denotes all visible phenomena and objects. "Shenming" encompasses both perceptible and imperceptible relationships and is considered a cornerstone of the theoretical system of traditional Chinese medicine.

Keywords: Shenming; The Yellow Emperor's Classic of Medicine; Traditional Chinese Medicine Culture

History, Documents, Artifacts and Museums

Appreciation of the Prescriptions and Manuscripts of the Four Famous Doctors in Beijing During the Republican Period　　　　　Chen Zijie / 117

Abstract: There are various accounts regarding the origins of the "Four Great Doctors in Beijing" during the Republican period (Xiao Longyou, Shi Jinmo, Wang Fengchun, and Kong Bohua). These accounts are closely tied to their strong medical and political backgrounds, their emphasis on traditional Chinese medicine education, and the promotion by famous patients. These factors significantly influenced the development of traditional Chinese medicine in Beijing from the Republican period to the early years of the People's Republic of China. This article carefully selects five prescriptions and one envelope, which are representative and hold significant historical and cultural value. These materials can be used to interpret their historical context, prescription culture, calligraphy art, prescribing strategies, and distinctive medicinal characteristics, providing a deeper understanding of the academic experiences and related culture of the Four Great Doctors in Beijing. Furthermore, as the handwritten prescriptions of modern famous doctors have rapidly scattered, their collection, organization, and research are of great value to the advancement of traditional Chinese medicine culture studies.

Keywords: Prescription; Beijing; Republican Period; Four Great Doctors

Traditional Chinese Medicine Culture——Historical Flyers Bai Jianjiang / 137

Abstract: This article reviews the history of traditional medicine flyers, analyzes the evolution of these flyers and advertisements, and introduces the concept of Chinese traditional medicine flyer culture. Through an analysis of historical flyers from old Chinese medicine shops, preserved at the Beijing Yushengtang Traditional Chinese Medicine Museum, the paper explores the history documented in these flyers related to traditional Chinese medicine. The author expresses a commitment to collecting, studying, and promoting traditional Chinese medicine flyer culture through exhibitions and other means, aiming to preserve and disseminate traditional Chinese medicine culture.

Keywords: Traditional Chinese Medicine Culture; Historical Flyers; Traditional Chinese Medicine Advertising

Dangkouzhi and Yu Wanchun's Medical Cultivation Yang Dongfang, Chen Yifan / 150

Abstract: Yu Wanchun, the author of *Dangkouzhi*, is proficient in medicine, but unfortunately, his medical works have not been passed down. However, *Dangkouzhi* contains Yu Wanchun's medical thinking and perfectly integrates it with literary descriptive techniques, mainly manifested in the biography and deification of his teacher Chen Nianyi, as well as the abuse of bitter cold and the fear of using tonics to harm people's lives by traditional Chinese medicine practitioners in the novel. Overall, Yu Wanchun, on the one hand, established his medical lineage through his literary work *Dangkouzhi* and promoted the medical views of the warm supplementation medical school; On the other hand, it also utilizes medical knowledge to promote literary creation, unfold the plot, and shape the characters. Not only that, the medical ideas presented in *Dangkouzhi* and its subsequent evaluations also correspond to the reality of medical treatment to a certain extent.

Keywords: Yu Wanchun; *Dangkouzhi*; Literature; Medicine; Warm Supplementation Medical School

The Legend of Tongjun and Its Connotation of Medical Culture Zheng Hong / 164

Abstract: Tongjun is said to have been a courtier of the Yellow Emperor in the ancient times, who was well versed in medicine and had organized Materia Medica together with Leigong and authored "Tongjun's Records of Collecting Medicinal Materials". It is also documented that Tongjun lived in Tonglu, Zhejiang Province, and there are many places named after him in the region, and shrines have been set up to worship him since the Song Dynasty. Since the Yuan Dynasty, Tongjun has been enshrined in the Temple of the Three Emperors with the Yellow Emperor, and its influence is even wider. Chongqing Tongjun Pavilion and Zhejiang Tongjun Hall are both named "Tongjun" and have been selected for the National Intangible Cultural Heritage List. Tongjun culture is able to move from documentation to living heritage, which is characterized by the integration of spiritual culture into traditional skills, forming a form that can be known, felt and passed on.

Keywords: Tongjun; Culture of Traditional Chinese Medicinals; Records of Collecting Medicinal Materials; Intangible Cultural Heritage

Renowned Practitioners and Schools

He Tianxiang's Artistic Medicine: A Demonstration of Inheritance and Innovative Practice in Traditional Chinese Medicine　　　　　　　　　Zhang Lei, Cao Shuai and He Junzhi / 181

Abstract: This paper comprehensively reviews the outstanding contributions of Professor He Tianxiang in the field of orthopedics and traumatology of traditional Chinese medicine, especially how he combined multidisciplinary knowledge to establish the diagnosis and treatment of physical injury of traditional Chinese medicine art, as well as the academic system, innovative ideas, main achievements and influence of this discipline. At the same time, it shows the inheritance and innovation spirit of researcher He Tianxiang in the clinical and academic research of traditional Chinese medicine bone injury for more than 70 years, and the tireless struggle to continuously develop the He 's orthopedic school and the prospect of future discipline development. Enhance the confidence of Chinese medicine people in Chinese medicine culture, consciously strengthen themselves, and carry forward the medical ethics of great medicine.

Keywords: He Tianxiang; Traditional Chinese Medicine; Art Medicine; Inheritance and Innovation

A Comprehensive Discussion on the Historical Connotation and Contemporary Value of the Fuyang (Reinforcing Yang) Academic Approach and School

　　　　　　　　　Liu Li'an, Sun Yongzhang, Song Tianli, Li Haixia and Chen Zelin / 196

Abstract: This paper delves into the inheritance and research of the Fuyang (Reinforcing Yang) academic approach and school within traditional Chinese medicine (TCM). It traces the clear exposition of "Fuyang" from Zheng Qin'an in the Qing Dynasty back to the Book of the Later Han Dynasty, and unearths its origins in the YiJing philosophy of pre-Qin China, thereby expanding the temporal and spatial scope of Fuyang's academic inheritance and school development in a broad perspective. The paper explores the corresponding historical connotations. Building upon this historical tracing, it discusses the compilation of Da Cheng Fu Yang Yan Jiu (Great Achievements in the Study of Reinforcing Yang), guided by the principle of "gathering exceptional talents and integrating great theories from various schools." Taking the compilation of Da Cheng Fu Yang Yan Jiuas a precursor, the paper comprehensively outlines the pattern and scope of Fu yang's inheritance and development against the backdrop of contemporary times. Finally, combining historical inheritance with contemporary development, and within the context of Healthy China and the construction of a community with a shared future for mankind, the paper aims at global issues such as low fertility rates, geriatric diseases, and emotional depression that plague people, and presents a preliminary outlook and proposes corresponding solutions with Chinese characteristics within the Fuyang framework.

Keywords: Reinforcing Yang; Fuyang School; Da Cheng Fu Yang Yan Jiu; Academic and School Research; Strategic Value of Traditional Chinese Medicine in Contemporary Times

Protection, Development and Inheritance of Folk Chinese Medicine in Beijing: Current Situation, Problems and Improvement Paths

Deng Yong / 207

Abstract: Folk Chinese medicine is an indispensable and important part of Chinese medicine in China. As the ancient capital of the Six Dynasties, Beijing possesses rich folk Chinese medicine resources, and has achieved remarkable results in related excavation and collation, screening and evaluation, talent training and construction of medical service institutions. However, there are still shortcomings in the protection of folk prescriptions, the protection of special treatment techniques, the qualification and talent training of folk Chinese medicine practitioners, the quality of medicinal materials and the industrialization of Chinese medicine. After relevant policy analysis and practical analysis, it is concluded that folk TCM prescriptions should be optimized for drug registration and approval procedures to promote their transformation into in-hospital preparations or health food; promote the promotion and inheritance of characteristic therapies; improve the qualification standards for practicing medicine and improve the training mode of folk TCM talents; strengthen the quality monitoring of Chinese herbal medicines and promote the implementation of the combination of authentic herbal medicines and folk TCM. A special TCM protection agency or foundation can also be established to support the construction of folk TCM service system with information technology.

Keywords: Folk Chinese Medicine; Treatment Technology; Medical Practice Qualification; Industrialization of Chinese Medicine

News and Dissemination

The Study on Promoting the International Communication of Traditional Chinese Medicine Symbols under the "7W" Communication Model　　　　　　　　　　　　Ning Jingjing / 237

Abstract: In recent years, the International Communication of Traditional Chinese Medicine to has made positive progress. Especially since the COVID - 19, Traditional Chinese Medicine has faced unprecedented development opportunities overseas, but also many obstacles and barriers. The symbols of Traditional Chinese Medicine includes the value concepts and concrete symbols, which is the spiritual identity of Chinese civilization and an important carrier of cultural essence. Based on the "7W" Communication Model, studied the five elements of the international dissemination of TCM symbols, i. e., subject, channel, content, audience, and environment, analyzed the status quo, problems, and opportunities of the international communication of TCM symbols, and gave policy advice, so as to boost the international communication of TCM symbols and to build a community of common health for mankind.

Keywords: Traditional Chinese Medicine; Cultural Symbols; International Communication; "7W" Communication Model

Integration of Intelligent Communication Technologies: Opportunities and Challenges in Chinese Medicine Communication, Health Promotion and Education　　　　Zhong Xinyu, Liu Tonghua / 256

Abstract: With the development of intelligent communication technologies, including the integration and application of cutting-edge technologies such as big data, artificial intelligence, Internet of Things and blockchain, efficient, precise, and personalized dissemination of information has become possible. As a medical system with a long and unique history, Traditional Chinese medicine occupies an important position in global health management, especially in chronic disease management and preventive medicine, showing significant advantages. However, traditional Chinese medicine knowledge is complex and scattered, and intelligent communication technologies offer the possibility of systematizing, structuring, and visualizing traditional Chinese medicine knowledge, facilitating its dissemination and acceptance globally. This paper overviews the application of traditional Chinese medicine communication, health promotion, and education in the era of intelligent communication and analyzes its opportunities and challenges. It aims to utilize modern technology to promote the global development and application of traditional Chinese medicine.

Keywords: Intelligent Communication Technology; Traditional Chinese Medicine Communication; Traditional Chinese Medicine Health Promotion; Traditional Chinese Medicine Education

Exploring the Knowledge Map for Traditional Chinese Medicine Short Videos and Breaking Through its limitations by Taking "Yangshengtang" Douyin Account as an Example

Liao Weimin, Zhao Chu / 265

Abstract: TCM short videos are widely spread on the Internet with fragmented knowledge information, which raises the research question for this study: can this fragmented knowledge construct a comprehensive system and complete guiding map of TCM health knowledge? Through the classification and statistical analysis of the content of a representative "Yangshengtang" Douyin (Chinese TikTok) account with over sixteen million of fans, this study found that the fragmented information contains the core elements of diseases, symptoms, prescriptions, medicines, principles, and methods involved in the theory and practice of Traditional Chinese Medicine, and is linked through daily demand for healthcare. However, in terms of the scientific and complex nature of the Traditional Chinese Medicine health knowledge system itself, the fragmented dissemination of knowledge units and the knowledge network formed by short videos, although having their own growth potential, still lacks integrity, completeness, systematicity, and compatibility, and needs to be broken through and improved. Based on the logical foundation of the communication practice of Traditional Chinese Medicine short videos, this study further attempts to propose ideas and methods for breaking through the limitations of fragmented knowledge dissemination through the integration of multiple media and the combination of online and offline.

Keywords: Short Videos; Knowledge Map; Traditional Chinese Medicine; Health Knowledge; Knowledge Dissemination; Fragmented Knowledge

Health Preservation and Science Popularization

On the Cultural Values of Traditional Chinese Medicine Embodied in the Concept of "Preventive Treatment of Disease"

Chen Diping / 281

Abstract: This paper delves into the cultural values of Traditional Chinese Medicine (TCM) underlying the concept of "preventive treatment of disease" (Zhi Wei Bing). It comprehensively presents the core ideas of this concept, encompassing health perspectives, treatment philosophies, views on medical quality, health services, and a proactive outlook on potential crises. The health perspective emphasizes maintaining good health when one is well and addressing potential health issues before they arise, advocating a healthy lifestyle and taking preventive measures to nip problems in the bud. The treatment philosophy focuses on preventing the progression of existing diseases and relapses after recovery, highlighting active treatment and rehabilitation once illness occurs. The view on medical quality underscores the notion that "the highest skill of a doctor is to prevent disease," pursuing predictability and efficiency in medical services. The health service perspective, which emphasizes protection throughout the entire lifecycle, echoes the call made at the 20th National Congress of the Communist Party of China to provide comprehensive, high-quality health services to the people across their lifespan, reflecting TCM's holistic approach to health at all stages of life. The proactive outlook on potential health crises, rooted in the wisdom of ancient texts such as the I Ching and the Huangdi Neijing, serves as a crucial guiding principle in TCM's preventive medicine. It reminds individuals to consider future health risks and challenges even when they are healthy, emphasizing the importance of active disease prevention and health preservation.

Keywords: Preventive Treatment of Disease; Traditional Chinese Medicine Culture; Values

The Improvement and Promotion of Daoyin Health Preservation Culture

Huang Yongxin, Ding Ying, Xu Jingjing and Wu Lili / 294

Abstract: With the improvement of the national TCM literacy, the TCM culture conforms to the strategy of "Healthy China", and expands the breadth and depth of communication with the help of all media. As an important part of the health preservation culture of traditional Chinese medicine, the traditional Daoyin health practice culture is the key content of traditional health care and sports in China. Its content and theoretical system have been continuously enriched and developed in practice, and have two major characteristics: national and universal, which are of positive significance for disease prevention and control, physical and mental health, and quality of life improvement. In the new era, the country is quite concerned about the overall development of traditional Chinese medicine, and the unique advantages and role of traditional Chinese medicine have gradually been recognized by the society. Traditional guided health exercises should also be vigorously promoted by social media at home and abroad, so as to strengthen the practice to benefit the masses, promote the wisdom of traditional Chinese medicine health preservation, and promote the inheritance and development of ancient national health preservation techniques.

Keywords: New Era; Communication; Traditional Daoyin Health Preservation Techniques; Traditional Chinese Medicine Culture; Promotion Strategies

Industry and Economic Management

A New Mode of Innovative Development of Traditional Chinese Medicine: Paying Equal Attention to Medical Care and Nursing Care

Yang Yuhui / 307

Abstract: In order to have a better development of traditional Chinese medicine, this paper puts forward the future development of traditional Chinese medicine and re model. The mode of paying equal attention to both medical care and nursing in the development of traditional Chinese medicine is to continue to develop the cause of traditional Chinese medicine in the field of medical care on the one hand, and to establish and develop the discipline of nursing and nursing industry on the other hand, so as to promote the development of nursing and nursing in the cause of traditional Chinese medicine. The article holds that the equal development of traditional Chinese medicine and health care can not only realize the creative transformation and innovative development of traditional Chinese medicine, but also fundamentally solve a series of problems faced by traditional Chinese medicine.

Keywords: Development of Chinese Medicine; the Mode of Equal Emphasis on Medical Care; Creative Transformation; Innovative Development; Problems; Solution

Research on the Integrated Communication Strategy of Traditional Chinese Medicine Culture in Guangdong Kangyang Sojourn from the Perspective of Healthy China Strategy

Lan Shaoqing, Song Yuhang / 317

Abstract: With the in-depth implementation of the Healthy China strategy, Chinese medicine culture, as a precious wealth of the Chinese nation, plays an important role in promoting the development of health tourism and health care industry. People pay more and more attention to their own health. The integration and mutual support of Chinese medicine and health care tourism have practical benefits for the development of both. Under the impetus of the Healthy China strategy, the combination of traditional Chinese medicine culture and health care has become a new way to promote local economic and cultural development. As one of the important birthplaces of traditional Chinese medicine culture, Guangdong has unique natural resources and cultural advantages. This paper takes Guangdong area as the research object, discusses the integration and communication strategy of traditional Chinese medicine culture and health care, and aims to provide reference for promoting local economic development and cultural communication.

Keywords: Healthy China Strategy; Traditional Chinese Medicine Culture; Communication Strategy of Health; Wellness; Tourism and Residence Integration

A Preliminary Study on the Path of the Integration and Development of Traditional Chinese Medicine Health Culture and Business

Li Haoting, Jiang Yutong and Liao Weimin / 333

Abstract: The understanding of young people is of great significance to the inheritance and development of traditional Chinese medicine health culture. Taking the college students' entrepreneurial brand' Sansheng Tea' traditional Chinese medicine milk tea store as an example, this paper explores the value of traditional Chinese medicine milk tea as a new path for the integration and development of traditional Chinese medicine health culture and business by analyzing its innovation background, innovation measures and innovation achievements. The conclusions are as follows: (1) Traditional Chinese medicine milk tea has unique cultural value. The combination of traditional Chinese medicine health culture and milk tea makes this culture closer to the lifestyle and consumption habits of young people, and can spread rapidly and widely among young people. (2) The innovation of traditional Chinese medicine + milk tea is conducive to young people to enhance the awareness of health preservation of traditional Chinese medicine. Traditional Chinese medicine milk tea can replace milk tea to reduce the damage to young people 's health. (3) Traditional Chinese medicine milk tea has great commercial value. The profit margin of the brand during the trial operation period reached 60%, showing the huge market potential of traditional Chinese medicine milk tea.

Keywords: Traditional Chinese Medicine Health Culture; The Integration of Culture and Business; Chinese Medicine Milk Tea; College Students Entrepreneurship

约稿函

　　《中医药文化研究》学术集刊是全国第一个集中医药文化、传播、智库领域学术研究于一体的综合性出版物，也是一个能够体现中医药文化高地建设水平的国际化高端学术交流和论文发表平台。

　　《中医药文化研究》学术集刊旨在通过加强中医药文化研究，追求文化历史价值，点燃思想火花，传播中医药文明智慧，增强中医药话语权，以造福人类健康事业。

　　《中医药文化研究》学术集刊由四川省中医药管理局主管，四川省中医药科学院、四川省中医药文化发展促进会联合主办。立足四川，聚集全国优质学术资源共建中医药文化高端学术研究平台。

　　《中医药文化研究》学术集刊由毛嘉陵（中医药传播学开创者、北京中医药大学研究员、四川省中医药科学院中华中医药文化研究院院长、四川省中医药文化发展促进会创会会长）领衔主编。

　　《中医药文化研究》学术集刊由社会科学文献出版社（中国社会科学院主管，学术集刊第一品牌出版机构）出版。

　　《中医药文化研究》学术集刊每年出版两辑。

　　在此，特邀请您为本刊撰写学术文稿。

一　宗旨

　　加强中医药文化研究，增强中医药话语权，造福人类健康事业。

二　研究领域

中医药传播研究涉及以下相关学术领域：中医药、中医药文化、中医药传播、哲学、心理、思维、管理、历史、语言、古文字、翻译、文献、教育、广告、战略、未来、知识产权、政策咨询等。

三　常设栏目

（一）事业发展

征稿范围：中医药发展宏观与热点问题的研究。

（二）医学哲学

征稿范围：中医药文化核心价值体系、天人合一、整体观、健康观、生死观、哲学、自然辩证法、心理、审美、中医思维。

（三）医史文博

征稿范围：中医药发展历史、文献、文物、博物馆、考古、古代语言文字、医古文。

（四）名医流派

征稿范围：古今中医药名家学术思想、学术传承、从医经历、中医药学术流派、民间中医药。

（五）教育传承

征稿范围：学术传承、新生入学教育、高等教育、教学体制、课程设置、人才培养与评价。

（六）新闻传播

征稿范围：中医药传播学、报刊、出版、互联网、新媒体、自媒体、广告、翻译、古代中医药的现代化。

（七）养生科普

征稿范围：与中医药相关的书法、绘画、文学、音乐、影视剧的创作与评论、处方医案、艺术医学、艺术养生。

（八）产业经管

征稿范围：中医药医疗、药企、文化产业、医疗旅游、康养的经营、管理、品牌、投融资、版权、专利、商标。

（九）文化建设

征稿范围：医院文化、企业文化、校园文化、医德医风、医患关系、医患交流、医疗纠纷。

（十）前沿创新

征稿范围：中医药发展的新思路、新方向，中医药研究的新方法、新方案，大数据、人工智能、复杂性科学、未来学、预测学。

（十一）实战案例

征稿范围：中医药传播、对外交流、医患沟通、广告宣传等方面案例的总结、分析和研究。

（十二）信息发布

征稿范围：学术论坛的论文、学术课题成果、临床诊疗信息、中医药行业发展数据、中医药新书。

四　编写要求

学术集刊的内容应当体现集刊本身的定位，符合国家的法律规范、学术共同体内部的惯例以及出版社的政策要求，写作风格上应当以准确传达信息为归依。

（一）内容要求

集刊文章应学术要件齐全、写作规范，具有原创性、首发性、学术性、创新性，要件齐全，符合学术规范和集刊定位。没有抄袭、剽窃等学术不端行为，遵循相关政策法律规定，不存在政治、宗教和民族敏感性和其他不宜内容。

1. 原创性

作者提供的文稿内容必须是自己思考和研究的成果，并且是用自己的话语进行表述的。

2. 首发性

作者承诺该文稿没有在其他书刊发表过。

3. 学术性

学术性指对某学科知识和研究领域内的问题进行理性思考和分析，最后提出观点和得出判断与结论，具有严谨性和客观性。文稿内容都应是学术文章，所涉及内容及撰写方法必须符合逻辑和学术规范。

4. 创新性

作者提供的文稿内容不能老生常谈炒陈饭，要打破固有的思维模式，从新的角度去发现问题、用新的方法和思路去解决问题，最后得出新的具有创造性的结论。

（二）写作要求

1. 一般要求

学术文章的行文应平实、理性、客观，不带有强烈感情色彩，遵循基本的文字规范和中文语句表达逻辑，正确运用标点、数字、相关符号、时态，使用外文时应符合相应语言的规范和逻辑，准确传达所要表达的意思。

行文应题文相符、结构严谨、用词准确、语言通顺、文字简洁、符合逻辑、无错别字、标点正确、数字用法得体。

2. 注释具有以下特性

（1）必要性。仅应在必要的时候加注释。

（2）相关性。注释的内容应当与被注的内容紧密相关，不可偏离行文论述的宗旨。

（3）准确性。注释应准确，不可有讹误，尤其是引文注。

（4）完整性。注释应当完整，尤其是引文注，首次出现时应要件齐全。

（5）一致性。通常整篇文章只有一种类型的引文注，即页下注形式。

（6）可读性。注释必须与行文相契合，避免打断正常行文。

3. 重要原则

社会科学的经验研究报告，应遵守两条重要原则：充分的证据性和报告的清晰性。

（1）经验研究的报告应该是可被证明的，要提供充足的证据来证明结果和结论的正确性。

（2）经验研究的报告应该是清晰、一目了然的，应在探究和实践中运用明确的逻辑来指导整个过程，从最初的兴趣、选题、疑问或研究问题的发展，到定义、收集和分析数据或经验证据，一直到研究产生明确的结果。

（三）字数要求

文化、战略、传播是本刊重点栏目，文字控制在 10000～25000 字；

管理、产权、前沿、论坛、成果、案例是本刊的特色栏目，文字控制在 6000～18000 字。

（四）学术不端行为

学术不端行为的基本表现如下：

（1）编造数据和数据造假；

（2）逐字复制：在没有获得许可也没有使用引号标注的情况下，逐字复制他人作品超过10%文章的一个重要段落及章节；

（3）不当改写：在一个段落或者章节内，超过一个句子被改写或者句子结构被调整，而未标明正确出处；

（4）使用他人作品中的一些元素，比如图、表格，而未标明出处；

（5）自我抄袭，即作者在自己的文章里使用自己发表过的内容，但没有做恰当的引用注释；

（6）重复出版，即把同一项研究成果在两个或多个期刊同时投稿出版，或者几年后再结集出版，而不做任何说明。

五　投稿事宜

（1）本刊要求必须是与中医药相关的文化、战略、传播、管理、产权、前沿、论坛、成果、书评、案例等方面的稿件。

（2）稿件一经录用，稿酬从优。

（3）来稿切勿一稿数投。因经费和人力有限，恕不退稿，投稿一个月内作者会收到评审意见。

（4）热诚欢迎国内外学者将已经出版的论著赠予本刊编辑部，备"书评"栏目之用，营造健康、前沿的学术研讨氛围。

（5）作者应保证对其作品具有著作权并不侵犯其他个人或组织的著作权。译作者应保证译本未侵犯原作者或出版者的任何可能的权利，并在可能的损害产生时自行承担损害赔偿责任。

（6）主办方、编委会、主编在收录稿件时，通过与作者签署《著作权许可使用协议》的方式来获得作者授权，以避免法律风险。

（7）本刊实行专家匿名审稿制度，收到稿件1个月内无论是否刊用，均会答复作者。

（8）来稿请注明作者真实姓名、工作单位和联系方式。

（9）来稿请使用 Word 文档通过 Email 投稿，投稿邮箱：rtcmc2024@163.com。

欢迎投稿，相互交流，共同提高。

图书在版编目（CIP）数据

中医药文化研究 . 总第 1 辑／毛嘉陵主编 . --北京：
社会科学文献出版社，2024. 12. --ISBN 978-7-5228
-4767-2

Ⅰ. R2-05

中国国家版本馆 CIP 数据核字第 2024SU6958 号

中医药文化研究（总第 1 辑）

主　　编／毛嘉陵

出 版 人／冀祥德
责任编辑／陈　颖
责任印制／王京美

出　　版／社会科学文献出版社·皮书分社（010）59367127
　　　　　地址：北京市北三环中路甲 29 号院华龙大厦　邮编：100029
　　　　　网址：www.ssap.com.cn
发　　行／社会科学文献出版社（010）59367028
印　　装／三河市龙林印务有限公司

规　　格／开 本：787mm×1092mm　1/16
　　　　　印 张：23.25　字 数：334 千字
版　　次／2024 年 12 月第 1 版　2024 年 12 月第 1 次印刷
书　　号／ISBN 978-7-5228-4767-2
定　　价／98.00 元

读者服务电话：4008918866